신나게 배우는 **살사댄스 2**

Salsa Dance

신나게 배우는 살사 댄스 2

글쓴이 | 성종민 · 김시홍 · 변성환
그린이 | 박유진
펴낸이 | 김성은
편집기획 | 조성우 · 손성실
마케팅 | 이준경 · 이용석 · 김남숙 · 이유진
편집디자인 | (주)하람커뮤니케이션
제작 | 미르인쇄
펴낸곳 | 타임스퀘어
출판등록 | 제313-2008-000030호.(2008.2.13)

초판 1쇄 인쇄 | 2009년 5월 11일
초판 1쇄 발행 | 2009년 5월 18일

주소 | 121-816 서울시 마포구 동교동 113-81 4층
전화 | 편집부 (02) 3143-3724 · 영업부 (02) 335-6121
팩스 | (02) 325-5607

ISBN 978-89-93413-13-7 13680

ⓒ 성종민 · 김시홍 · 변성환 · 박유진, 2009, Printed in Korea.

• 잘못된 책은 바꾸어 드립니다.
• 책값은 뒤표지에 있습니다.

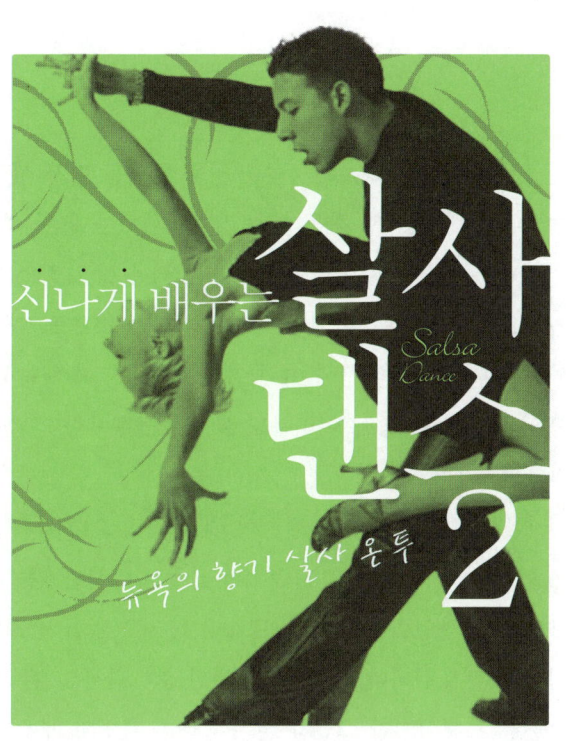

신나게 배우는 살사댄스 2
뉴욕의 향기 살사 온투

글쓴이 성종민·김시흥·변성환 | 그린이 박유진

타임스퀘어

Salsa
머리말

❝ 책의 집필 의뢰를 처음 받았을 때가 생각납니다. "와~나도 저자가 되는구나. 2012년까지 책을 쓰려고 계획했었는데…" 하지만 이내 그 설레임은 근심으로 바뀌었습니다. 예상을 훨씬 뛰어넘은 많은 작업과정이 기다리고 있었고, 숱한 강의로 익숙한 내용이지만 글로 표현하는 것은 또 다른 세상이었습니다. 하지만 살사를 너무나 사랑하기에 이런 어려움조차 그저 행복하기만 했습니다. 제 사랑이 듬뿍 담긴 이 책을 통해 여러분도 살사라는 행복한 양념을 인생에 뿌려보시기를 바랍니다.

지금까지 살사를 위한 책들이 몇 권 있었으나 뉴욕스타일 살사에 대한 책으로서는 이 책이 처음입니다. 지금 대한민국의 살사판에는 가히 "뉴욕발 태풍"이 불고 있다고 해도 과언이 아닙니다. 강습을 하러 지방을 방문할 때면 지방분들이 이렇게까지 말할 정도입니다. "서울은 온투만 춘다면서요, 온원을 추면 왕따~ 당한다던데요" 물론, 오해이지만 그만큼 온투에 대한 관심과 배우고자 하는 열의가 대단한 것은 사실입니다.

저는 아직 한국에서 온투가 낯설던 2002년에 뉴욕으로 살사유학을 가서 맘보의 아버지라 불리는 에디 또레스 선생님께 직접 사사를 받았고, 이후로도 시온 브리스톨, 프랭키 마르티네즈 등 많은 세계적인 선생님들과의 교류를 통해 뉴욕스타일의 깊은 곳을 경험했습니다. 그 핵심을 이 책과 DVD를 통해 여러분들께 알려드리고자 합니다. ❞

해병 성종민

" **신나게 배우는** 살사댄스 1권의 출간 후 상상 이상의 많은 격려를 받았다. 감사한 마음을 담아 기획한 2권은 처음부터 프로살사댄서와 함께 하겠다는 계획을 세웠는데, 운명적으로 해병, 에스메랄다 라는 걸출한 커플과 함께 할 수 있었다. 그들의 공연은 언제나 한편의 명작영화를 보는 듯한 감동을 준다. 서로의 장점을 살려주고, 단점을 보완해주며 최고의 공연을 만들어내는 그들의 모습은 책을 만들 때도 그러했다. 그들을 통해 살사가 왜 이토록 나를 매료시키는지 새삼 발견하게 해주어 감사한다.

2권 역시 처음 일러스트는 우유각님이었는데, '살사애니메이션'을 만들겠다는 꿈을 이루겠다며 한국영화아카데미에 덜컥 합격되어 버려 1년 이상 작업이 중단될 위기가 있었다. 그런데, 우연한 기회에 찐님이 그린 포스터 한 장을 본 뒤, 우리 책에 꼭 맞는 바로 그 사람이라며 강력히 추천을 하고 직접 섭외까지 하는 수고를 하여 찐님의 도움으로 책이 완성되게 되었다.

책의 내용을 중심으로 DVD도 함께 작업을 했는데, 해병,에스메랄다 커플외에 같은 쇼타임(www.danceshow.co.kr) 소속의 끌루이, 바사라 커플, 미소년, 유달라 커플이 큰 도움을 주었다. 그들의 놀라운 재능에 다시 한번 감사와 경의를 표한다.

또 최고의 실력을 가진 단군 픽쳐스(www.dangunpictures.com)에서 벅찬 자부심을 느낄 정도로 멋진 촬영과 편집을 해주어 특별한 감사를 드린다. 마지막으로 항상 나의 삶을 살사로 특별하게 해 주는 살사댄스아카데미 가족들에게 다시 한 번 감사를 전한다. "

멀티 변 성환

신나게 배우는 살사댄스 홈페이지 cafe.daum.net/salsabook)

C·O·N·T·E·N·T·S

Salsa PART 01 | 뉴욕스타일 살사란 무엇인가? — 11

01 뉴욕스타일 살사란? — 12
02 뉴욕스타일 살사의 여러 스타일 — 14
03 뉴욕스타일의 특징 — 15
04 살사댄스와 살사음악 — 21
05 숫자로 풀어보는 살사 – 패턴의 비법 — 26
06 도표로 비교한 LA스타일과 뉴욕스타일 — 34

Salsa PART 02 | 뉴욕스타일 살사의 실제 — 37

01 족형도 — 38
02 기본자세 — 42
03 홀딩법 — 45
04 마주 잡은 손의 모양 — 53
05 뉴욕스타일 살사의 기본스텝 — 56
06 우회전 — 75
07 좌회전 — 84
08 크로스 바디 리드 — 90
09 인사이드 턴 — 98
10 오픈 브레이크 — 110
11 아웃사이드 턴 — 113
12 인사이드 프리 스핀 — 120
13 내추럴 턴 — 127
14 꿈비아 스텝 — 134
15 1과 $\frac{1}{2}$ 좌회전 — 137

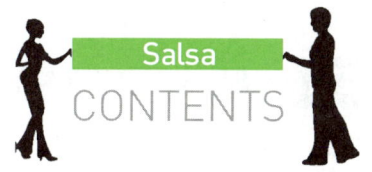

16 인 앤 아웃 턴	140	
17 베이직 스텝의 응용	147	
18 라운드 스텝	152	
19 섀도우	154	
20 피벗 턴	161	
21 휘핑	168	
22 역코파	173	
23 트레인	179	
24 풀 & 체크	187	

Salsa PART 03 | 온투 기본 샤인   197

01 샤인이란?   198
02 두 박자로 구성된 샤인   199
03 세 박자로 구성된 샤인   206
04 네 박자로 구성된 샤인   227
05 쿠반 무브   247

Salsa PART 04 | 〈특집〉 베이직 클리닉   253

01 가장 이상적인 베이직 포지션   254
02 몸의 중심축과 원리   259
03 베이직의 움직임   264
04 완성된 베이직을 이용한 움직임-턴   275

DVD 1 뉴욕의 향기 살사 온투(신나게 배우는 살사댄스 2)

C·O·N·T·E·N·T·S

Salsa ACT 1. Basic

1. 제자리 베이직(In-Place Basic)
2. 포워드 베이직(Forward Basic)
3. 백워드 베이직(Backward Basic)
4. 포워드 앤 백워드 베이직(Forward and Backward Basic)
5. 사이드 베이직(Side Basic)
6. 라운드 베이직(Round Basic)
7. 홀딩 더 비트(Holding the beat)와 파워 온투 베이직(Power On 2 Basic)
8. 베이직 루틴(Basic Routine)

Salsa ACT 2. Turn

1. 우회전(Right Turn)
2. 좌회전(Left Turn)
3. 인사이드턴(Inside Turn)
4. 아웃사이드턴(Outside Turn)
5. 인 앤 아웃턴(In & Out Turn) = 코파(Copa)
6. 리버스턴(Reverse Turn) = 역코파(Reverse Copa)
7. 피벗턴(Pivot Turn)
8. 턴 루틴(Turn Routine)

Salsa ACT 3. 홀딩(Holding)

Salsa ACT 4. 샤인(Shine)

1. 워킹(Walking) & 포워드 크로스(Forward Cross)
2. 재즈 스텝(Jazz Step)
3. 수지 큐(Suzie-Q)
4. 탭 탭 스텝(Tap Tap Step)
5. 트리플 포워드(Triple Forward)
6. 바이시클 스텝(Bicycle Step)

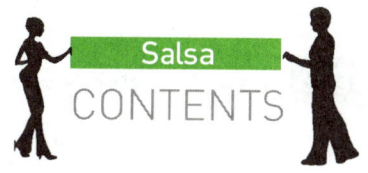

7   그레이프바인 스텝(Grapevine Step)
8   드렁큰 스텝(Drunken Step)
9   브이 스텝
10 와왕코(Guaguanco)
11 슬레이브 스텝(Slave Step)
12 쿠반 롤(Cuban Roll)
13 콜롬비아 드롭(Columbia Drop)
14 샤인 루틴(Shine Routine)

Salsa ACT 5. 패턴(Pattern) – 파트너 쉽

1   크로스 바디 리드 & 오픈 브레이크(CBL & Open Break)
2   우회전(Right Turn)
3   좌회전(Left Turn)
4   인사이드턴(Inside Turn)
5   아웃사이드턴(Outside Turn)
6   인사이드 롤 체크(Inside Roll Check)
7   트레인(Train)
8   프리 스핀(Free Spin)
9   2회전(Two Turn)
10 인 앤 아웃 휘핑(In & Out Whipping)
11 내추럴 턴(Natural Turn)(=스팟턴, Spot Turn)
12 체크 체크 아웃사이드(Check Check Outside)
13 풀 & 체크(Pull & Check)
14 패턴 루틴(Pattern Routine)

DVD 2 뉴욕의 향기 살사 온투(신나게 배우는 살사댄스 2)

CONTENTS

Salsa ACT 1. 고급응용패턴(Advanced Pattern)

1. 고급응용패턴 15개
2. 보너스 무브(Bonus Move) : 출연자들의 프리 댄스
3. 출연자 인터뷰

Salsa ACT 2. 2007 Latin All Star Show

Salsa ACT 3. Killer Showcase

1. 베이직 루틴(Basic Routine): 같은 동작을 2번씩 반복하며 베이직을 연습한다.
 제자리 ➡ 포워드 앤 백워드 ➡ 사이드 ➡ 백워드 ➡ 포워드 ➡ 라운드

2. 턴 루틴(Turn Routine)
 베이직(1-8박) ➡ 우회전(1-4) ➡ 좌회전(5-8) ➡ 피벗턴 우회전(1-4) & 백워드베이직(5-8) ➡ 인 앤 아웃턴(1-8) ➡ 아웃사이드턴(1-8) ➡ 좌회전(1-8) ➡ 인사이드턴(1-8) ➡ 리버스턴(1-4) & 피벗턴 준비(5-8) ➡ 피벗턴 우회전(1-4) & 피벗턴 좌회전(5-8) ➡ 피벗턴 우2회전(1-4) & 백워드베이직(5-8)

3. 샤인 루틴(Shine Routine) - 남녀 따로
 베이직(1-8) ➡ 워킹(1-8)×2(좌우로 한번씩) ➡ 포워드 크로스(1-8) ➡ 수지 큐(1-8)×2 ➡ 탭 탭 스텝(1-8)×2 ➡ 트리플 포워드(1-8) ➡ 바이시클 스텝(1-8)×3(마지막은 줄 넘기 하듯) ➡ 그레이프바인 스텝(1-8)×2(좌우로 한번씩) ➡ 드렁큰 스텝(1-8) ➡ 브이 스텝(1-8)×3(마지막은 회전하며) ➡ 재즈 스텝(1-8) ➡ 와왕코(1-8)×2 ➡ 슬레이브 스텝(이후 박자 확인) ➡ 쿠반 롤 ➡ 골룸비아 드롭

4. 패턴 루틴(Pattern Routine)
 베이직(1-8) ➡ CBL(1-8) ➡ 여 우회전(1-4) & 남우회전(5-8) ➡ 여 좌회전(1-8)(동시에 남좌회전) ➡ 인사이드 롤 체크(1-8) ➡ 여 우회전(1-4) & 남 우로 180도만 돌아 여성의 길을 터주며 여성과 같은 방향을 바라봄(5-8) ➡ 트레인(1-8)(1-8) ➡ 인사이드턴(1-8) ➡ 아웃사이드턴(1-4)& 남 우로 180도만 돌아 여성의 길을 터주며 여성과 같은 방향을 바라봄(5-8) 며 여성의 길을 비켜 줌 ➡ 프리 스핀(1-8) ➡ 타이타닉턴(1-8) & 여성 우회전(1-8)(동시에 남성 우회전) ➡ CBL & 오픈 브레이크(1-8) ➡ 내추럴 턴& 오픈 브레이크(1-8) ➡ (한번 더) 내추럴 턴 & 오픈 브레이크(1-8) ➡ 훅 턴 & 오픈브레이크(1-8) ➡ 체크 체크 아웃사이드(1-8)(1-8) ➡ 오픈 브레이크 & 양손을 씌워줌(룹스, Loops)(1-8) ➡ CBL(1-8) ➡ 우 2회전(1-8) ➡ 인 앤 아웃 휘핑(1-8)(1-8) ➡ 풀 & 체크(1-8) ➡ 아웃사이드 프리스핀(1-8)

PART 01

Salsa

뉴욕스타일 살사란 무엇인가?

01 뉴욕스타일 살사란?
SALSA

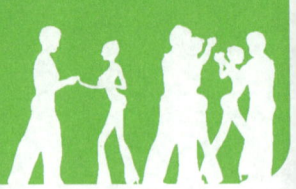

대한민국 누구나가 인정한
On1 여왕 '팽' 여사는 손맛·턴맛·나잘난 맛에 한계를 느끼고
On2의 모험을 떠나는데...

살사에는 매우 다양한 스타일이 있는데, 한국에서 주로 추는 것은 아메리칸 스타일American style의 살사이다. 아메리칸 스타일 내에도 다양한 스타일이 있고 그 중에서도 LA스타일과 뉴욕스타일이 주류인데, 한국에서는 화려한 LA스타일이 먼저 유행했다. 이후 뉴욕스타일이 세련됨과 우아함을 무기로 점차 퍼져, 최근에는 즐기는 인구가 폭발적으로 늘고 있다.

> **TIP**
> LA스타일이 1박에 첫 스텝이 움직여 온원(On 1) 살사라고 하는데 반해, 뉴욕스타일은 2박에 첫 스텝이 움직이기 때문에 온투(on 2) 살사라고 한다.

> **TIP**
> 뉴욕스타일 살사는 20세기에 태어나 20세기 중후반까지 전 세계를 뜨겁게 달구었던 '맘보(Mambo) 음악'에 맞추어 춘다. 한국에는 맘보라는 이름으로도 소개되었었고, 현재 뉴욕에서는 '맘보'와 '뉴욕스타일 살사 댄스 온 투'라는 두 가지 이름으로 불리며, 줄여서 온투라고 불리고 있다.

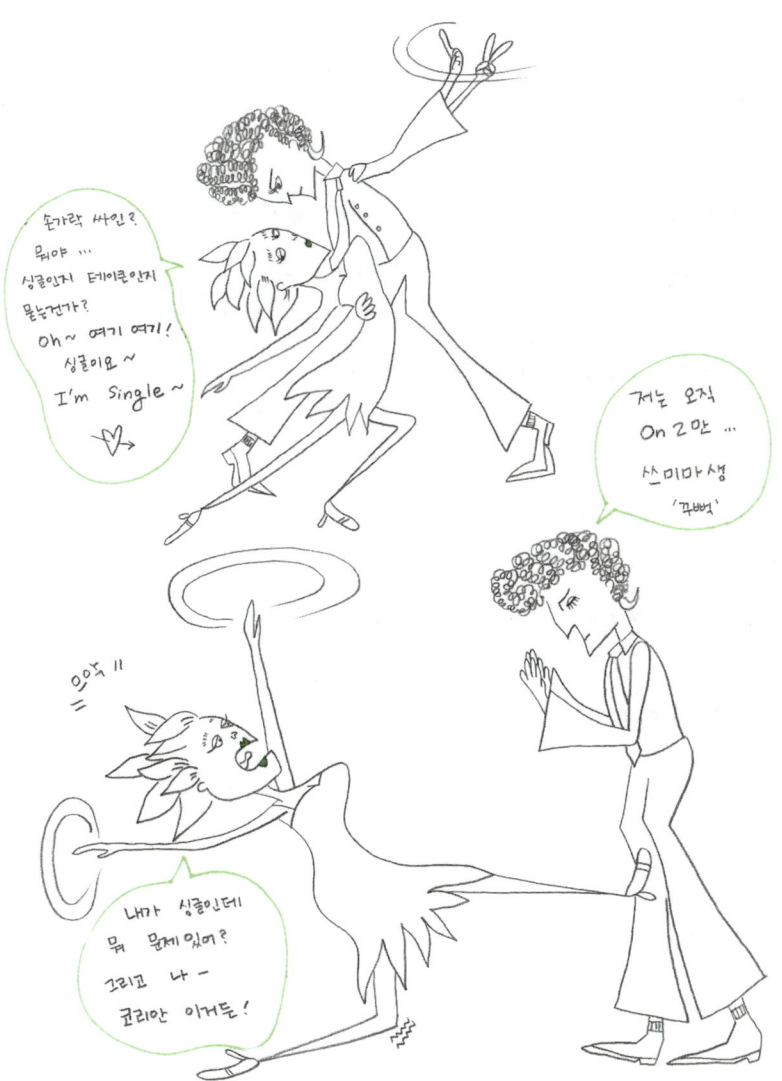

CHAPTER 01 | 뉴욕스타일 살사란 무엇인가?

02 뉴욕스타일 살사의 여러 스타일
SALSA

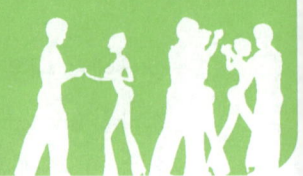

뉴욕스타일 내에도 또다시 여러 가지 스타일이 있는데 그중 대표적인 두 가지만 알아보자.

❶ 맘보 티피코 투 Mambo Tipico Two

이 책에서 주로 다루는 스타일로, 현재 한국에서 뉴욕스타일이라고 하면 바로 이 스타일을 말한다. 실제로는 1박에 첫 스텝이 있어서 온투라고 부르는 것에 반론도 있다. 하지만 2박에 긴 스텝이 나가고 있어 온투로 분류되고 있다.(56쪽, 05장 뉴욕스타일 살사의 기본스텝(베이직) 편 참조)

❷ 파워 온투 Power On 2

LA스타일과 스텝은 똑같은데, 첫 스텝이 1박이 아닌 2박에 시작한다. 이 스타일 단독으로는 별로 추어지지 않으며, 위의 '맘보 티피코 투'와 결합해서 사용되어 살사를 풍요롭게 만들어준다.(67쪽, 뉴욕스타일 살사의 기본스텝(베이직) '홀딩 더 비트의 사용 예' 참조)

03 뉴욕스타일의 특징

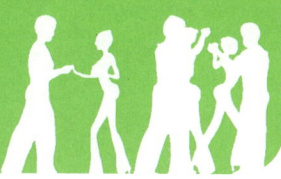

CHAPTER 01 | **뉴욕스타일 살사란 무엇인가?**

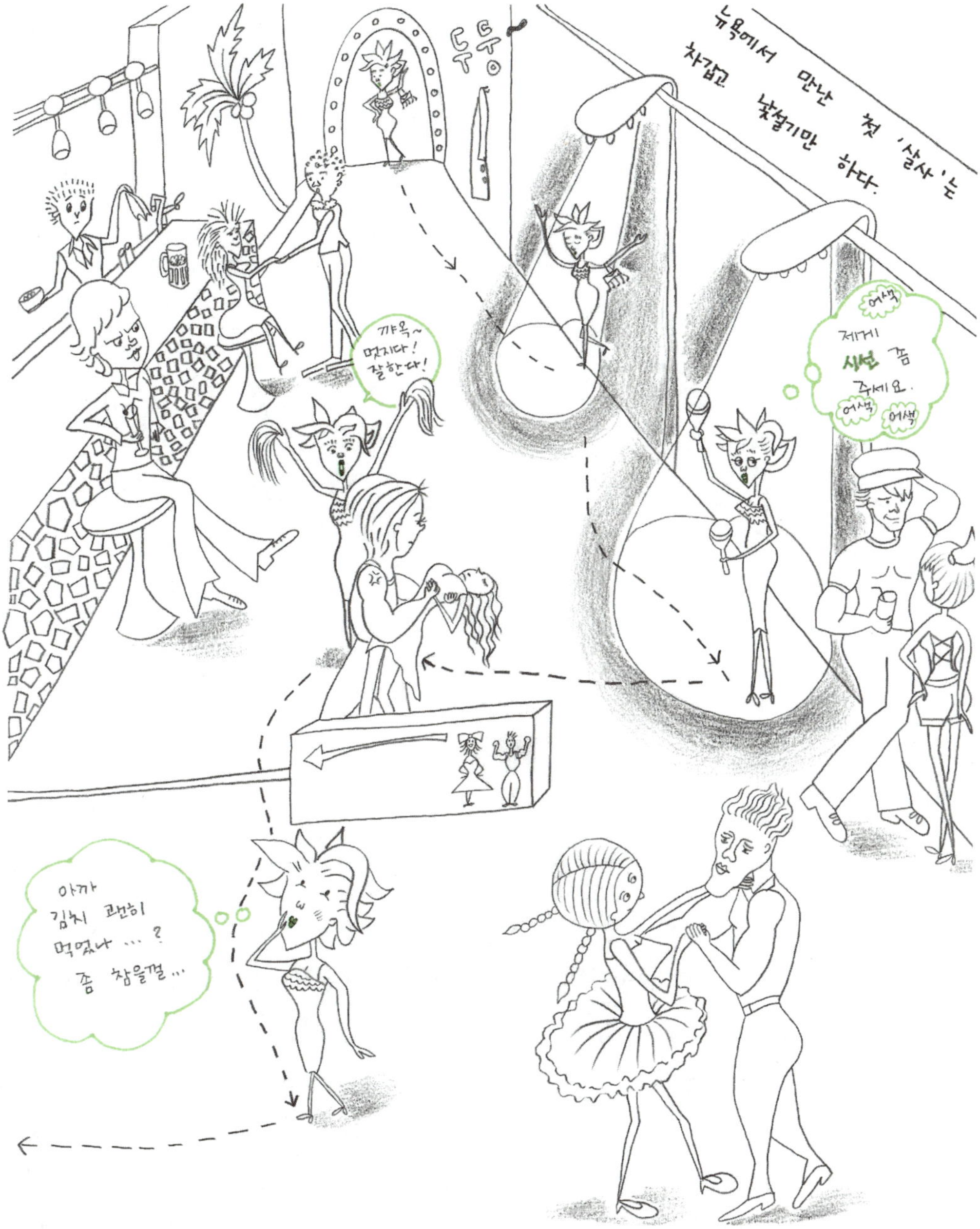

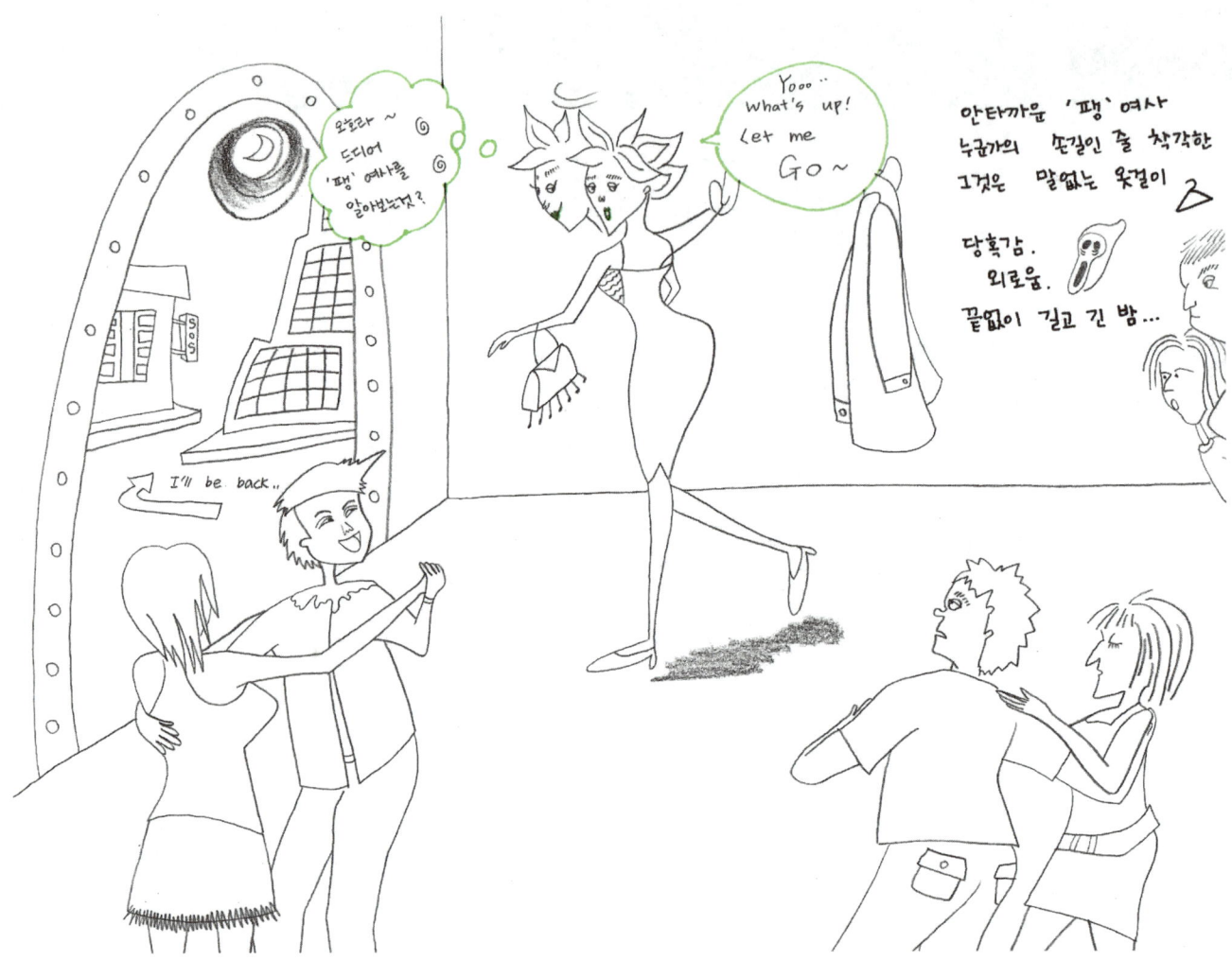

온원 스타일의 살사는 공연용 살사로 불릴 정도로 명료하고 화려한 특징이 있다. 그렇다면 과연 뉴욕스타일의 특징은 무엇일까? 실제적인 이야기는 본문에서 다룰 예정이므로 여기서는 편안하게 이야기해보자.

아프리칸(African : 아프리카 사람), 라티노(Latino : 라틴아메리카(중남미) 사람, 혹은 미국에 거주하는 라틴 아메리카계 시민)들은 박자 감각이 뛰어난 걸로 유명하다. 하지만 우리나라 사람들도 그에 절대 뒤지지 않는 우수한 박자 감각을 가지고 있다. 특히 전국적으로 보급된 노래방과 매일 밤 포장마차에서 벌어

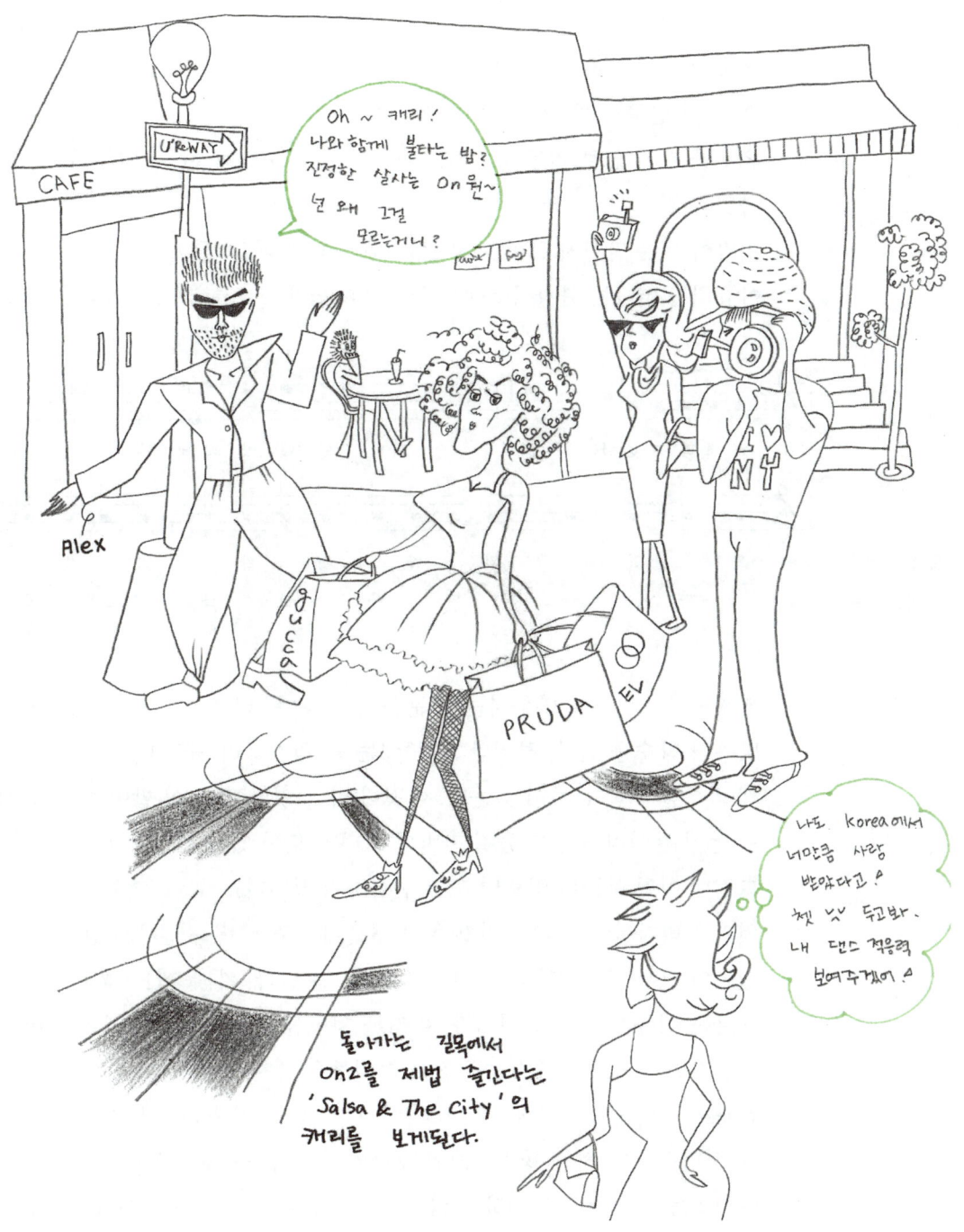

CHAPTER 01 | 뉴욕스타일 살사란 무엇인가? 17

지는 아저씨들의 숟가락 장단만 보더라도 그 사실을 쉽게 확인할 수 있다. 그리고…

2002년 우리를 흥분케 했던 월드컵에서의 박수 응원!

"대~한 민국~ 짝! 짝!~ 짝!~ 짝! 짝!"

온투를 추기 위한 리듬감이 바로 '엇박'인데, 이것이 이 '국민 박수'에도 녹아있다.

엇박이 무슨 말인지 감이 오지 않는 분을 위해 예를 들겠다.

야유회를 떠나는 관광버스에서 국민가요 남행열차를 부르고 있다.

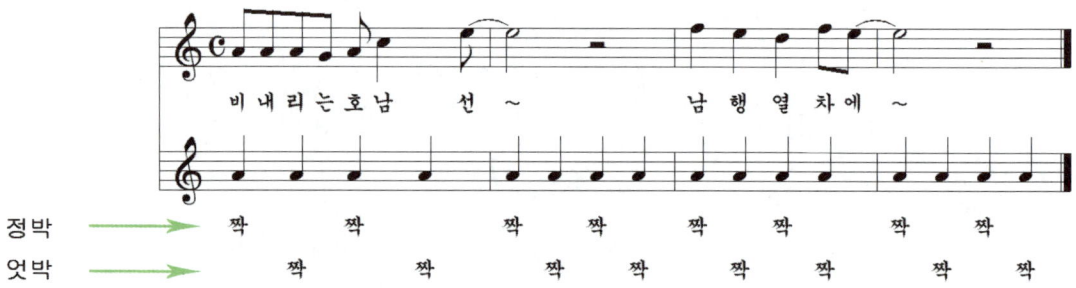

짝짝~으로 표시한 박수치는 부분을 살펴보자. 대부분의 사람들은 정박에 맞추어 박수를 친다. 하지만 그 중에는 꼭 청개구리 처럼 다른 사람과 다르게 박수를 치는 분들이 있는데, 이것이 바로 엇박이다. 이 말이 이해가 된다면 당신은 이미 온투를 즐길 만반의 준비가 되어 있는 사람이다.

그런데 이런 분들이 없으면 조금 심심하지 않던가?

엇박은 박자를 쪼개어 가지고 놀기 때문에 사람을 더욱 신나게 만든다.

일본의 "닛~뽄 짝!짝!짝!"보다" 대~한 민국 짝! 짝!~ 짝!~ 짝! 짝!"이 더 신나는 이유가 바로 그것이다. 이러한 엇박을 사용함으로 음악에 따라가는 수동적인 정박보다 좀더 능동적으로 리듬을 즐길 수 있게 된다.

온투도 이와 마찬가지로 첫 박One이 아닌 두 번째 박Two에 강조하는 방식, 즉 엇박을 사용하는 방식이므로 음악에 더 집중하게 만든다. 그 중에서도 라틴리듬과 그것을 구성하는 타악기의 소리에 빠져들기 용이하다. 어떤 이

들은 "온투를 시작하고 나서 좀더 귀가 열린 것 같아요" 혹은 "매번 듣던 곡이 다르게 느껴져요"라고 말하기도 한다. 그만큼 온투는 음악을 자연스럽게 분석해서 듣게 만든다. 반면 온원은 전체적인 음악에 초점이 더 잘 맞는다. 따라서 가사가 있는 노래가 더 어울릴 수 있다.

그럼 온투 음악과 온원 음악이 따로 있을까? 굳이 구분할 필요는 없다고 생각한다.

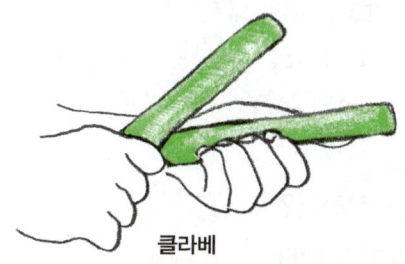

클라베

주로 클라베로 구분을 하여, 3-2 클라베는 온원, 2-3 클라베는 온투로 많이 춘다고도 한다. 하지만 요즘 클럽에서는 거의 2-3 클라베가 대세이고, 클라베를 듣고 춤을 구분해서 추는 사람은 거의 없다. 온투에 추기 좋은 음악은 팝 느낌보다는 재즈느낌, 전자음보다는 밴드의 연주가 더 어울린다.

그럼, 실제로 온투를 출 때는 어떠한가?
일단은 패턴을 구사할 때 좀더 쫀득쫀득한 느낌이 오기 때문에 좀더 애간장이 탄다고나 할까~. 후훗, 한번 이 느낌을 알게 되면 그만 온투에 매료되어 버린다. 바로 이 쫀득한 느낌이 홀딩 더 비트Holding The Beat의 개념으로 이후에 다시 설명할 것이다.(56쪽, 뉴욕스타일 살사의 기본스텝(베이직) 편 참조)
물론 온원에서도 이 느낌을 많이 차용하여 온원의 패턴도 많이 변했지만, 근본적인 박자에서 오는 아기자기함은 온투를 따라가기 어렵다고 할 수 있겠다. 게다가 뉴욕스타일 온투에선 여자가 앞으로 나오면서 시작하기 때문에 여성들에게 더욱 매력적이다. 더 자유롭기도 하고, 더 빠져들기도 하고, 어떤 때에는 신나는 롤러코스터를 타는 느낌이기도 하다. 춤을 추는 서로에게 더욱 집중하게 되며, 음악과 하나가 되는 느낌이 강해, 마치 영화 속에서 춤을 추는 듯한 느낌을 받기도 한다. 그렇다고 온원이 온투보다 단조롭고 둘의 교감이 적다라고 단정하는 것은 무리가 있다. 온원에도 매우 다양한 스타일이 있기 때문이다.

한국의 온원은 대부분 LA스타일로 공연 스타일이 강하지만, 그 매력도 온투 못지 않다. 또한 쿠바스타일 온원에는 듣도 보도 못한 희한한 패턴이 많이 존재한다. 이 외에도 많은 스타일의 살사가 있으므로 편견으로 춤에 대한 즐거움을 손해보지 말고, 보다 넓은 마음으로 다양한 살사를 즐겼으면 한다. 세계적으로도 온원 살사와 온투 살사는 함께 유행하고 있으므로 두 스타일을 함께 익혀두는 것이 좋다.

그럼, 언제 온투를 시작하나?

이와 같은 질문을 많이 받는다.

정답은 "하고 싶으면 언제든지~"이다.

우리나라에서는 대개 온원의 중급 이상의 실력을 가진 사람들이 많이 배우지만 온투로 바로 시작해도 무방하다. 온원보다 박자 맞추기가 처음에는 조금 더 어려울 수 있지만, 박자를 배워 가는 것도 나름 큰 재미이다.

춤은 춤으로 느끼고 즐겨야 한다. 누군가가 그랬듯이 "춤은 내가 느끼는 데로 움직이는 것이다" 좀 틀리면 어떤가. 강박관념을 가지고 공부하듯이 살사를 하지 말자. 우리가 노래방에서 악보를 다 외우고 마이크를 잡지 않는 것처럼 말이다.

04 살사댄스와 살사음악
SALSA

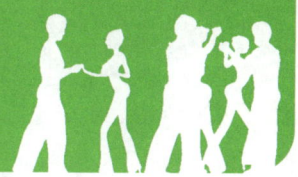

살사댄스를 제대로 추려면 살사음악의 이해가 필수이다. 살사음악을 이야기 할 때는 클라베Clave를 가장 먼저 설명하는 경우가 많다.(신나게 배우는 살사댄스 1권 52쪽, 56쪽 참조) 하지만 살사음악에서 제일 많이 들리며, 살사를 출 때 실제적으로 가장 도움이 되는 악기는 콩가Conga이다.

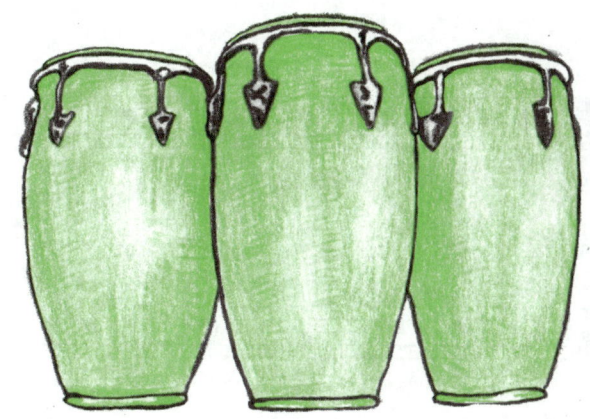

콩가

콩가는 술통모양의 큰 북으로 보통 두세 대를 놓고 한 사람이 연주한다. 여기서는 콩가의 기본주법인 뚬바오Tumbao를 한 대의 콩가를 가지고 연주하는 것으로 설명한다. 자세한 연주법은 이 책의 범위를 벗어나므로, 춤에 도움이 되는 관점에서만 간단하게 설명하겠다. 만약 라틴음악을 더욱 자세히 알고 싶다면 '아끼살사와 퍼커션아카데미'(cafe.daum.net/lstspercussion)를 추천한다.

❶ 콩가의 기본주법 뚬바오 Tumbao

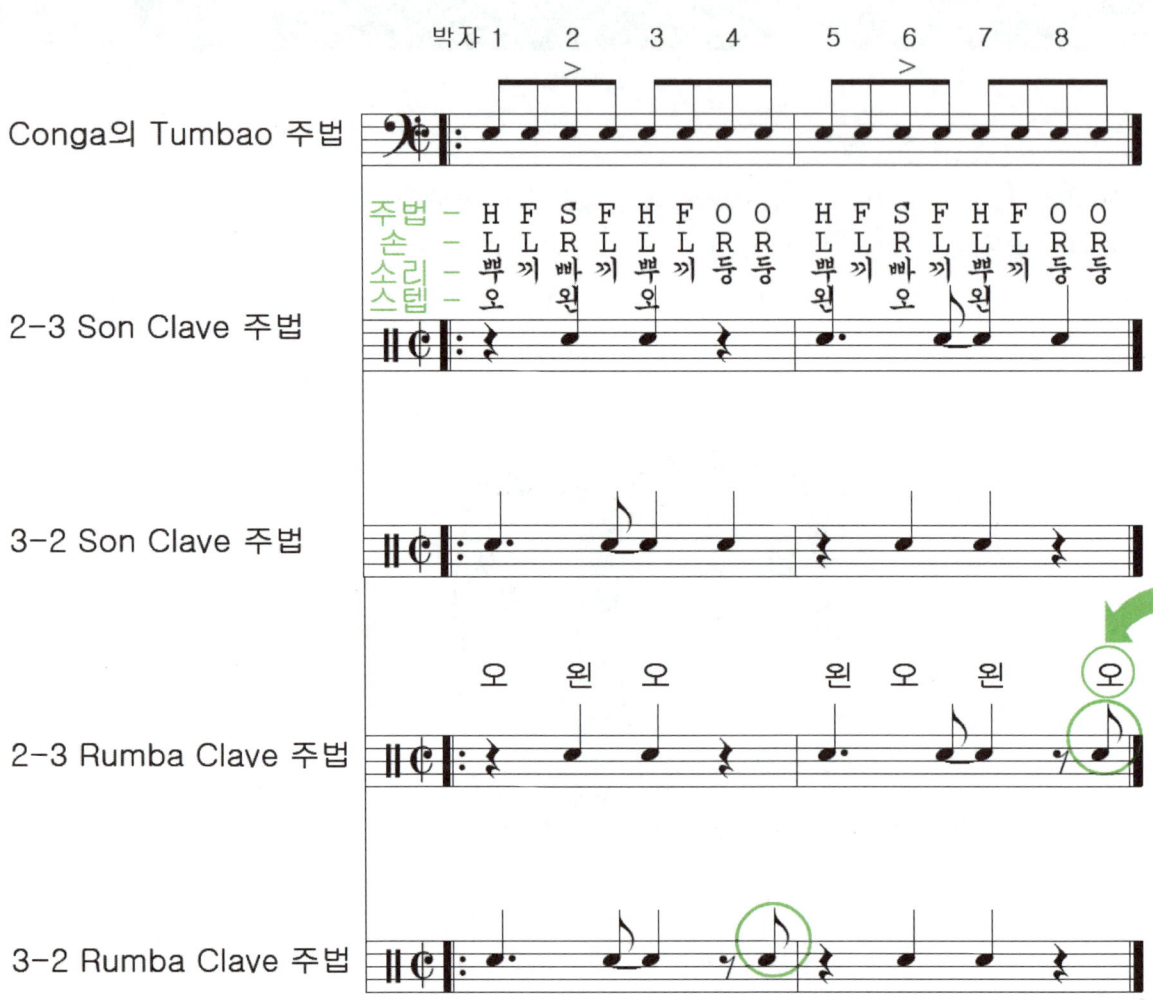

TIP
약자 설명
L : 왼손 Left Hand
R : 오른손 Right Hand

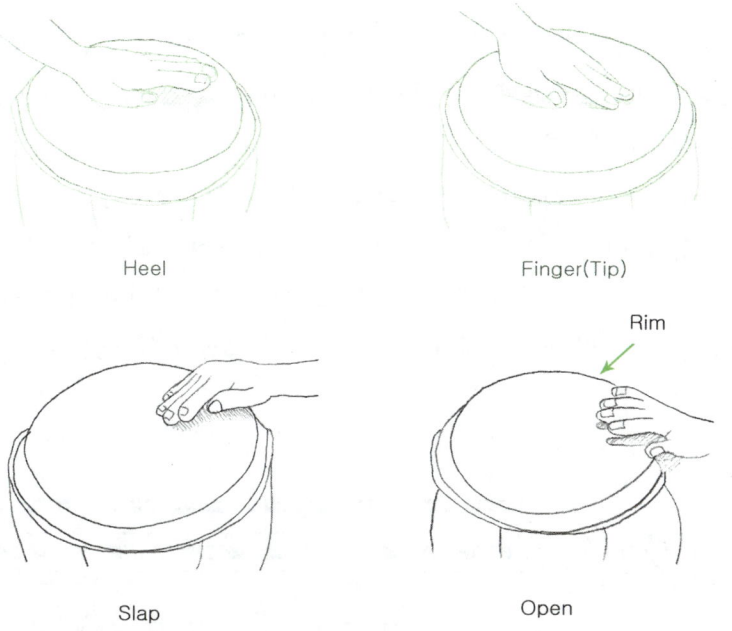

> **TIP**
> 입으로 내는 소리는 들리는 대로 내는 소리라, 강사마다 다양하게 표현한다. '두구타끼 두구붐붐 두구타끼 두구붐붐' 등. 또한 Heel, Finger 같은 용어도 여러 다른 이름으로 불린다.

H : 손바닥으로 북을 치는데 손가락부분은 북에 닿지 않는다(Heel).
　　입으로는 '뿌'라고 한다.
F : 손가락 끝으로 북을 치는 것이다(Finger 혹은 Tip이라고도 한다).
　　입으로는 '끼'라고 한다.
S : 콩가 연주에서 가장 중요한 부분이다. 당수로 치는 것과 손바닥으로 치는 것의 중간정도 부위로 북을 친다. '빡' 하고 큰 소리가 난다(Slap).
　　입으로는 '빠'라고 한다.
O : 북의 가장자리(Rim) 근처를 치는데, '둥' 하고 맑은 소리가 나게 친다(Open). 입으로는 '둥'이라고 한다.

콩가 연주자는 이 4가지 소리를 다 다르게 구분하여 연주한다.
악센트 표시(〉)가 된 2박, 6박의 '빠' 소리가 강하게 들리는데, 실제 살사음악에서는 다른 악기소리에 묻혀서 이 강세를 구별하기가 어렵다. 오히려 살사음악을 들을 때는 4박, 8박의 '둥둥' 소리만 잘 들리는 경우가 많다.

❷ 살사와의 관계

위의 악보를 이해가 편하게 다시 표기하면 다음과 같다. 같은 악보인데 박자기호가 ¢에서 C로 바뀌어서 다르게 표현했다. 즉, 2/2박자에서 4/4박자로 다르게 표현한 것이다.

실제로 살사는 이 악보처럼 한 마디 안에서 한 번의 베이직 스텝을 하게 되며 그 동안 16번의 콩가음이 느껴진다. 이를 음악적으로는 16 비트(beat) 음악이라고 한다. 물론 한 두 음이 빠지기도 하고 추가되기도 하는 등 조금씩 변형이 가능하지만 마음속에서 16비트 리듬을 느끼고 있으면 된다.

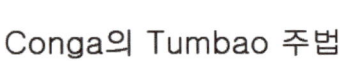
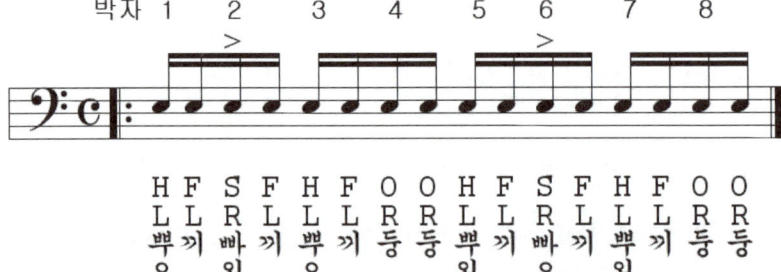

> **TIP**
> 이 16비트 음악은 우리나라 가요에도 많이 있어서(전형적인 살사음악보다 느린 경우가 대부분이긴 하지만) 템포를 조금 빠르게 하면 그에 맞추어 살사를 추는 것도 가능하다. 템포를 바꾸지 않고도 살사를 즐길 수 있는 가요도 꽤 있어서, 최근에는 바에서 가요를 틀어주는 경우도 점차 늘고 있다.

❸ 살사스텝과의 관계

'오왼오 왼오왼'(오 : 오른발, 왼 : 왼발)은 여성의 온투 베이직 스텝의 순서로 2박, 6박에 큰 스텝이 나갈 때 '빠' 소리가 들리고, 4박, 8박의 스텝이 없는 때에 '둥둥' 소리가 들린다. 음악이 어려워 박자를 놓치기 쉬운 음악에는 '둥둥' 소리가 들린 뒤 1박 혹은 5박의 스텝이 있다고 이해하면 편하다.

살사 음악은 주요 퍼커션(Percussion=타악기)들이 2박, 6박에 악센트를 주는 경우가 많기 때문에, 2박, 6박에 큰 스텝이 나가는 온투가 1박, 5박에 큰 스텝이 나가는 온원보다 조금 더 음악과 춤이 맞아 들어가는 느낌을 받기 좋다. 하지만 멜로디가 강조된 음악에서는 별 차이가 없고, 또 퍼커션이 강조된 음악이라도 어느 정도 실력이 쌓이면 박자에 얽매일 필요가 없이 타악기와 자유롭게 어울리며 더욱 아름다운 춤이 가능하다.

Q 뉴욕스타일 살사는 '클라베에 맞추어 춤추는 것'이라고 하던데요. 어떤 의미에요?

A 클라베와 살사스텝을 비교해 보면, 클라베가 두드리는 모든 비트에 우리가 스텝을 하고 있지는 않아요. 예를 들어 2-3 손 클라베는 2, 3, 5, 6&, 8박에 리듬을 치는데, 스텝은 1, 2, 3, 5, 6, 7박에 있죠. 따져보면 2, 3, 5박에만 클라베와 스텝이 일치돼요. 또한 3-2 손 클라베는 1, 2&, 4, 6, 7박에 리듬을 치고 스텝은 1, 6, 7박에만 일치되죠 (22쪽 악보 참조).

그래서 2, 6박에 브레이크가 있는 온투를 예로 들어, 음악이 2-3 손 클라베 구조라면, 2박의 브레이크가 6박보다 더 강하게 느껴지고 몸을 더 움직이게 하죠. 그렇기 때문에 음악에서 2-3 클라베 소리가 들린다면, 2박의 브레이크가 '클라베에 맞는 브레이크'예요. 만일 3-2 손 클라베라면 6박의 브레이크가 2박보다 더 강하겠고요. 음악을 느끼며 춤을 추는 사람들은 이런 차이를 느끼고 이를 이용해서 춤을 즐기지요.

하지만 클라베 주법이 위의 두 가지만 있지 않아 더 복잡해지고 더 재미 있어져요. 룸바 클라베 주법 같은 것이 대표적인데, 이때는 특정 스텝을 아예 클라베에 맞추어 당겨 버려서, 싱코페이션의 느낌을 살리기도 해요. 즉, 2-3 룸바 클라베에서는 다음 1박에 해야 할 오른발 스텝을 반박자 당겨서 8&박에 스텝을 하는 거죠. 이런식으로 스텝을 해야 훨씬 뉴욕스타일의 느낌이 살아요.

복잡하게 이야기했지만 결론적으로 경력이 쌓이면 콩가편에서 말했듯, 음악의 미묘한 차이를 이용하며 즐기고, 때에 따라서는 이런 차이마저 뛰어넘어서 춤을 추면 된다는 겁니다.

> **TIP**
> 라틴음악은 위에서 말한 콩가, 클라베 외에도 여러 타악기가 함께 연주한다. 각 악기들이 정박뿐 아니라 &박과 더 세분화된 &박도 표현한다. 또한 각 악기마다 악센트가 있는 박자가 달라 여러 타악기가 각각의 악센트를 가지고 모든 박자를 표현할 수 있다. 그래서 결론적으로 모든 정박과 &박에 춤을 출 수 있다는 결론을 내릴 수 있다.

05 SALSA 숫자로 풀어보는 살사 – 패턴의 비법

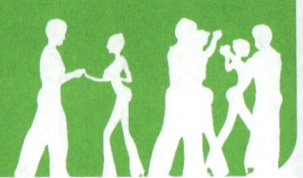

춤은 수학이 아니지만 그 이야기가 춤과 수학이 무관하다는 이야기는 아니다. 춤 안에는 수학을 포함한 많은 과학들이 숨어있기 때문이다.
우리가 이러한 지식들을 춤에 이용한다면 어떻게 될까?
숫자들의 단순한 나열과 같은 건조한 춤을 추게 될까?
아마 처음에는 그럴 수도 있을 것이다. 그러나 그 단계를 지나면 춤에서 우리가 진정으로 집중해야 할 것들이 무엇인지 더욱 더 잘 알게 된다.

숫자로 풀어보는 패턴 – '패턴의 비법을 알고 싶어요~'
다양한 것들이 숫자로 분석이 가능하지만 여기서는 패턴에 대해 알아보겠다. 초급을 막 지난 살세로들의 한결같은 소망은, 패턴을, 그것도 복잡하고 신기하게 꼬이는 패턴을 많이 알고 싶은 것이다. 패턴보다 더욱 중요한 여러 가지가 있다고 강사들이 아무리 이야기해도 꽈배기처럼 베베베~ 꼬이는 패턴의 유혹을 이기지 못하고, 여러 패턴수업을 드나들게 된다.
이렇게 해서 현란한 패턴을 배우면 자신이 갑자기 고수가 된 듯한 착각에 빠지며 어떻게든 그 패턴을 사용하고 싶어서, 바에서 적극적으로 실전연습에 임하기도 한다. 무리한 동작으로 인해 부담스러워하는 살세라의 표정을, 짧은 시간에 고수가 되어버린 자신을 향한 존경의 표현으로 착각하기도 한다. 하지만 배워도 배워도 끝이 없는 살사의 패턴에 결국은 두손 두발 다 들고 결국은 이렇게 이야기하게 된다.
'패턴에 왕도는 없을까요~?'
실제의 패턴을 구성하는 요소는 매우 다양해서, 왕도를 이야기하기는 매우 어렵다. 그래서 이렇게 답을 해 주곤 한다.
'그저 열심히 연습하시는 방법 밖에 없어요. 수업 열심히 들으세요~~'
하하, 급실망해버린 여러분들의 표정이 눈에 선하다.

그래서 수학을 이용한 간단한 '패턴의 비법'을 알아보겠다.
부디 이것이 도움이 되어 복잡한 동작에 쓸 에너지를 줄여 파트너에게 눈한번 더 맞추고, 미소 한번 더 지어줄 수 있는 살세로가 되시길 바란다.

❶ 일단 패턴을 4박자씩 혹은 8박자씩 짧게 '분해'한다.
아무리 길고 복잡한 패턴이라도 실상은 짧은 패턴의 조합일 뿐이다.

❷ 상당히 복잡한 패턴이라도 '스텝'은 이 책에서 배운 '기본스텝'의 내용을 거의 벗어나지 않는다. 복잡해 보이는 스텝도, 기본스텝으로 가능한 것을 보다 아름답게, 보다 능률적으로 변형하였을 뿐이다. 기본스텝을 이해한다면 멋진 스텝을 그저 따라하는 것을 뛰어넘어, 독자 스스로도 스텝을 만들어볼 수 있다.

❸ 1−1=0
드디어 첫 번째 패턴공식이다. 원래의 자세를 0으로 보고, 어떤 한 방향으로 한바퀴를 도는 것을 1로 보자. (편의상 우로 도는 것을 +, 좌로 도는 것을 −로 하였다. 반대여도 상관은 없다)(한바퀴는 360도인데, 편의상 1로 표기하였다. 180도는 $\frac{1}{2}$이다) 서로의 양손을 맞잡은 경우(더블 홀드, 크로스 홀드)부터 예로 들어 설명한다. 먼저, 더블 홀드이다.

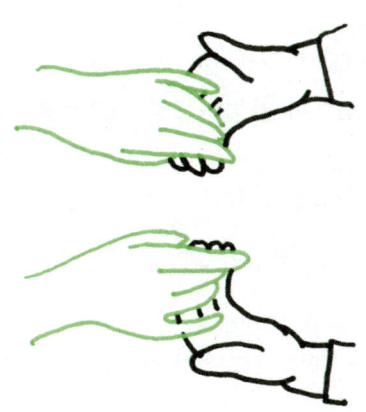

그 상태로 양손을 여성의 머리위로 넘겨 여성을 우회전시킨다. (+1) 당연히 팔은 꼬인다. 원래 상태(0)로 되려면 여성이 좌회전을 하면 된다. 우회전과 반대방향이므로 '마이너스'가 된다. (−1) 같은 좌회전 패턴인 인사이드턴 등을 해도 마찬가지 결과이다. 여성만 회전한 경우이므로 보다 명확히 표현하면 다음과 같다.

여1−여1＝0

너무 당연한 이야기인가?
실망하기엔 이르다. 이야기는 지금부터이다.

❹ 1−1＝0 (살사 패턴철학 中에서: 남녀는 평등하다)
같은 수식이지만, 큰 차이가 있다. 이번에는 '−1'을 남성이 한다. 즉, 여성이 우회전(−1)하고, 남성이 좌회전(−1)을 해도 원래의 동작이 된다.(0) 수식을 명확히 표현하면 다음과 같다.

여1−남1＝0

반대로 남성이 먼저 우회전(+1)하고, 여성이 좌회전(−1)을 해도 원래의 동작이 된다.(0)

남1−여1＝0

당연히 다음 수식들도 가능하다.

−여1＋여1＝0

−여1＋남1＝0

남녀구분은 자유롭게 호환이 가능하므로 이후로는 필요한 경우에만 남녀를 수식에 표시하였다.

❺ 이런 단순한 계산만으로도 이후의 패턴을 구상하는데 큰 도움이 된다. 예를 들어보자.

0(더블 홀드)＋1(우회전)−1(인사이드 턴(좌회전 패턴))＝0(더블 홀드)

0(더블 홀드)＋1(우회전)－2(인사이드 턴 2턴)＝－1(더블 홀드에서 좌회전을 한 상태와 같다)

0(더블 홀드)＋1(우회전)－2(인사이드 턴 2턴)＋1(우회전 혹은 아웃사이드 턴)＝0(더블 홀드)

'뭐야, 뭐가 이렇게 간단해? 이럴 리가 없어.'
그렇다. 이게 분명 전부는 아니다.
하지만 숫자를 이용한 분석의 장점은 패턴이 복잡해 질수록 오히려 더욱 빛이 난다.

❺ 지금까지는 회전하는 사람의 머리 위로 양손을 '동시에' 넘겼는데, 그 변형으로 한팔을 먼저 넘기고 다른 팔을 나중에 움직이는 식의 변형을 줄 수 있다. 어느쪽 팔을 먼저 움직이든 마찬가지이다. 매우 달라보이지만 실제로는 같은 동작으로 수식에는 아무 변함이 없다. 하지만 그 시각적인 효과는 매우 크다.
　주 한 팔씩 넘기다보면 인체구조상 팔을 원활히 넘기기 위해 허리를 구부리는 등의 요가같은 동작이 필요한 경우도 있다.

❻ ❺번의 경우, 360도(＝1)를 쪼개어 180도(＝$\frac{1}{2}$)씩 계산하는 것이 더 편하다. 즉, 1－1＝0 을 다음과 같이 세분할 수 있다.

$$\frac{1}{2}+\frac{1}{2}-\frac{1}{2}-\frac{1}{2}=0$$

(편의상 360도 회전을 1, 180도 회전을 $\frac{1}{2}$이라고 하였지만, 엄밀히는, 맞잡은 한손이 회전하는 이를 넘어갈 때 $\frac{1}{2}$로 보는 것이 맞다. 그래서 양손이 다 넘어가면 $\frac{1}{2}+\frac{1}{2}$＝1이된다)

당연하지만 다음과 같이 다양한 조합도 가능하다.

$\frac{1}{2} - \frac{1}{2} + \frac{1}{2} - \frac{1}{2} = 0$

$\frac{1}{2} - \frac{1}{2} - \frac{1}{2} + \frac{1}{2} = 0$ …… 등등

이런 것이 실제로는 어떻게 쓰일까?

어떤 사람이

$\frac{1}{2} + \frac{1}{2} - \frac{1}{2} - \frac{1}{2} = 0$ 의 패턴을 사용한 경우

같은 패턴을 사용하기 싫다면,

$\frac{1}{2} - \frac{1}{2} - \frac{1}{2} + \frac{1}{2} = 0$ 등으로 수식을 다르게 조합하면 색다른 패턴이 된다.

남녀까지 구분해서 표시해보면, 더 많은 동작이 가능함을 쉽게 알수 있다.

여$\frac{1}{2}$ − 남$\frac{1}{2}$ − 남$\frac{1}{2}$ + 여$\frac{1}{2}$ = 0

여$\frac{1}{2}$ − 남$\frac{1}{2}$ − 여$\frac{1}{2}$ + 남$\frac{1}{2}$ = 0 …… 등등.

물론, 꼭 답이 0으로 나오지 않아도 된다.

$\frac{1}{2} + \frac{1}{2} - \frac{1}{2} = \frac{1}{2}$ 등도 당연히 가능하다.

주 $\frac{1}{2} - \frac{1}{2} = 0$ 이지만, 이 경우는 주의할 것이 있다.

즉, 처음 회전한 사람이 아닌, 상대방이 $-\frac{1}{2}$ 을 하는 경우이다.

예 여$\frac{1}{2}$ − 남$\frac{1}{2}$ = 0 (서로 등을 지는 자세)

꼬임의 측면만 놓고 본다면 $\frac{1}{2}$ 꼬인것이 $-\frac{1}{2}$ 로 풀렸으니 0(꼬임의 해소)으로 보아도 되는데, 자세를 보면 '원래의 마주보는 자세'가 아닌 '서로 등을 지는 자세'가 된다.

실제로, $\frac{1}{2}-\frac{1}{2}$은 이 경우가 더 유용하게 쓰인다.

또, $\frac{1}{2}+\frac{1}{2}=1$인데 이 경우도 마찬가지이다.

예 여$\frac{1}{2}$+남$\frac{1}{2}$=0 (서로 등을 지는 자세)

❼ 더블 홀드 외에 다양한 팔동작으로도 같은 수식이 가능하다.

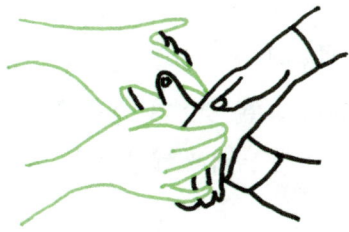
크로스 홀드(오른손이 위인 경우)

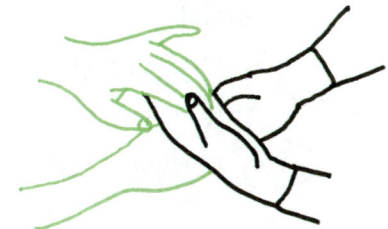
크로스 홀드(왼손이 위인 경우)

❽ 같은 방향으로 2번은 쉽게 꼬이나(+2), 세 번씩 같은 방향으로 꼬이는 것은 어렵다. (+3) 불가능하지는 않지만 신체구조상 많은 무리가 따른다. 이런 경우는 트릭으로, +3과 거의 동시에 −1 등의 동작을 함으로 사용할 수 있다.

❾ 기타 변형

1) 손을 놓았다가 다시 잡기

지금까지의 예들은 양손을 모두 잡은 채 하는 것을 기준으로 설명한 것인데, 팔을 던지거나 떨어뜨렸다가 다시 잡는 등의 방법으로 다양한 수식의 변화를 줄 수 있다.

예를 들어, 1(우회전)−1(좌회전)=0인데

1(우회전)을 하여 손이 꼬인 상태에서, L to R을 놓았다가 아래에서 다시 잡으면 −1(좌회전) 없이도 0이 된다.

1(우회전)+(L to R 놓기)=0

2) 1로 보이는 동작들이 실제로는 $\frac{1}{2}$의 변형인 경우가 있다. 이 경우는 당연히 $\frac{1}{2}$로 계산하여야 수식에 들어맞는다.

> **예** 1. 더블 홀드에서 여성의 머리위로 어느 손도 넘기지 않고 몸통만 우로 180도 돈 경우: 꼬임과는 무관한 동작이므로 $+\frac{1}{2}$이 아닌 $+0$이다.
> 2. 해머락 : 360도를 우회전하기 때문에 1로 보이지만 꼬임의 관점에서는 L to R만 넘긴 것으로 180도만 돈 것이다. 몸통은 180도를 더 돌았지만 이것은 꼬임과는 무관한 트릭에 해당된다.

결론적으로 마주 잡은 손이 회전하는 사람의 머리위로 넘어갔을 때만 계산에 포함된다. 즉, 마주 잡은 손 하나만 넘어가면 $\frac{1}{2}$, 두 개 다 넘어가면 1이다. 몸통만 제 아무리 돌아도(혹은 덜 돌아도) 계산에는 영향을 끼치지 않는다.

3) 파트너의 주위를 돌거나, 서로 자리를 바꾸는 경우
이러한 움직임에 현혹되지 말고, 자신과 파트너와의 관계만 보면 쉽게 $+\frac{1}{2}, -\frac{1}{2}$인지 알수 있다.

❿ 한 손만 잡고 있는 경우는 위의 수식에 적용을 받지 않는다. 단, 그 상태에서 나머지 손을 다시 잡는 동작으로 위의 수식을 적용할 수 있도록 전환될 수 있다. 마찬가지로 양손을 잡고 있다가 한 손을 놓아버림으로 수식의 적용을 받지 않을 수도 있다. (한 손만 잡고 있는 경우도 수식을 적용할 수는 있으나, 꼬임 자체가 심하지 않아서 굳이 수식으로 분석하지 않아도 쉽게 적응이 가능하다.)

❶ 매우 복잡한 패턴의 경우, 이러한 계산을 일일이 하기가 귀찮은 경우, '수학공식'을 응용한 '패턴공식'을 만들어 적용할 수도 있는데, 위에 언급한 것의 응용일 뿐이므로 그것은 여러분의 몫으로 남겨두겠다.

> **TIP**
>
> 어떤 동작들은 꼬임을 일일이 계산하기 복잡한데(특히, 손을 놓았다가 다시 잡는 경우), 자신만의 공식을 만들어 기억해두면 편하다. (손을 놓았다가 다시 잡는 동작은 회전을 통해 한팔을 다른 팔에 꼬는 과정을 간략하게 한 것이다.)
> 공식A : 잡은 손을 놓아 반대편 손 '위'로 해서 다시 잡으면 → 반대방향 1회전이다. (−1)
> 공식B : 잡은 손을 놓아 반대편 손 '아래'로 해서 다시 잡으면 → 같은방향 1회전이다. (+1)
>
> 예 1. 더블 홀드(편의상 남성의 입장에서 남성의 손을 기준으로 기술하였다. 물론, 여성의 경우라도 마찬가지이다.)
> 0(더블 홀드)−1(공식A: 오른손을 놓아 왼손 '위'를 넘어 다시 잡았다. 오른손의 반대방향, 즉 좌회전을 한 것과 같다.)+1(우회전)=0(더블 홀드)
>
> 2. 크로스 홀드
> 0(오른손이 위인 크로스 홀드)+1(공식A: 오른손을 놓아 왼손 '아래'에서 다시 잡았다. 우회전을 한 것과 같다.)−1(좌회전)=0(오른손이 위인 크로스 홀드)
>
> 2회전의 경우는 오히려 쉽다. 공식A,B를 한번씩 더 적용하면 2회전에 해당하기 때문이다.
> 하지만, 2회전은 현란한 패턴 중에서 주로 사용되기 때문에 주의해서 보아야 분석이 가능하다.
>
> 이렇게 자신만의 언어로 정리해 공식으로 만들어두면, 복잡한 패턴일수록 더욱 진가가 발휘된다.

너무 복잡해 보이는가?

여러분께 용기를 드리자면, 사람은 팔이 두 개고 몸통이 하나라는 사실이다. 두 사람이 아무리 꼬아본들 크게 보면 몇가지 동작이 되지 않는다.

패턴을 배울 때마다 차근하게 하나씩 적용해보면서, 자신만의 아이디어를 추가하여 자신의 색깔이 넘치는 패턴세계를 만들어보기 바란다.

글과 그림으로는 설명에 한계가 있어서 기회가 되면 가능한 빨리 홈페이지(cafe.daum.net/salsabook)에서 동영상으로 만날 수 있도록 하겠다.

06 도표로 비교한 LA스타일과 뉴욕스타일
SALSA

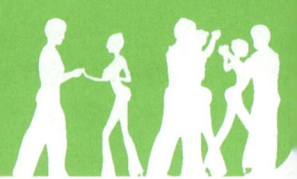

LA스타일만 배운 사람이 뉴욕스타일을 처음 접한 경우(특히, 여성의 경우) 남성의 리드에 따라 자연스럽게 뉴욕스타일을 추고 있는 자신을 발견하고 놀랐다는 이야기를 많이 한다. 어떻게 그것이 가능한 것일까?
그것은 양 스타일간에 박자는 다르지만 '스텝의 순서가 동일'하기 때문이다.

한국에서는 LA 스타일이 보다 널리 알려져 있는데, 이 익숙한 LA 스타일에 뉴욕스타일을 비교해보면서 그 이유를 자세히 살펴보자.
먼저 LA스타일을 살펴보자.

박자	On1	On2	On3	On4	On5	On6	On7	On8
1박	왼발 앞	쉰다	오른발 원위치	왼발 제자리	오른발 뒤	쉰다	왼발 원위치	오른발 제자리
2박	오른발 제자리	왼발 앞	쉰다	오른발 원위치	왼발 제자리	오른발 뒤	쉰다	왼발 원위치
3박	왼발 원위치	오른발 제자리	왼발 앞	쉰다	오른발 원위치	왼발 제자리	오른발 뒤	쉰다
4박	쉰다	왼발 원위치	오른발 제자리	왼발 앞	쉰다	오른발 원위치	왼발 제자리	오른발 뒤
5박	오른발 뒤	쉰다	왼발 원위치	오른발 제자리	왼발 앞	쉰다	오른발 원위치	왼발 제자리
6박	왼발 제자리	오른발 뒤	쉰다	왼발 원위치	오른발 제자리	왼발 앞	쉰다	오른발 원위치
7박	오른발 원위치	왼발 제자리	오른발 뒤	쉰다	왼발 원위치	오른발 제자리	왼발 앞	쉰다
8박	쉰다	오른발 원위치	왼발 제자리	오른발 뒤	쉰다	왼발 원위치	오른발 제자리	왼발 앞

* 색으로 표시된 '왼발 앞'이 첫 스텝이다.
* On1과 On2만 주로 쓰이지만, On3~On8도 가능하다. On3~On8은 일부러 그렇게 추는 경우보다는, 불완전한 마디를 가진 음악 등의 경우 자연스럽게 그렇게 되는 경우가 많다.
* On5~On8은 따로 생각하기보다는 On1~On4의 여성의 스텝이라고 보면 된다.
* On6가 남성의 파워 온투의 스텝이고 On2가 여성의 파워 온투의 스텝이다. 뉴욕스타일은 여성을 위주로 이야기 하므로, 그냥 파워 온투의 스텝이라고 하면 위 도표의 On2를 가리킨다.

이제 '맘보 티피코 투'를 살펴보자.

박자	LA(남성)	파워온투(여성)	맘보 티피코 투(여성)
1박	왼발 앞	쉰다	오른발 원위치(=오른발 반걸음 앞)
2박	오른발 제자리	왼발 앞(=왼발 한걸음 앞)	왼발 앞(=왼발 한걸음 앞)
3박	왼발 원위치	오른발 제자리	오른발 제자리
4박	쉰다	왼발 원위치(=왼발 반걸음 뒤)	쉰다
5박	오른발 뒤	쉰다	왼발 원위치(=왼발 반걸음 뒤)
6박	왼발 제자리	오른발 뒤(=오른발 한걸음 뒤)	오른발 뒤(=오른발 한걸음 뒤)
7박	오른발 원위치	왼발 제자리	왼발 제자리
8박	쉰다	오른발 원위치(=오른발 반걸음 앞)	쉰다

파워 온투는, 박자만 다를 뿐 스텝의 순서도 동일하고, 슬로우('쉰다'라고 표시된 부분)도 동일하므로, 적응이 그리 어렵지 않다. 여기서 한가지 변화를 더 추가해 마치 새로운 춤인 것처럼 보이는 것이 '맘보 티피코 투'이다.
그 한가지 변화가 바로, '슬로우에서의 차이'이다. 즉, 스텝의 순서는 그대로이지만 슬로우의 순서가 뒤바뀌어 크나큰 차이를 만들어낸다. 이로 인해 텐션에서 큰 변화가 생기며 스텝도 더욱 자연스러워져 춤의 느낌이 완전히 달라지게 된다. 또한, 살사음악과도 더 잘 들어맞아 원래 살사의 느낌과 더욱 어울리게 된다.

하지만 결론적으로 스텝의 순서가 일치하므로 뉴욕스타일로 가능한 동작이라면 LA스타일로도 대부분 가능하다. 그래서 실제로 많은 강사들은 같은 패턴을 두 스타일로 동시에 가르치기도 한다. 독자분들도 자신있는 패턴이라면 두 가지 동작으로 다 시도해보면, 그리 어렵지 않게 두가지 스타일로 다 가능하다는 것을 발견할 것이다. 여기에 훌륭한 선생님들의 강의를 통해 양 스타일간에 미세한 차이를 느끼고 표현할 수 있다면 단순한 비교를 뛰어넘어 보다 풍족한 살사댄스를 즐길 수 있게 될 것이다.

PART 02

Salsa

뉴욕스타일 살사의 실제

이 책의 내용은 따로 제작된 DVD를 함께 이용할 수 있도록 기획했다. DVD는 온투의 기초부터 이 책의 범위를 넘어선 고급패턴까지 다루었고, 섬세한 스타일링 등 책으로는 표현이 어려운 부분에서도 많은 도움을 받을 수 있도록 했다.

01 족형도
SALSA

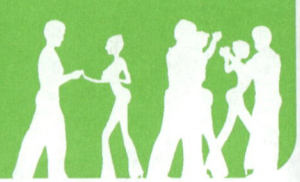

족형도는 발의 움직임을 나타낸 것으로 살사에서는 아직 대중화되지 않았다. 정보의 교류를 위해 댄스스포츠의 방식에서 발전시킨 족형도를 개발했다.

❶ 족형도의 기본

	② 플랫	③ 볼	④ 힐
남성 동그란 발끝	① 볼 / 연결부위 / 힐 왼발 오른발(빗금)		
여성 뾰족한 발끝	왼발 오른발(빗금)		
옆모습			

1) 발의 형태

남성의 발은 끝이 동그랗고, 여성의 발은 끝이 뾰족하다.

2) 오른발과 왼발의 구분

오른발은 빗금으로 구분하였다.

3) 발 그림의 이해

① 발은 볼Ball, 연결부위, 힐Heel의 3부분으로 되어 있다.
② 플랫Flat은 발바닥 전체가 바닥에 닿은 것이다.
③ 볼은 발의 앞부분만 바닥에 닿은 것이다.
④ 힐은 발의 뒷부분만 바닥에 닿은 것이다.
⑤ 볼플랫Ball Flat은 볼이 먼저 닿고 이어서 힐이 닿은 경우이다.

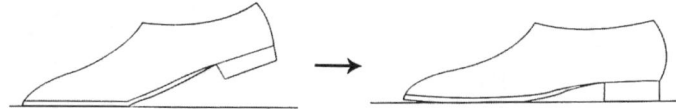

⑥ 토Toe는 볼보다 더 세워 발끝으로 스탭을 한 경우이다.

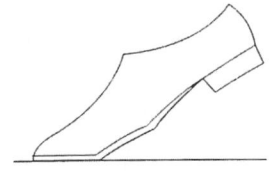

❷ 족형도를 보는법

남성의 크로스 바디 리드(CBL) 스텝을 예로 들었다.

박자
0박 : 준비자세이다. (CBL의 경우는 이전의 7박 때 오른발을 살짝 틀어 놓는다. 90쪽, 크로스 바디 리드=CBL편 참조)
1, 2, 3, 5, 6, 7박 : 스텝을 밟는다.
4, 8박 : 대개 스텝이 없다.

몸통 튀어나온 부분이 앞이다. 가슴의 위치로 보면 된다.

곡선화살표 회전을 뜻한다. 필요시 회전각도를 표시하였다.

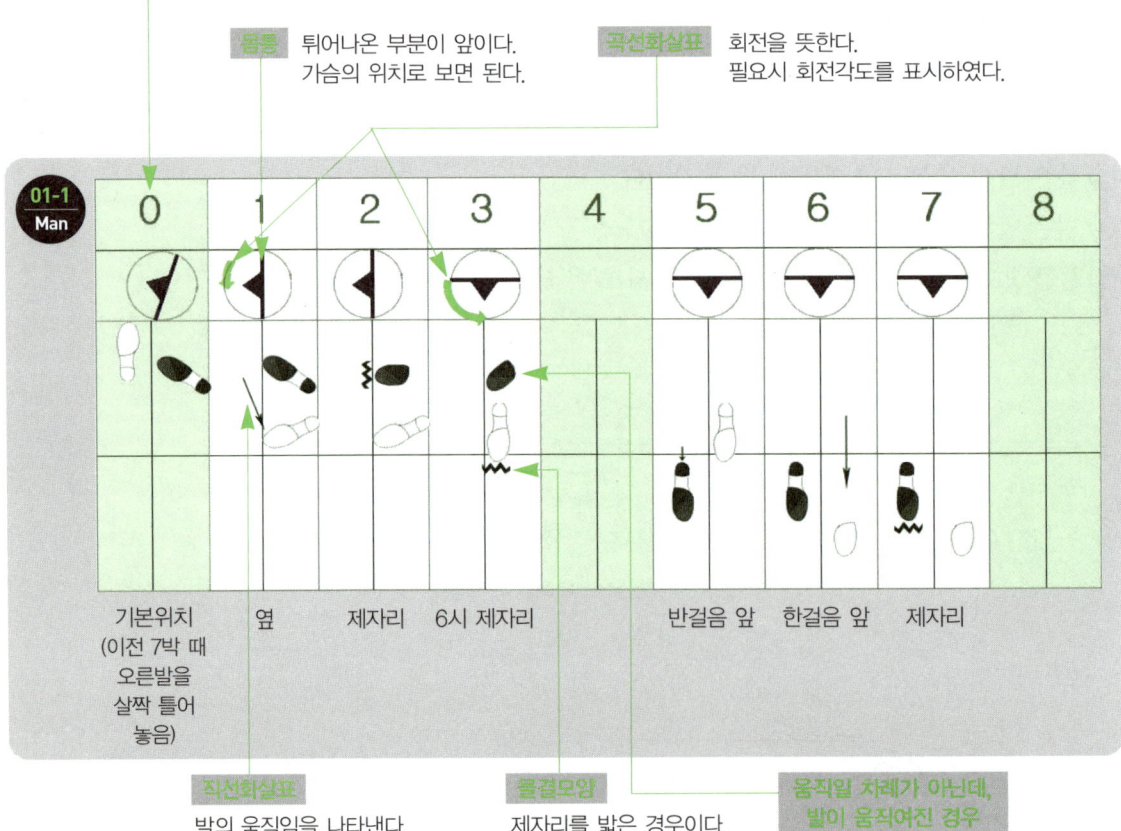

기본위치 (이전 7박 때 오른발을 살짝 틀어 놓음) / 옆 / 제자리 / 6시 제자리 / 반걸음 앞 / 한걸음 앞 / 제자리

직선화살표 발의 움직임을 나타낸다.

물결모양 제자리를 밟은 경우이다.

움직일 차례가 아닌데, 발이 움직여진 경우 움직이는 발로 인해 자연스럽게 틀어진 것으로, 일부러 신경 쓰지 않아도 자연히 그렇게 된다.

> **TIP**
> 예외적으로, 탭을 찍은 발은(체중을 싣지 않은 스텝) 다음 박자 때 다시 그 발이 스텝을 한다.

거의 모든 스텝은 왼발, 오른발, 왼발, 오른발(혹은 오른발, 왼발, 오른발, 왼발) 순서로 교대로 움직인다. 족형도는 처음에는 부담스럽지만, 한번만 이해하면 전혀 어렵지 않다. 다음 그림처럼 투명인간이 춤을 추는데 그 신발을 위에서 보고 있다고 생각하면 쉽다.

0	1	2	3	4	5	6	7	8
기본위치 (이전 7박 때 오른발을 살짝 틀어 놓음)	왼발 옆	오른발 제자리 (혹은 약간 뒤)	왼발 6시 방향 제자리 밟음		오른발 반걸음 앞	왼발 한걸음 앞	오른발 제자리	

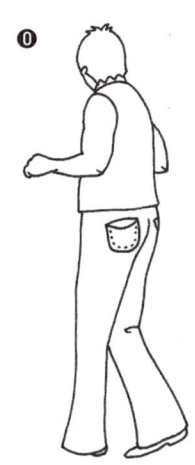

0박이라고 표현하였지만 실제는 이전 7박의 자세이다. CBL로 들어가기 위해 미리 이러한 자세를 만들어 둔 것이다(90쪽, 크로스 바디 리드=CBL 편 참조).

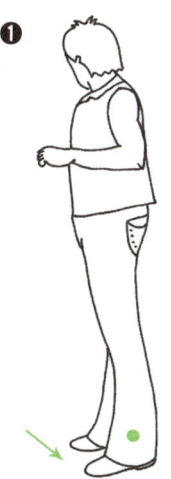

왼발 옆
(어깨 너비로 벌림)

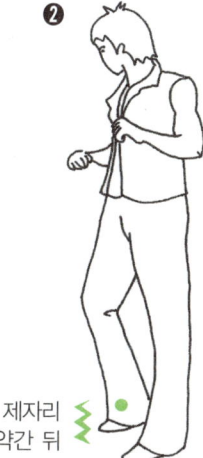

오른 발 제자리 혹은 약간 뒤

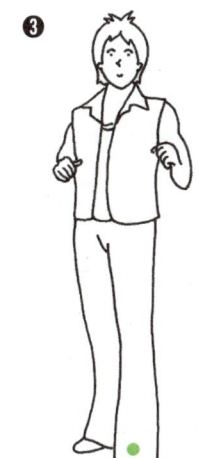

왼발 6시 방향 제자리

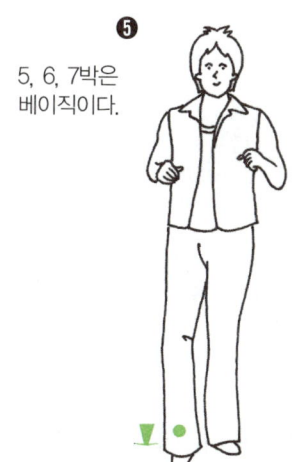

5, 6, 7박은 베이직이다.

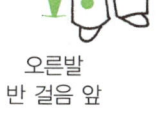

오른발 반 걸음 앞

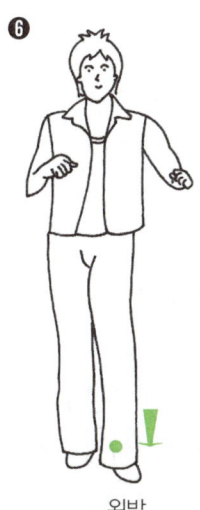

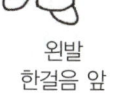

왼발 한걸음 앞

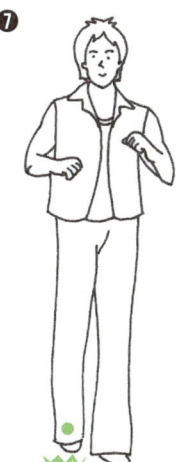

오른발 제자리

02 기본자세
SALSA

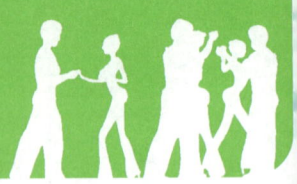

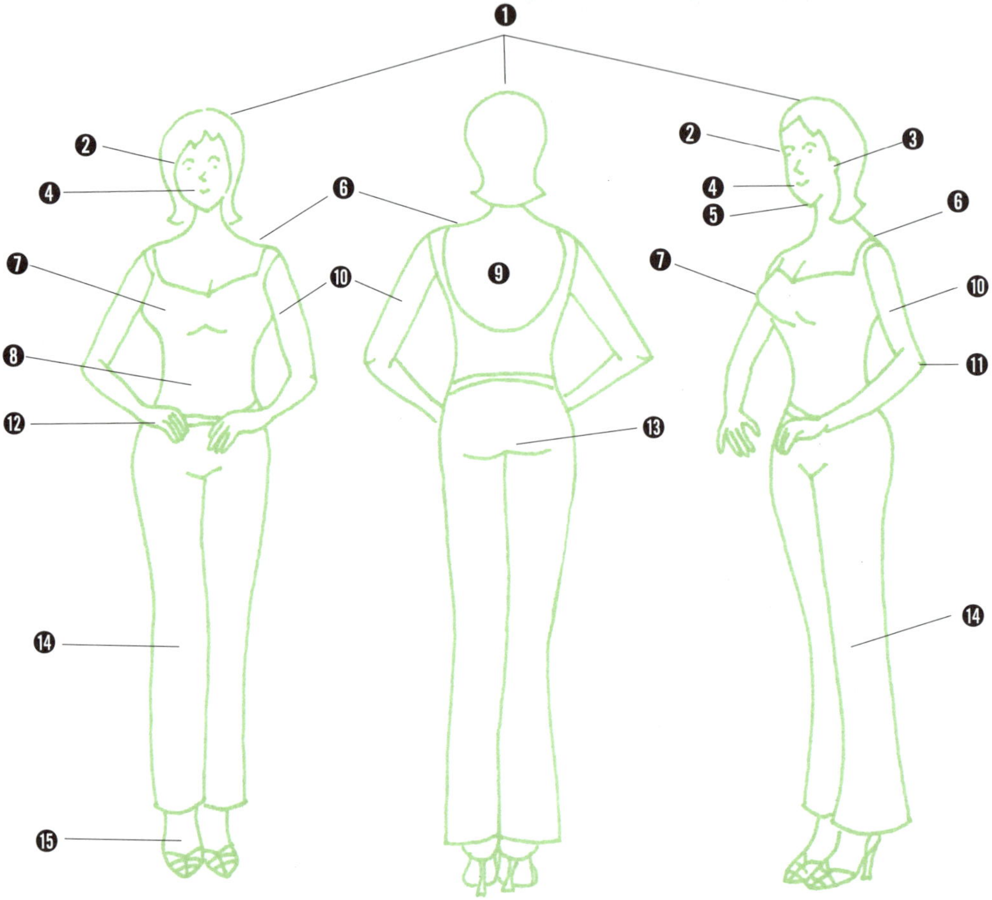

❶ 머리 : 끈을 묶어 위에서 당기는 느낌으로 뺀다. 고개를 숙이거나 젖히면 안된다.
❷ 눈 : 정면 15도 위를 바라본다.
❸ 귀 : 어깨선과 일직선이 되게 한다. 어깨와 자연스럽게 멀리 떨어져야 목선이 예쁘게 보인다.

❹ 입 : 부드럽게 미소를 짓거나 노래를 따라 불러도 좋다.
❺ 턱 : 뒤로 당기고 수평으로 유지한다. 턱의 자세가 올바르면 자연히 코도 올바른 위치가 된다.
❻ 어깨 : 자연스럽게 내리고 뒤로 당겨 견갑골 사이를 넓히는 느낌으로 편다. 움츠려도, 반대로 너무 제껴서 뒤집어진 어깨도 좋지 않다.
❼ 가슴 : 뽐내듯 내민다.
❽ 배 : 상복부로 잡아당겨 올린다.
❾ 등 : 똑바로 편다. 구부러지거나, 젖혀지지 않도록 주의한다.
❿ 팔 : 겨드랑이에 골프공이 하나 들어갈 정도로 살짝 옆으로 벌리고, 자연스럽게 팔이 아래로 흐르는 곡선을 만든다. 겨드랑이를 너무 붙이거나, 너무 벌어지지 않도록 주의한다.
⓫ 팔꿈치 : 옆선의 약간 앞에 위치한다.
⓬ 손 : 배꼽에서 6인치(15.24 cm)가량 떨어뜨린다. 손가락은 2, 3, 4, 5지를 모아 1지와 함께 계란을 쥐듯 한다.

여성은 섹시하게 보이게 1, 3지를 모으기도 한다.

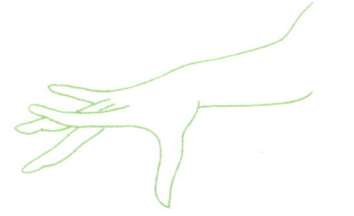
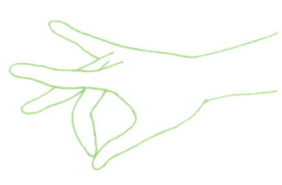

손목은 살짝 들어주고 손목이 처지지 않도록 주의한다.

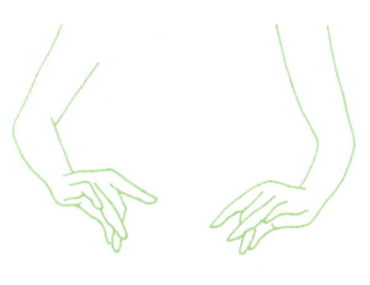
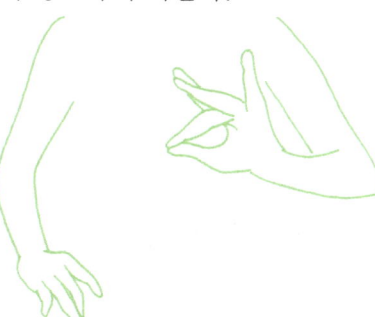

❸ 항문 : 대변을 참는 느낌으로 항문을 조여주면 힙이 올라가 예쁘게 보인다.

❹ 무릎 : 양 무릎을 펴서 정면을 향하게 한다. 양 무릎을 약간 구부리기도 한다. 무릎이 벌어지거나 오므려지면(8자 다리) 안 된다.

❺ 발 : 주먹 하나 들어갈 정도로 11자로 벌린다. 아래 그림처럼 차려자세와 비슷하게(뒤꿈치를 붙이고 앞꿈치는 45도 벌림) 만들기도 한다.

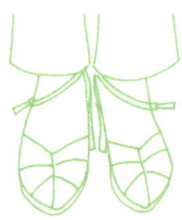

❻ 몸 전체 : 똑바로 선다. 혹은 똑바로 서서 볼 쪽으로 체중을 이동하면 자연스럽게 몸이 약간 앞으로 기울어지는데 이 자세도 좋다. 힐을 신으면 자연스럽게 나오는 자세이다.

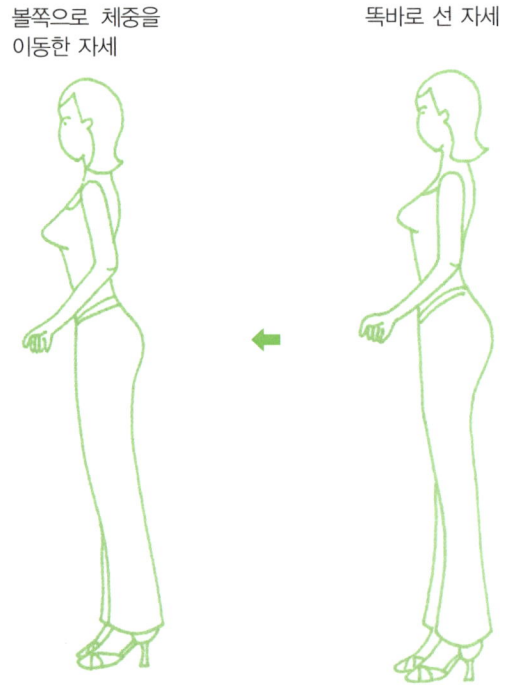

볼쪽으로 체중을 이동한 자세   똑바로 선 자세

* Part 04 베이직 클리닉 참조

03 홀딩(Holding)법(=커넥션(Connection)법)
SALSA

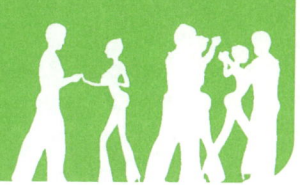

남녀가 손을 잡는 것을 홀드Hold라고 하며, 손을 잡는 다양한 방법을 홀딩법이라고 한다. 다른 말로 커넥션Connection법이라고도 한다.

❶ 정상 홀드

살사에서는 클로즈드 포지션Closed Position이라고 주로 부른다.

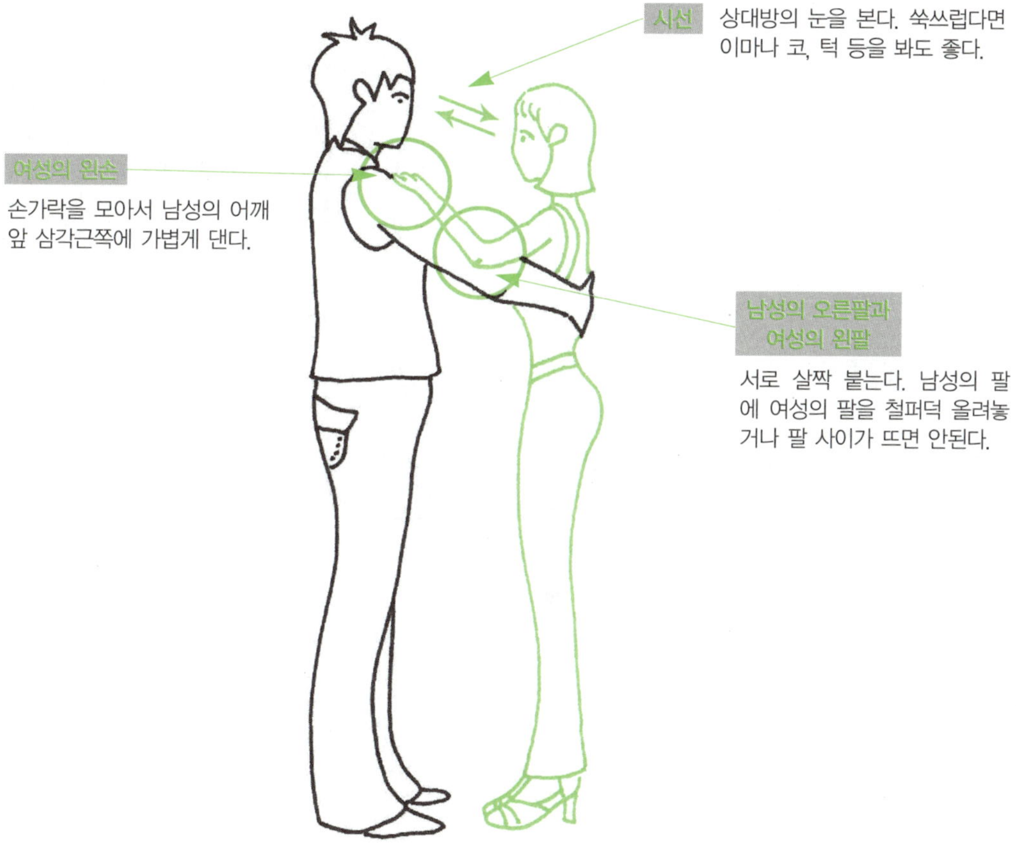

시선 상대방의 눈을 본다. 쑥쓰럽다면 이마나 코, 턱 등을 봐도 좋다.

여성의 왼손 손가락을 모아서 남성의 어깨 앞 삼각근쪽에 가볍게 댄다.

남성의 오른팔과 여성의 왼팔 서로 살짝 붙는다. 남성의 팔에 여성의 팔을 철퍼덕 올려놓거나 팔 사이가 뜨면 안된다.

CHAPTER 02 | 뉴욕스타일 살사의 실제 **45**

마주잡은 남성의 왼손과 여성의 오른손

손의 위치	남녀 사이 가운데이다.
손의 높이	여성의 눈높이에 맞춘다. 최근에는 춤추기 편한 위치에 자유롭게 위치시키기도 한다.
텐션	마주 잡은 손을 서로 살짝 앞으로 당기는(혹은 상황에 따라서 살짝 미는) 텐션이 있어야 한다.
마주잡은 팔의 모양	W자를 유지한다.

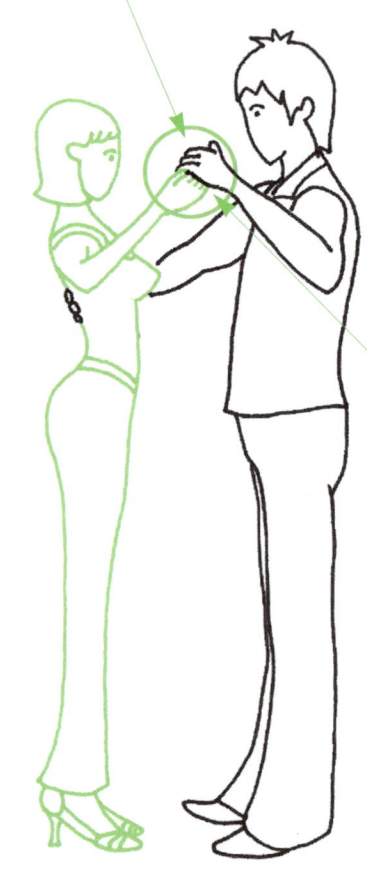

손의 모양

남성 왼손의 2, 3지 혹은 3, 4지를 세워서 갈고리 모양을 만들고, 여성이 오른손으로 가볍게 와인잔을 쥔다는 느낌으로 잡아준다. 때에 따라서 남성의 손이 아래로 위치해 와인잔을 잡고 여자가 훅을 만들어 줄 때도 있다.

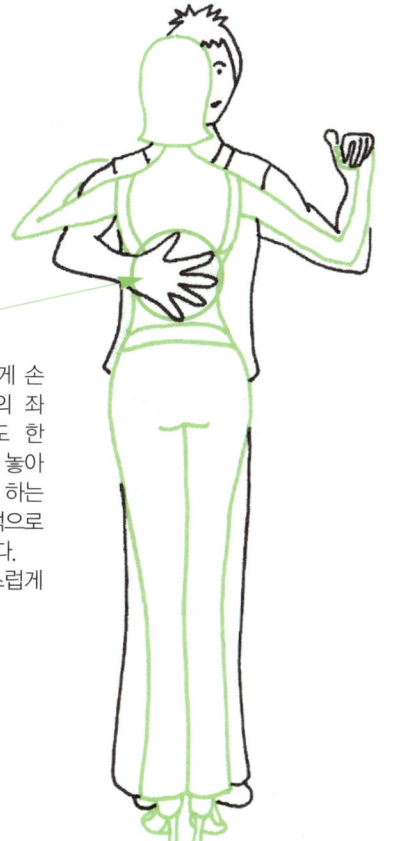
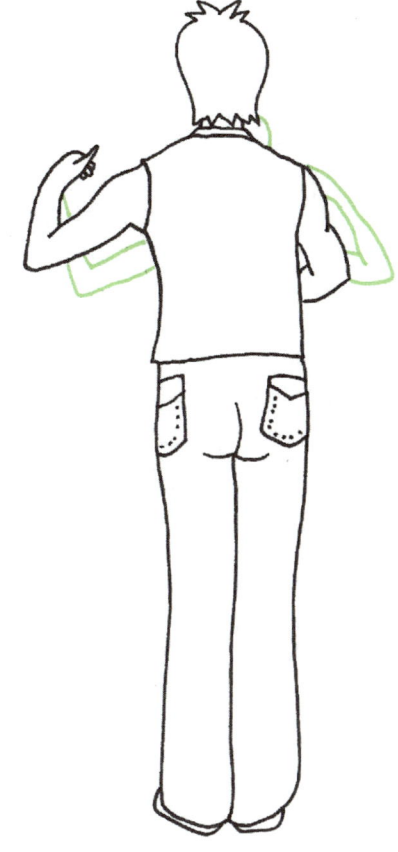

남성의 오른손

여성의 등 가운데에 가볍게 손을 펴서 갖다댄다. 여성의 좌측견갑골에 위치시키기도 한다. 손을 여성의 허리에 놓아도 되는데 간혹 불쾌해 하는 여성도 있다. 이때는 전적으로 여성의 의사에 따라야 한다.
손가락은 모으거나 자연스럽게 벌린다.

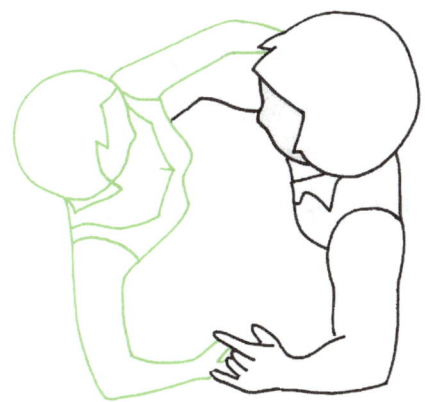

클로즈드 포지션을 위에서 보았을 때의 모양

CHAPTER 02 | 뉴욕스타일 살사의 실제 **47**

❷ 오픈 포지션

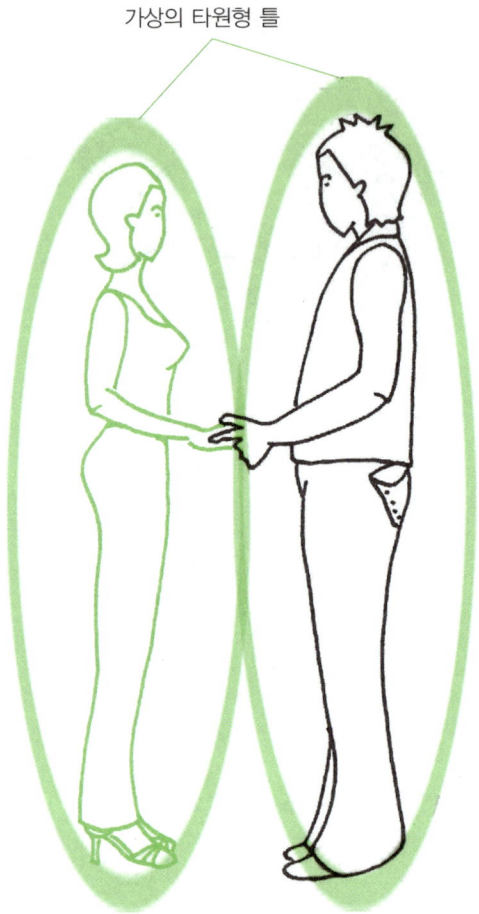

가상의 타원형 틀

기본자세에서 손을 맞잡는다. 클로즈드 포지션과 마찬가지로 이때도 당연히 틀Frame이 중요하다. 자신의 양손을 깍지 끼고 아래에서 머리 위로 올리면, 타원형으로 가상의 틀이 만들어지는데 춤을 추면서 상대의 틀을 침범하거나 너무 떨어지지 않게 잘 유지해야 한다.

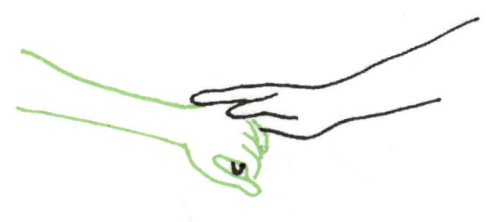

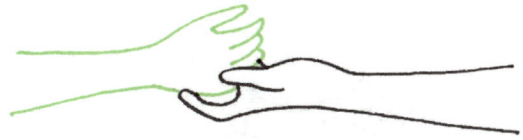

오픈 포지션을 위에서 보았을 때의 모양

1) 더블 홀드(Double Hold)

기본자세에서 양손을 맞잡는데 남성의 왼손과 여성의 오른손, 또 남성의 오른손과 여성의 왼손이 맞잡는다.

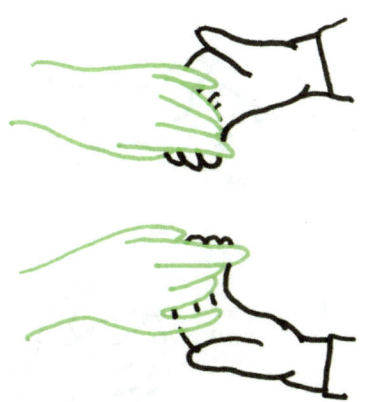

오픈 포지션에는 더블 홀드 외에도 다음과 같이 다양한 홀드가 있는데 항상 남성의 손을 먼저 기록한다.

2) 왼손-오른손(Left to Right, L to R)
남성의 왼손으로 여성의 오른손을 잡는다.

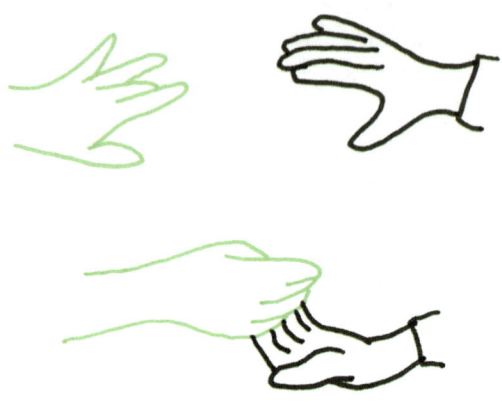

3) 오른손-왼손(Right to Left, R to L)
남성의 오른손으로 여성의 왼손을 잡는다.

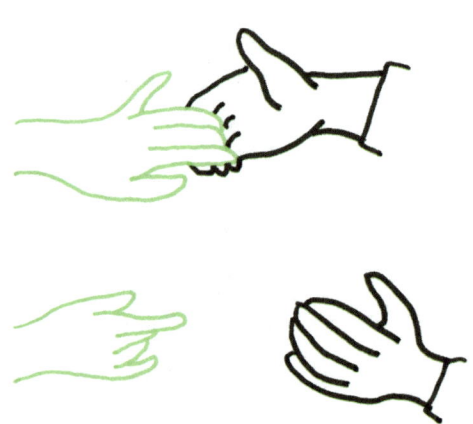

4) 오른손-오른손(Right to Right, R to R)

오른손끼리 잡는다. 악수하는 것과 비슷하게 보여 핸드셰이크Hand Shakes홀드라고도 한다.

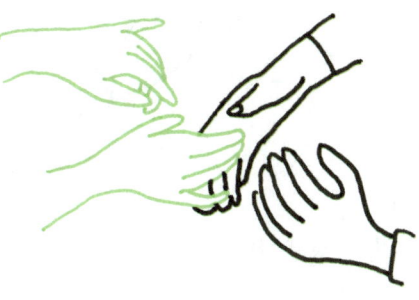

5) 왼손-왼손(Left to Left, L to L)

왼손끼리 잡는다.

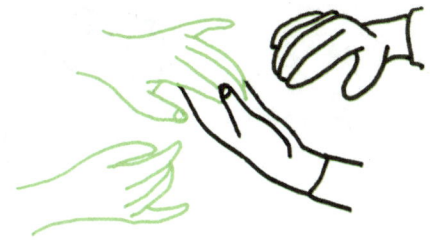

6) 크로스 홀드(Cross Hold)

양손을 교차해서 잡는다.

(1) 오른손이 위인 경우

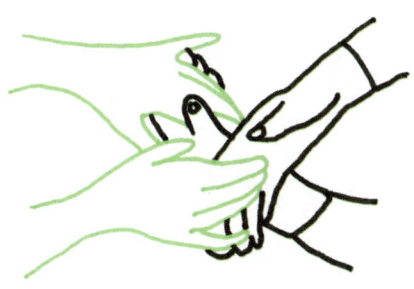

(2) 왼손이 위인 경우

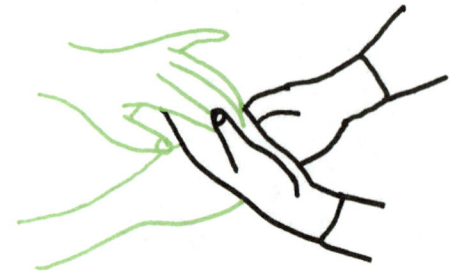

7) 노 홀드(No Hold)
아무 손도 잡고 있지 않은 경우이다.

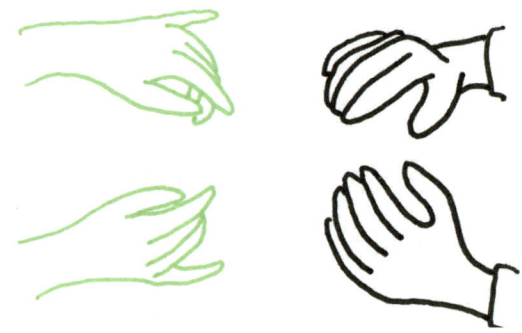

04 마주 잡는 손의 모양
SALSA

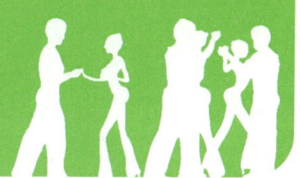

살사에서 마주 잡는 손의 모양은 다양한데 어느 하나를 고집할 필요는 없으며 춤추는 도중에도 동작에 따라 손의 모양이 자연스럽게 바뀔 수 있다.

❶ 여성의 손바닥은 아래를 향하고 남성의 손바닥은 위를 향한 채, 여성의 손을 올려놓고 엄지로 살며시 고정한다. 엄지로 파트너의 손을 꽉 누르지 않도록 주의한다.

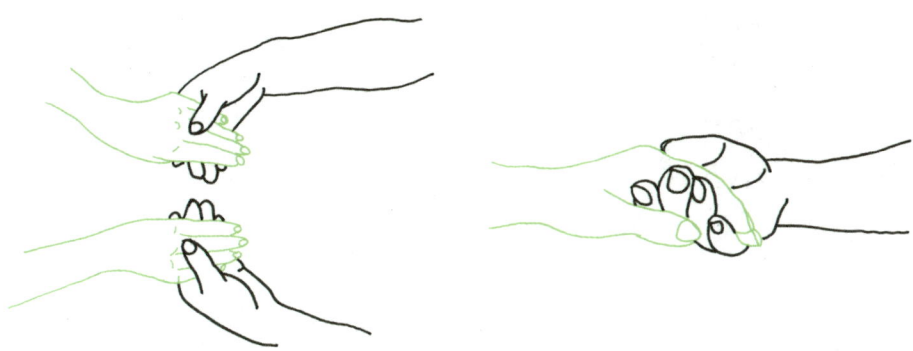

❷ 여성의 손바닥은 아래를 향하고 남성은 3, 4, 5지를 여성의 손가락에 걸고 1지와 2지로 총을 쏘듯이 한다.

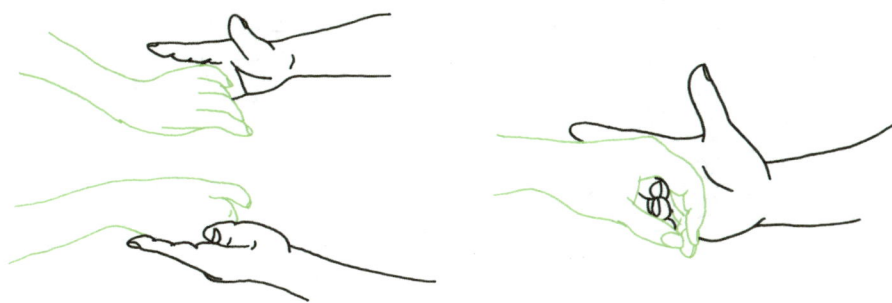

❸ 2와 같은데 남성의 2지도 여성의 손가락에 건다.

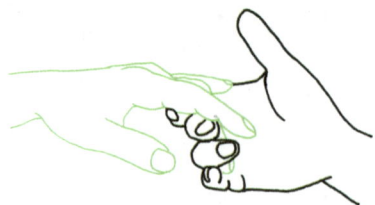

❹ 여성의 손바닥은 아래를 향하고 남성의 손이 위에서 감싸듯하고 엄지로 살며시 고정한다.

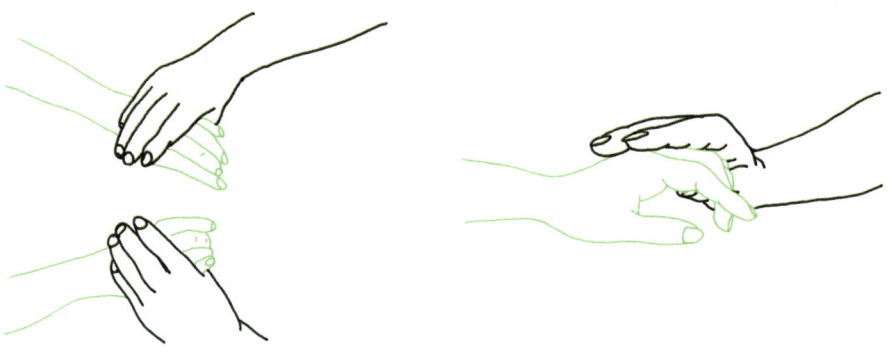

❺ 남성의 1, 2지 혹은 3, 4지를 여성의 손에 끼운다.

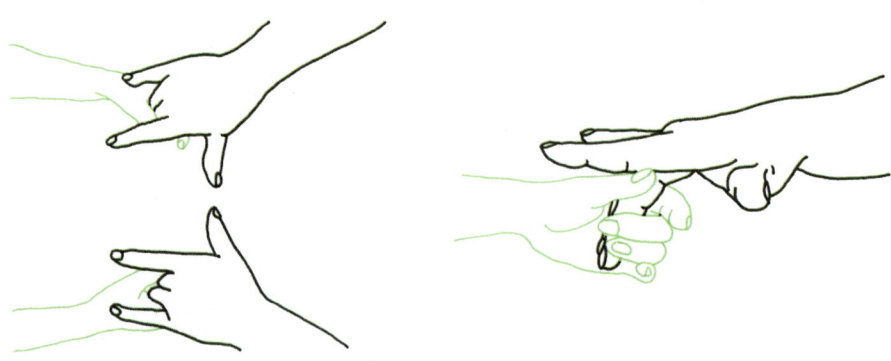

❻ 다음은 스포츠댄스에서 많이 사용하는 모양이다.

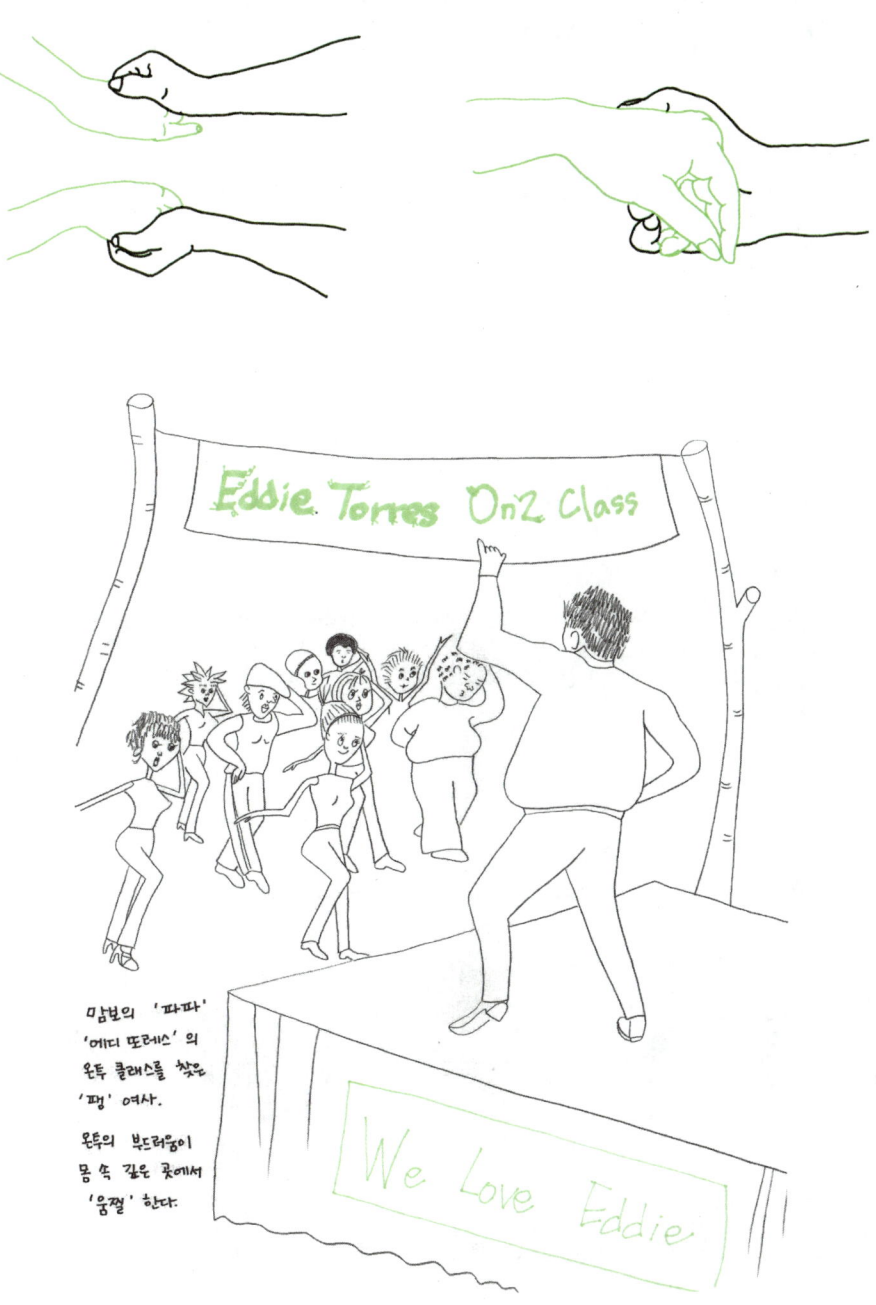

맘보의 '파파' '에디 또레스' 의 온투 클래스를 찾은 '펑' 여사.

온투의 부드러움이 몸 속 깊은 곳에서 '움찔' 한다.

05 뉴욕스타일 살사의 기본스텝(베이직)
SALSA

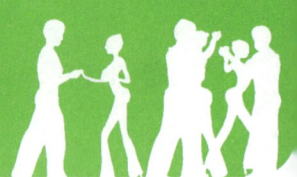

베이직Basic은 기본이라는 뜻으로 살사에서는 이 장에서 배우는 가장 기본적인 스텝을 통칭해서 베이직이라고 부른다.

❶ 제자리 베이직 In-Place Basic

제자리에서 오른발, 왼발을 번갈아 밟는다.
실제로 춤을 출 때는 많이 사용되지 않지만 스텝의 기본을 익히는 데 좋다.

> **TIP**
> 최근에는 스텝의 폭이 점점 작아지는 경향이다. 아예 지금 배운 제자리 베이직을 하는 경우도 많아졌다. 이는 라틴바에 사람이 많아 춤출 공간이 좁아졌기 때문이기도 하지만, 스텝이 한결 여유로와져 스타일링 등을 통해 자신을 표현하기도 유리하기 때문이다.

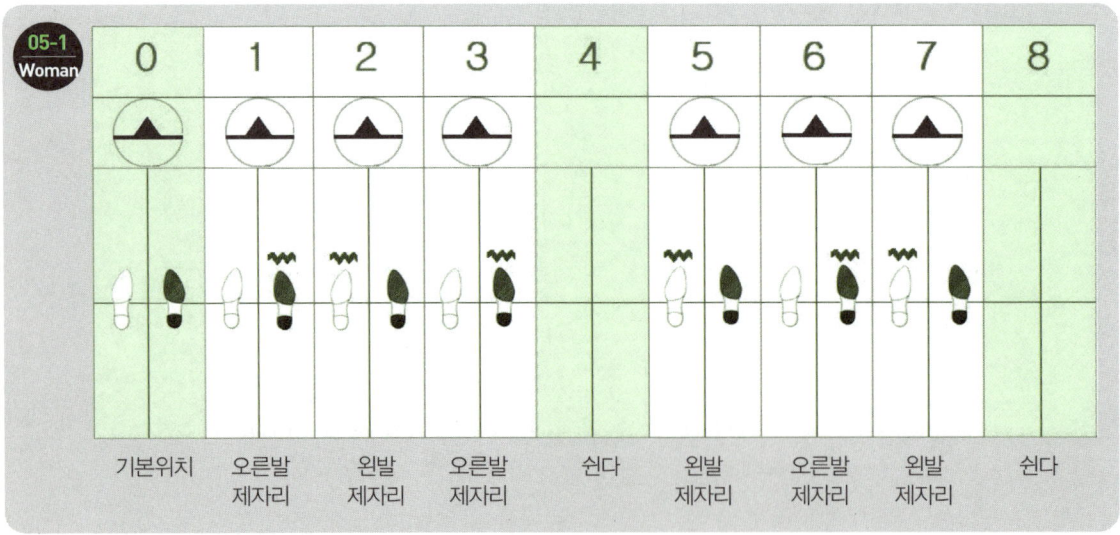

⓿

준비자세

❶

오른발 제자리

❷

왼발 제자리

❸

오른발 제자리

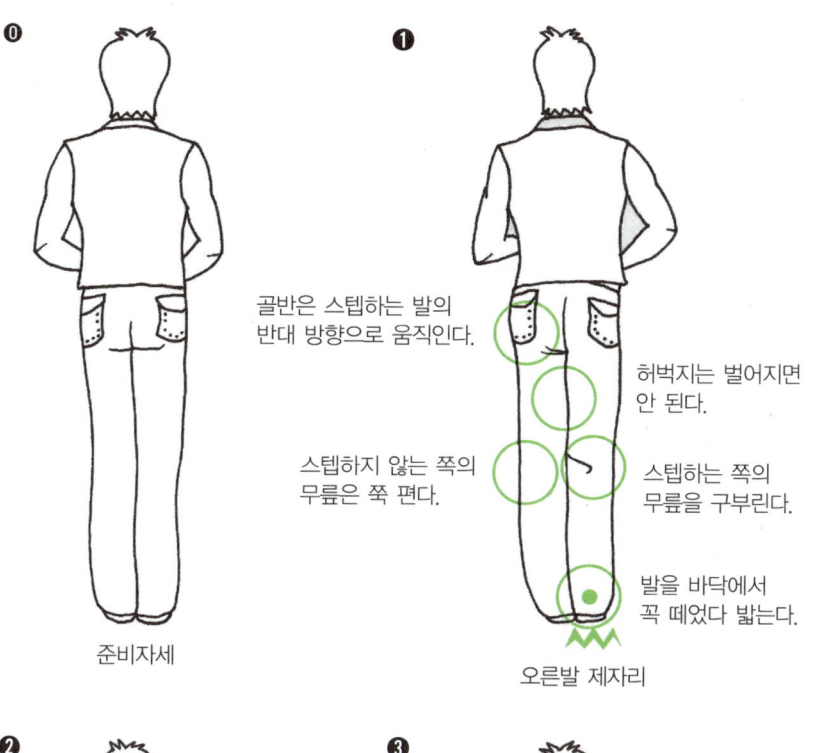

TIP

뉴욕스타일에서는 1박에 남성은 왼발부터, 여성은 오른발부터 시작하는데, 통상적으로 남녀를 함께 가르칠 때는 주로 여성의 스텝으로 가르친다.
그림의 남성도 여성의 스텝을 하고 있다. 반면 LA 스타일 살사에서는 남성의 스텝으로 주로 가르친다.

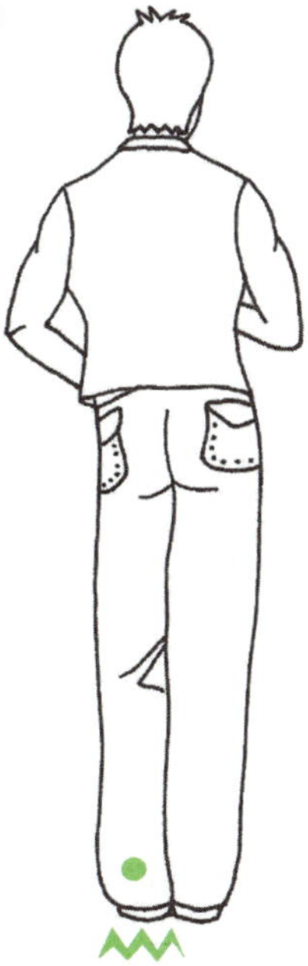

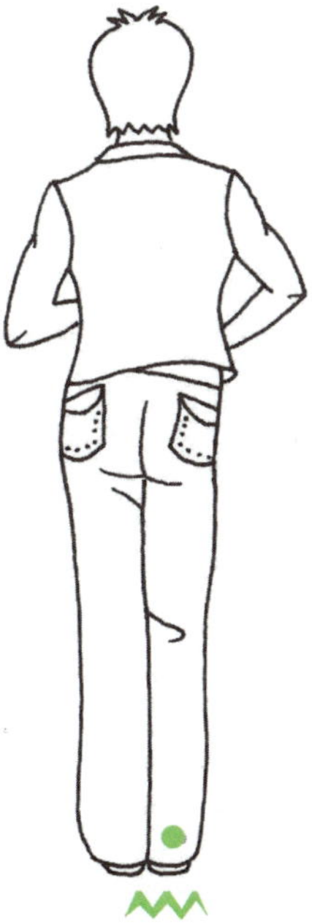

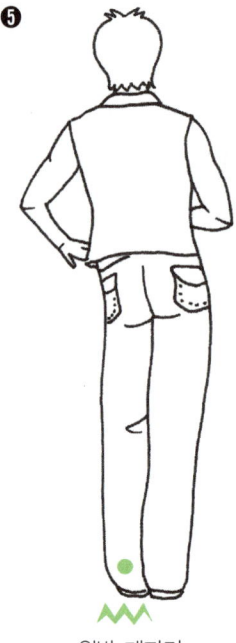
왼발 제자리

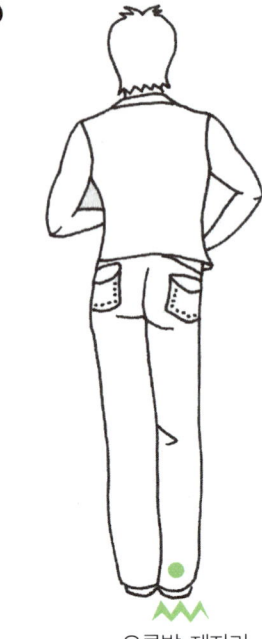
오른발 제자리

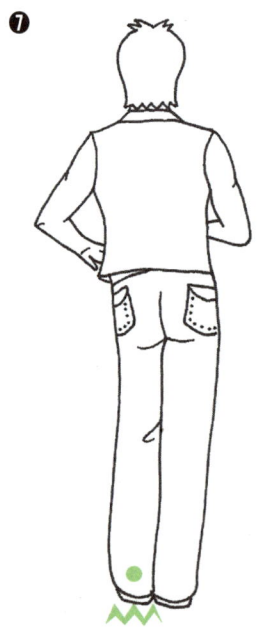
왼발 제자리

❷ 포워드 앤 백워드 베이직 Forward and Backward basic

대개 베이직이라고 하면 이 스텝을 가리킨다. 여성은 1, 2, 3, 4박의 앞으로 베이직forward basic과 5, 6, 7, 8박의 뒤로 베이직backward basic이 하나의 베이직을 구성한다. 제자리 베이직과 똑같은 스텝으로 앞뒤로 움직인다는 것만 다르다.

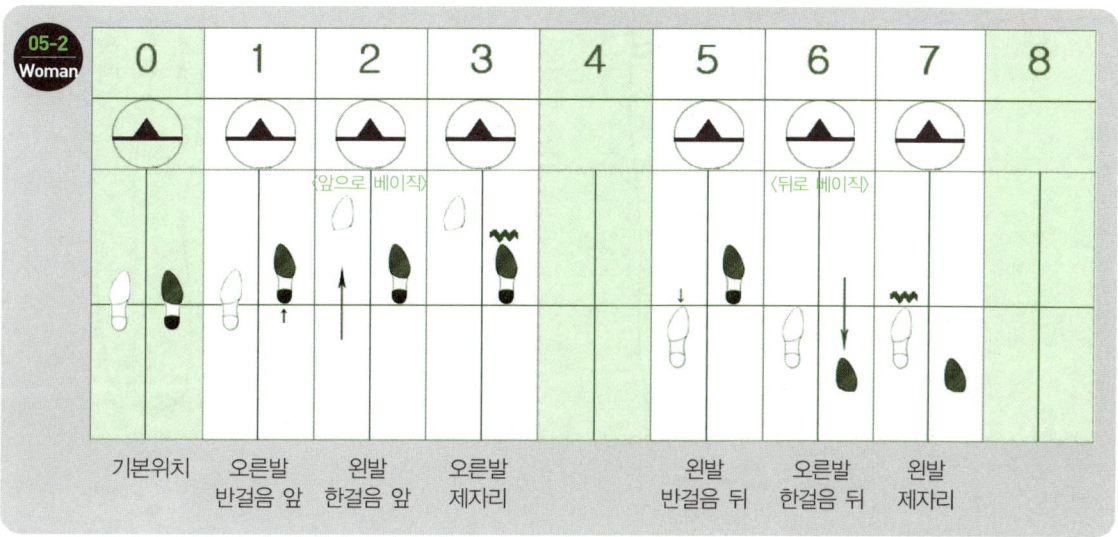

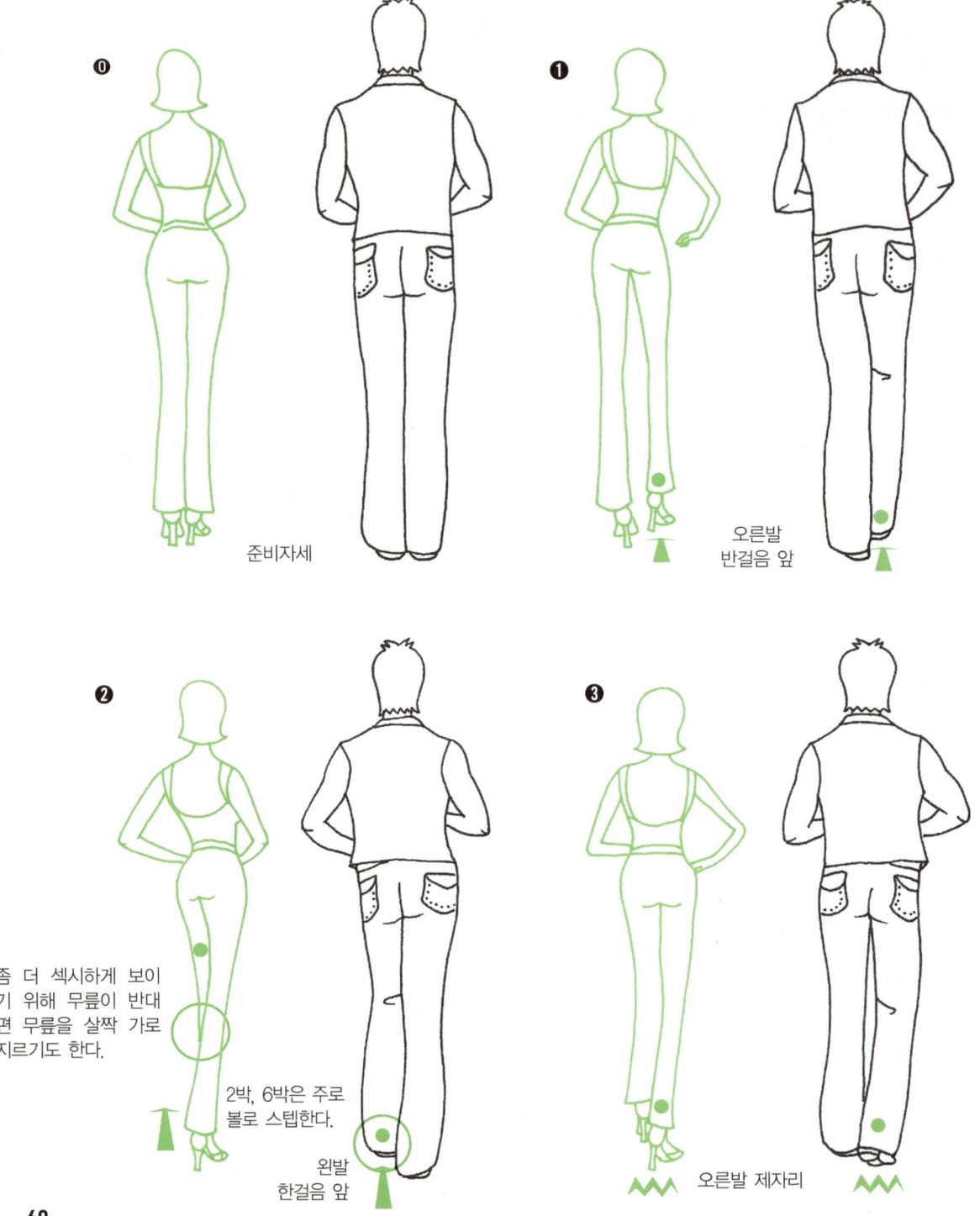

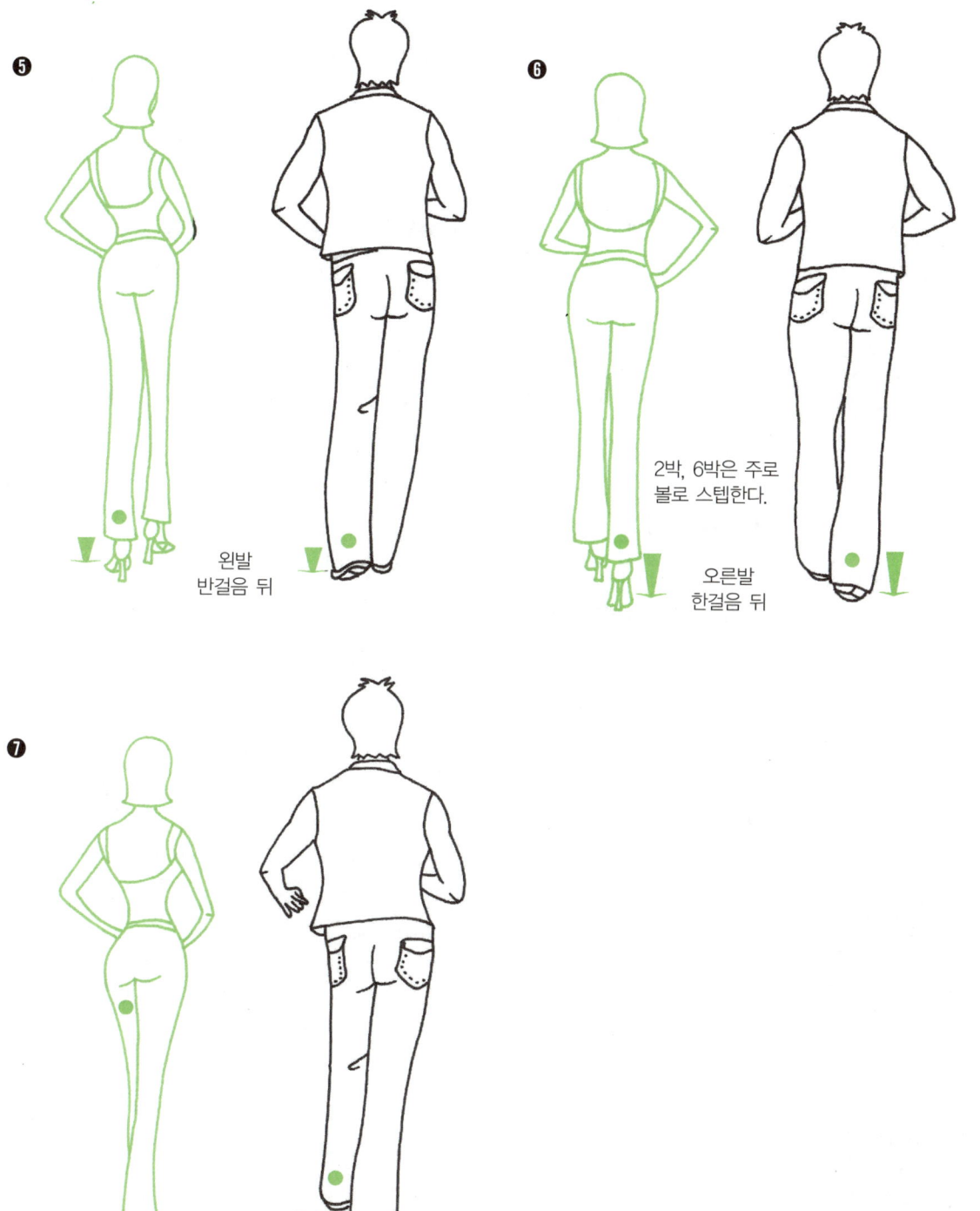

참고 이 스텝을 온투 살사 즉 맘보의 아버지라 불리우는 에디 또레스(Eddie Torres)가 만든 스텝이라 하여 '에디 또레스 스타일의 베이직'이라고 부르기도 한다.

1) 풋워크(Footwork)

대부분 볼플랫으로 스텝을 한다(38쪽, 족형도 편 참조). 빨래를 밟듯 끈적끈적하게 밟아야 한다. 단, 2박과 6박때는 볼로 스텝을 하는 경우가 많다.

2) 골반

움직이는 발의 반대편에 위치한다. 움직이는 발이 왼발이면 골반은 오른쪽, 움직이는 발이 오른발이면 골반은 왼쪽이다.

3) 무게중심

살사의 무게중심은 가운데 있다. 스텝을 할 때 무게중심이 어느 한쪽으로 쏠리지 않도록 주의한다.

4) 무릎

앞으로 똑바로 보낸다. 더 섹시하게 보이기 위해 무릎이 반대편 무릎을 가로지르기도 한다.

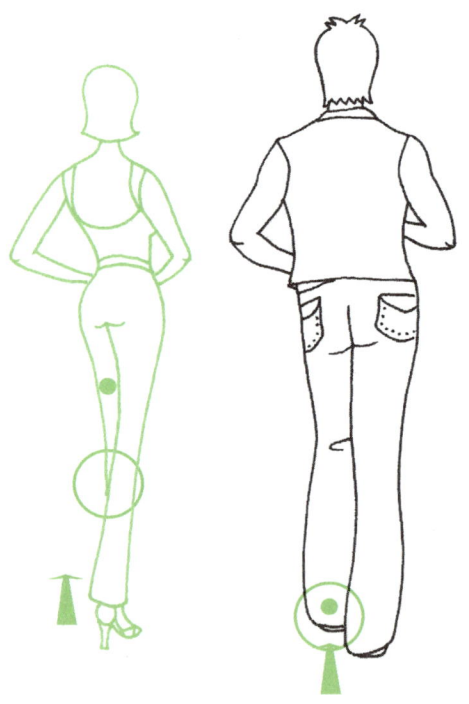

> **TIP**
> **볼만 바닥에 닿는 이유**
> 탄력있게 몸이 앞뒤로 나갈 수 있고 몸이 앞뒤로 젖혀지지 않아 중심을 유지하기 좋기 때문이다. 나중에 실력이 쌓여 몸을 자유롭게 쓰게 되면 뒤꿈치를 붙여도 상관없다.

> **TIP**
> 여기 그림에서는 남녀 공히 여성의 스텝으로 했다. 실제로 남녀가 함께 출 때는 남성의 스텝은 여성과 반대이다. 즉 1, 2, 3, 4박의 뒤로 베이직(backward basic)과 5, 6, 7, 8박의 앞으로 베이직(forward basic)이 남성의 베이직을 구성한다.(38쪽, 족형도 05-3 참조)

〈남성의 베이직〉

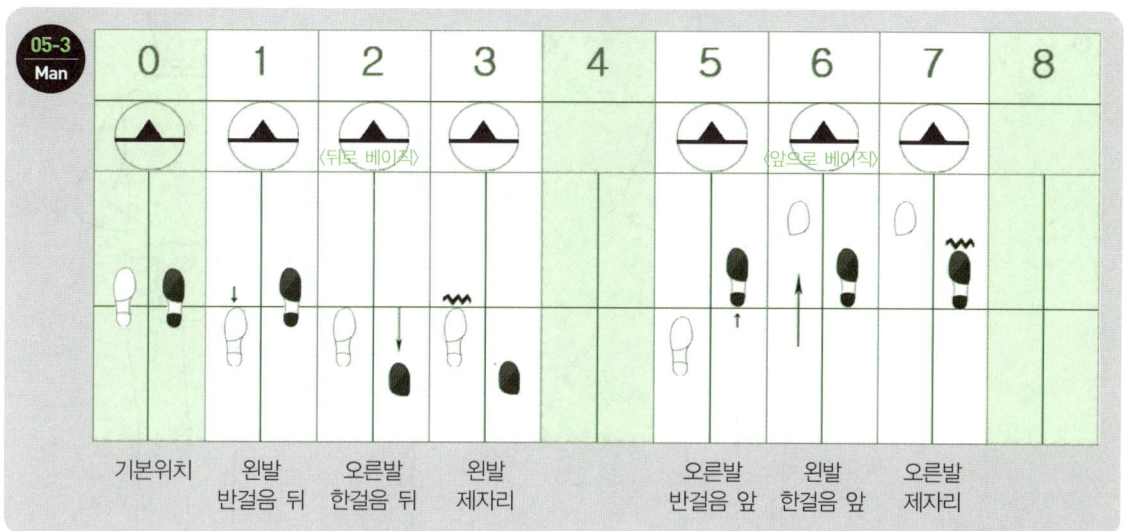

참고 파워 온투 베이직(Power On 2 Basic)

뉴욕스타일 살사에선 또 다른 스텝이 있다. 이를 파워 온투 베이직이라 부른다.

TIP
이 스텝은 LA스타일과 스텝이 똑같다. 다만, 첫 스텝이 1박이 아닌 2박에 시작한다는 것만 다르다.

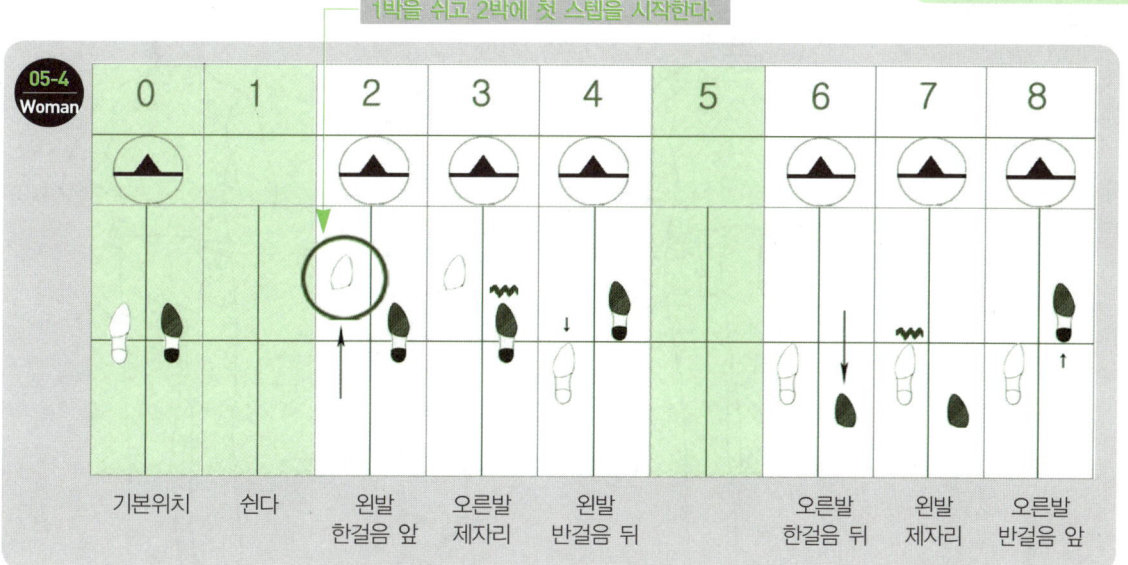

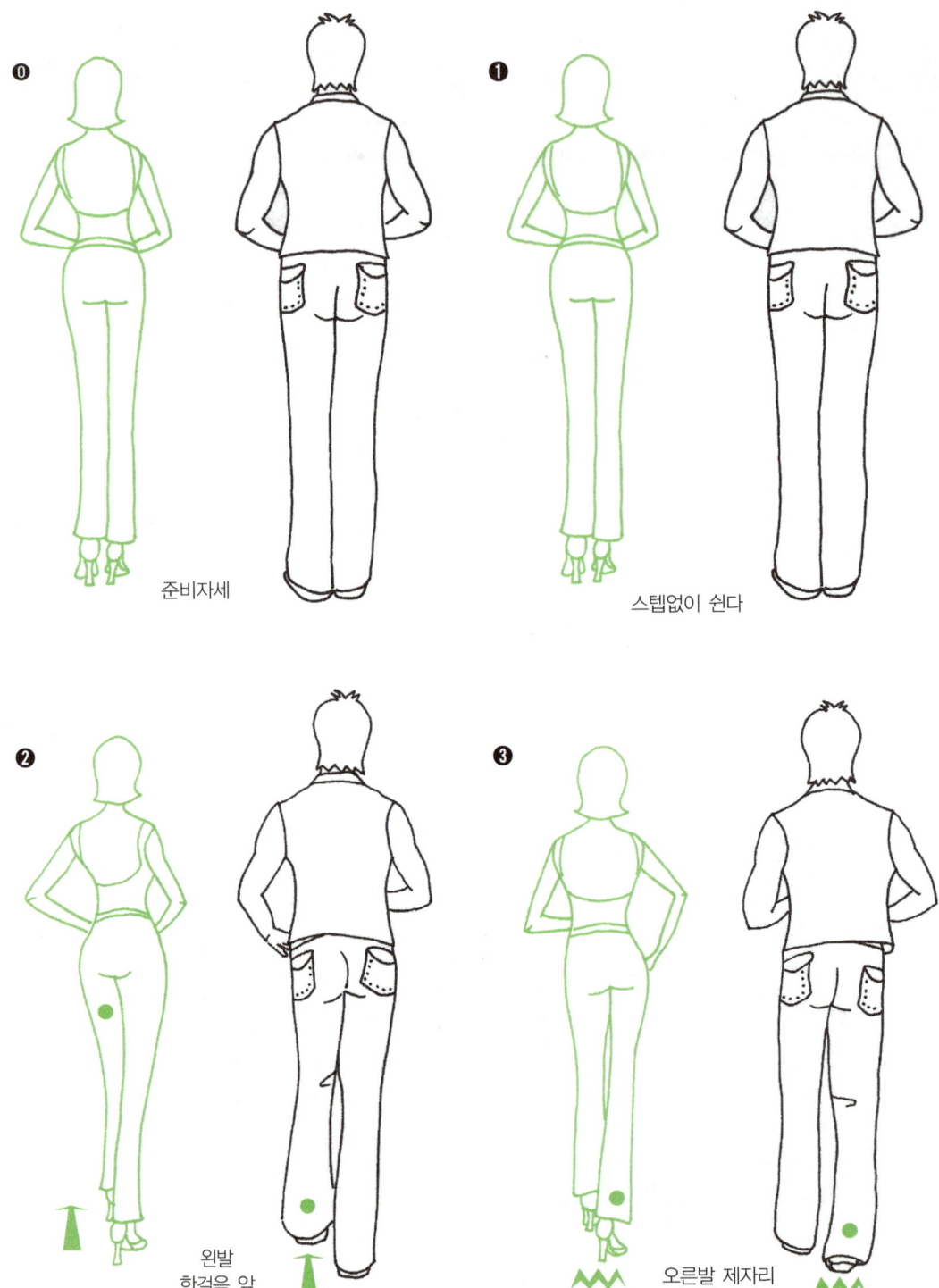

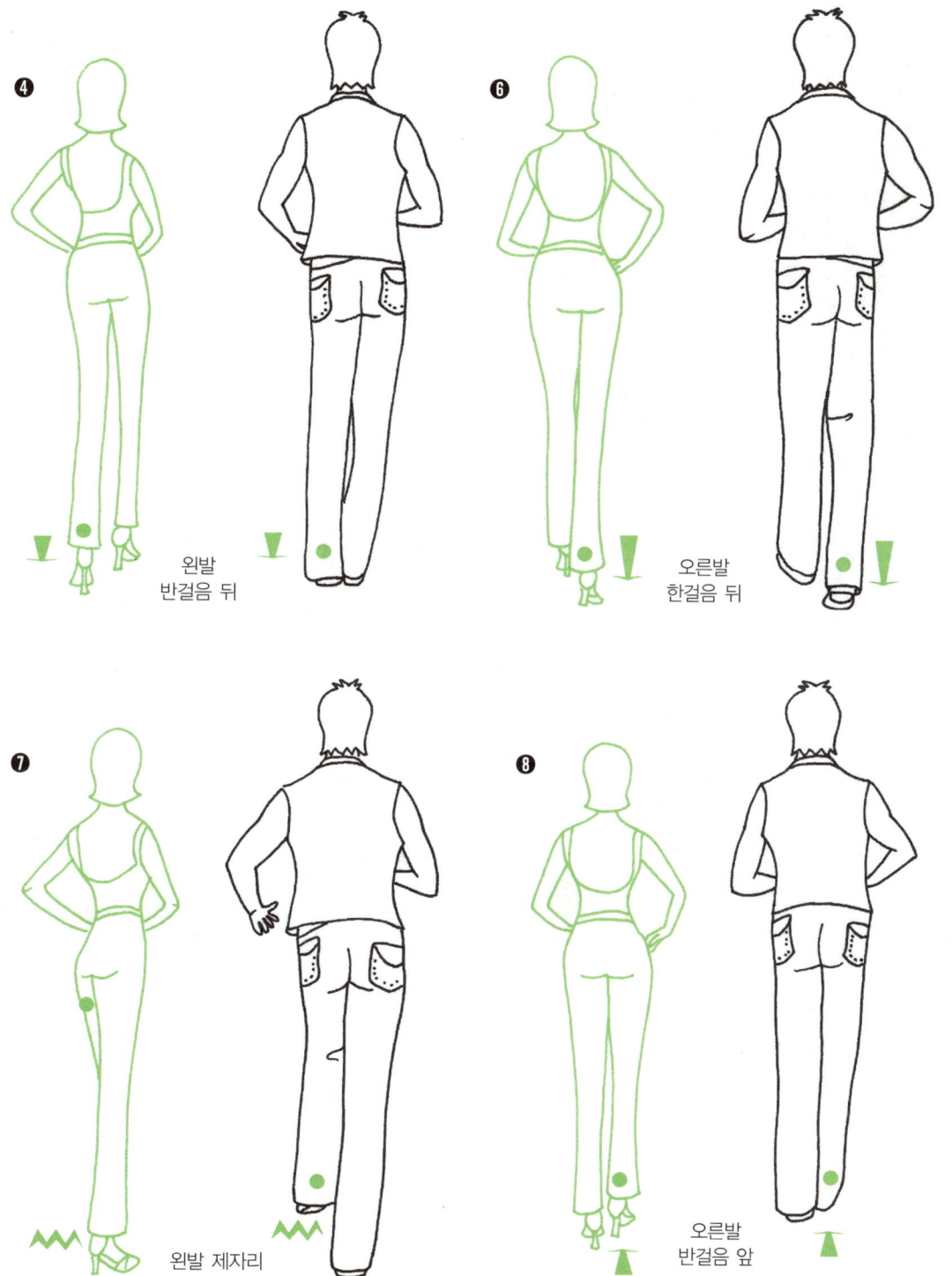

> **TIP**
>
> **홀딩 더 비트(Holding the beat)**
>
> 《신나게 배우는 살사댄스》 1권(57쪽)에서 다루었던 싱커페이션과 비슷한 개념이다.
> '반박'을 당겨서 스텝을 하는 것이었는데, 실제로는 반박~한박 사이의 어느 지점을 자유롭게 오간다. 음악 등에 따라 자연스럽게 그렇게 되는 것이다. 여기서는 1박을 당겨 쓰는 것으로 설명하고 있다. 춤을 매우 여유롭게 만들어준다.

현재 뉴욕스타일 살사는 이 두 베이직을 적절히 결합해서 쓰는데, 이를 홀딩 더 비트Holding the beat라고 한다. 직역하면 '비트를 잡는다'라는 뜻이고 의역하면 '박자를 가지고 논다'라고 할 수 있겠다. 이 때문에 온투가 더 다이나믹하고 느낌이 있게 보인다.

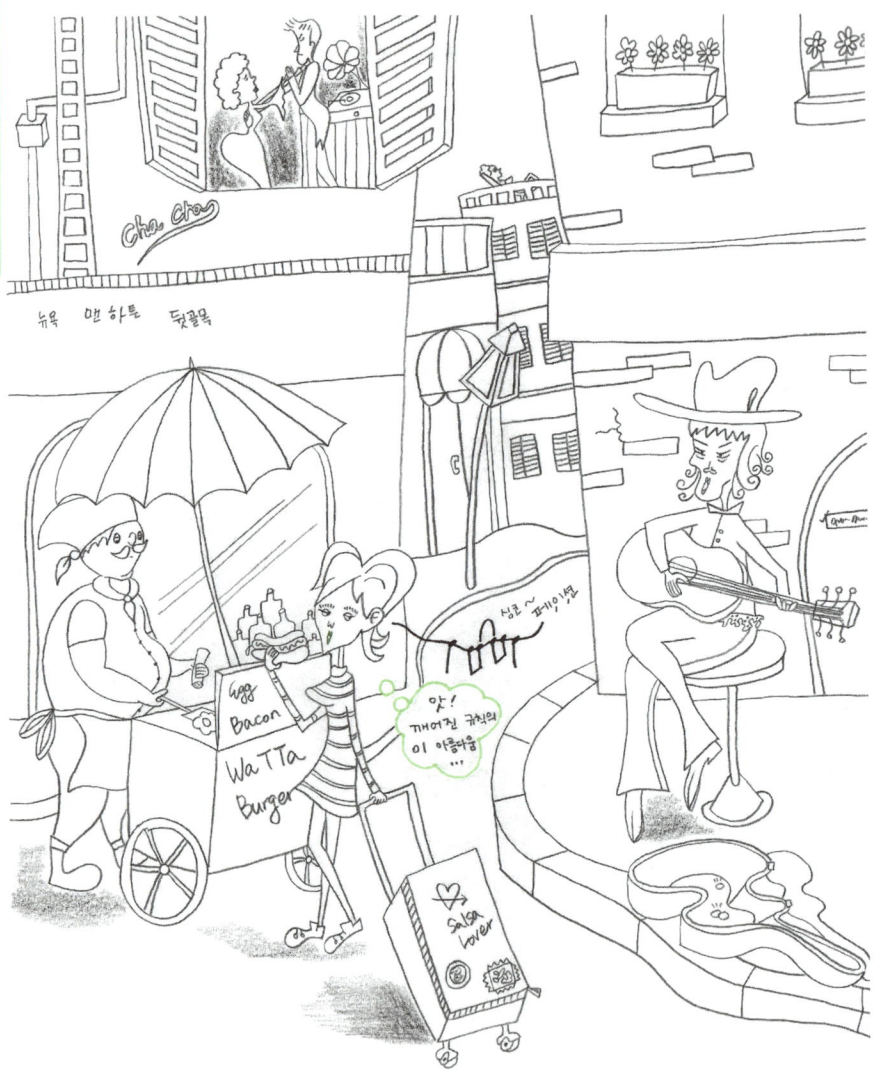

예 홀딩 더 비트의 사용 예

❶기본스텝 → ❷파워 온투 → ❸기본스텝…으로 스텝을 해보자. 물론, 이 조합은 곡에 따라, 자기의 필Feel에 따라 자유롭게 응용해도 좋다. 하나의 베이직 내에서도 기본스텝과 파워 온투를 섞어서 쓸 수도 있다.

1. 기본스텝(포워드 앤 백워드 베이직) → 파워 온투 베이직의 준비

기본스텝인데 원래는 스텝이 없는 8박때 스텝을 함으로 파워 온 투 베이직을 준비한다. 즉, 다음 1박의 오른발 스텝을 한 박자 빨리 8박에 하였다.

> 다음 1박의 스텝을 한 박자 빨리하여 8박에 파워 온투 베이직을 준비한다.

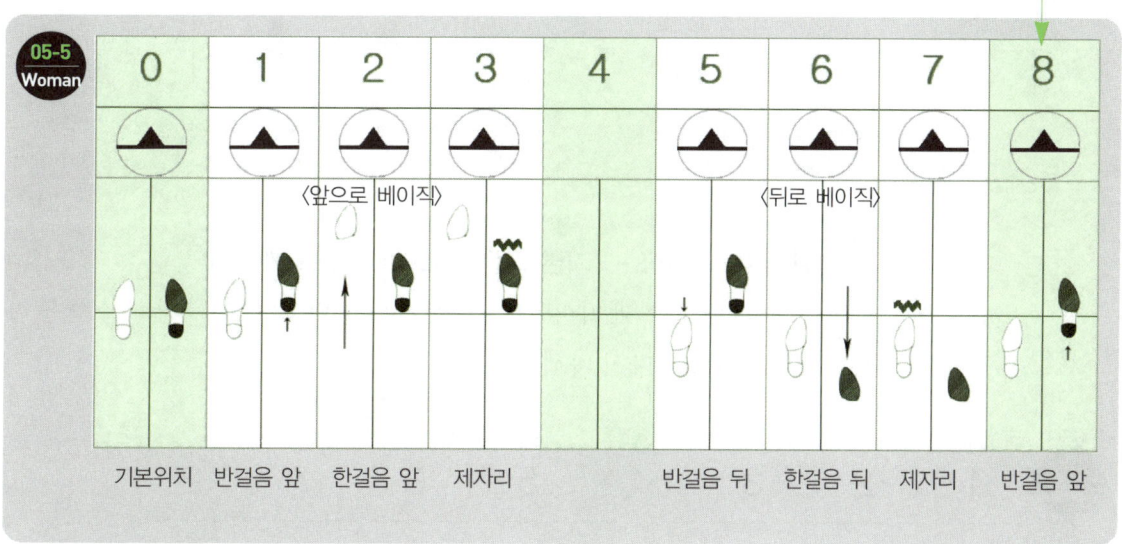

참고
> 이후의 족청도에서는 오른발, 왼발이라는 표현을 생략했다. 양발이 교대로 움직이고 있고 화살표 등으로 움직이는 발을 쉽게 알 수 있기 때문이다.

2. 파워 온투 베이직(Power On 2 Basic)

전형적인 파워 온투 베이직이다.

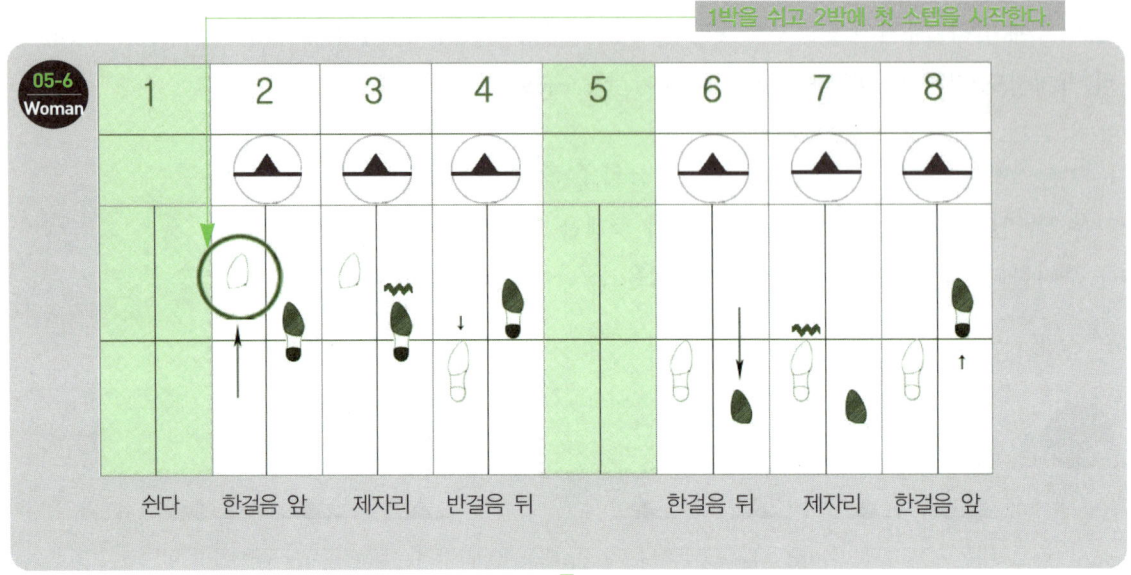

3. 파워 온투 베이직 → 기본스텝(포워드 앤 백워드 베이직)

3박까지는 파워 온투 베이직인데 4박에 스텝을 않고 쉰 뒤, 5박에 스텝을 하면서 기본스텝으로 다시 바뀐다.

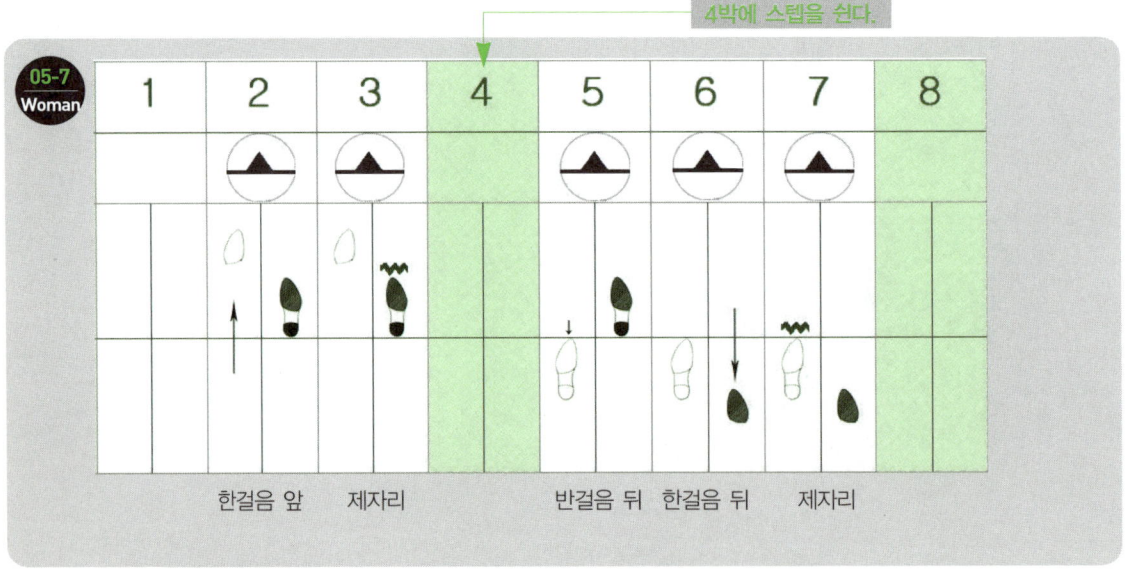

> **TIP**
> 기본스텝은 강사에 따라 다양하게 표현을 한다. 표현은 다르나 같은 의미이다. 외국 유명 강사들의 표현과 비교해보자.

	우리 책	시 온	에디 또레스	기타
1박	오른발 반걸음 앞	오른발 앞 (forward)	오른발 앞으로 짧은 스텝 (Short Step)	Small Step
2박	왼발 한걸음 앞	왼발 앞 (forward)	왼발 앞으로 긴 스텝 (Long Step)	Big Step
3박	오른발 제자리	오른발 제자리 (in place)	오른발 제자리 (in place)	Same Step
4박	쉰다	쉰다 (hold)	왼발 위로 든다 (up)	
5박	왼발 반걸음 뒤	왼발 뒤 (back)	왼발 뒤로 짧은 스텝 (Short Step)	Small Step
6박	오른발 한걸음 뒤	오른발 뒤 (back)	오른발 뒤로 긴 스텝 (Long Step)	Big Step
7박	왼발 제자리	왼발 제자리 (in place)	왼발 제자리 (in place)	Same Step
8박	쉰다	쉰다 (hold)	오른발 위로 든다 (up)	

참고 1. 발은 오른발부터 교대로 순서대로 움직이므로 오른발, 왼발이라는 표현은 대개 생략한다.
2. 4박, 8박은 스텝이 없기 때문에 설명을 않는 경우가 많다.
3. 한걸음(긴 스텝), 반걸음(짧은 스텝)이라는 의미는 기본위치로부터의 움직이는 거리를 이야기한 것이다. 예를 들어, 5박 때 왼발은 실제로는 1.5걸음의 거리를 움직였지만 반걸음 뒤(짧은 스텝)로 표현한다. 엄밀히 따지면 너무 복잡해져서 이후에 설명하는 모든 스텝은 실제 강의 때 사용하는 표현을 위주로 채택했다.

〈파트너와 함께〉

클로즈드 혹은 오픈 포지션 상태에서 남녀 각각 자신의 스텝을 하면 된다.

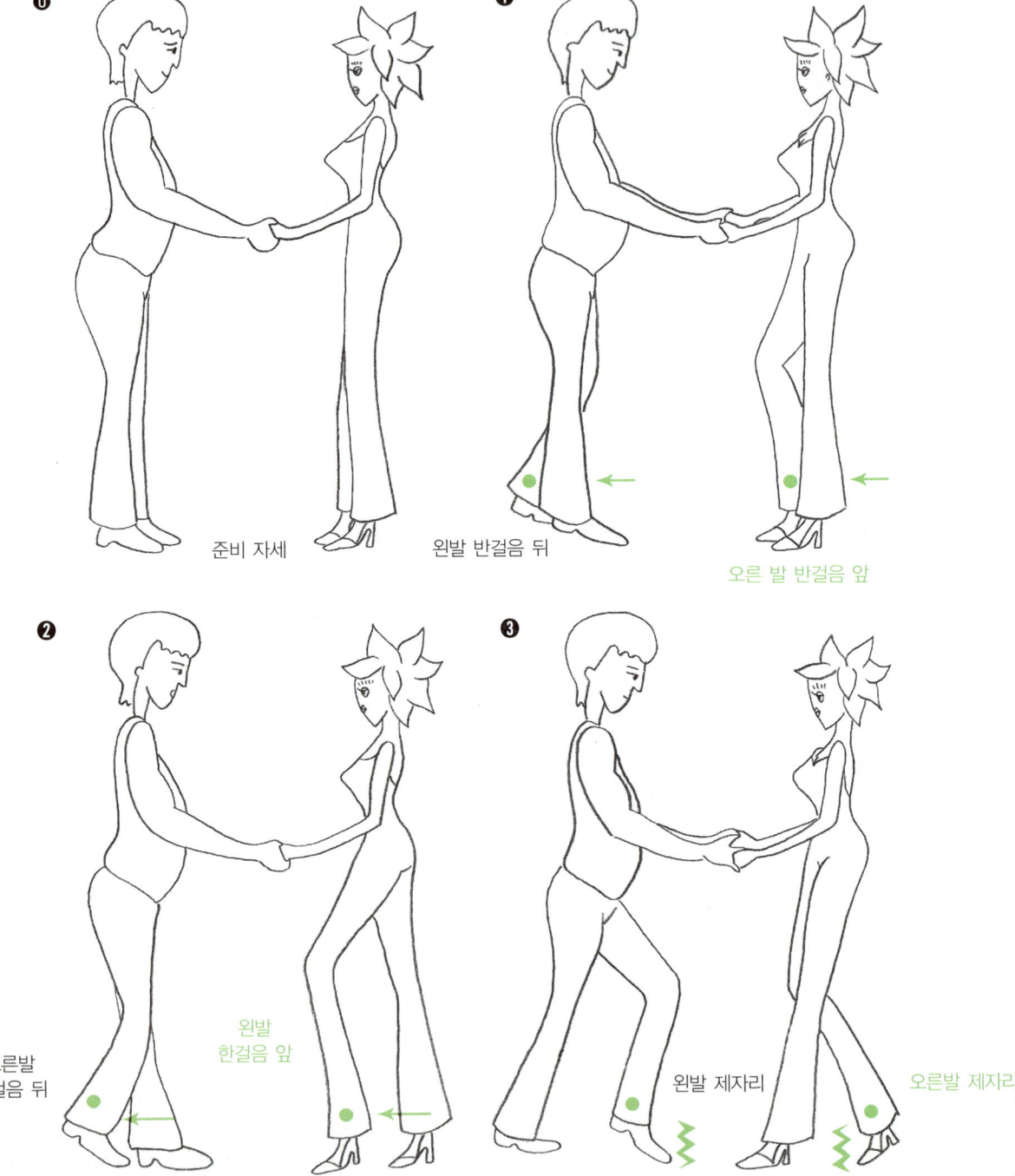

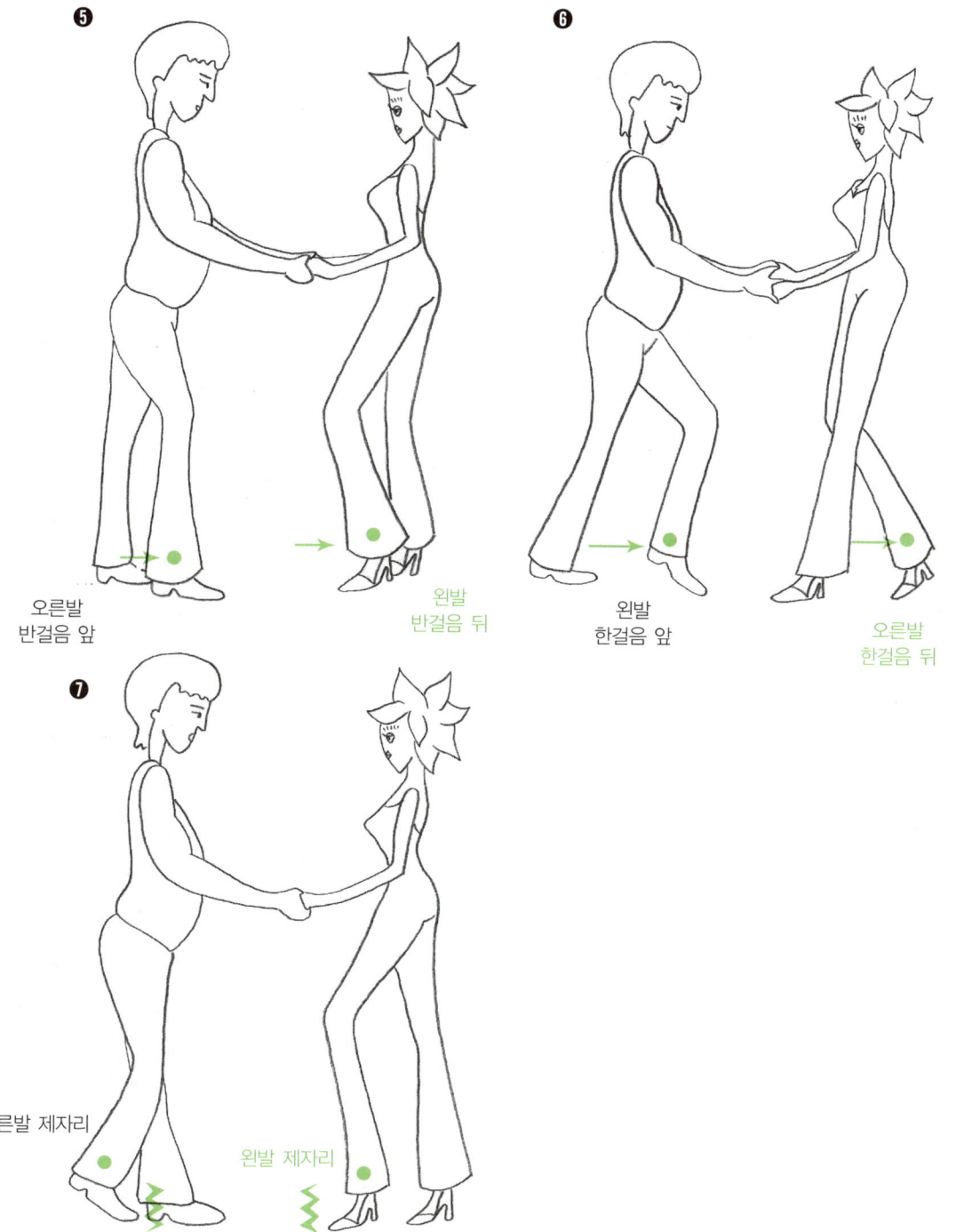

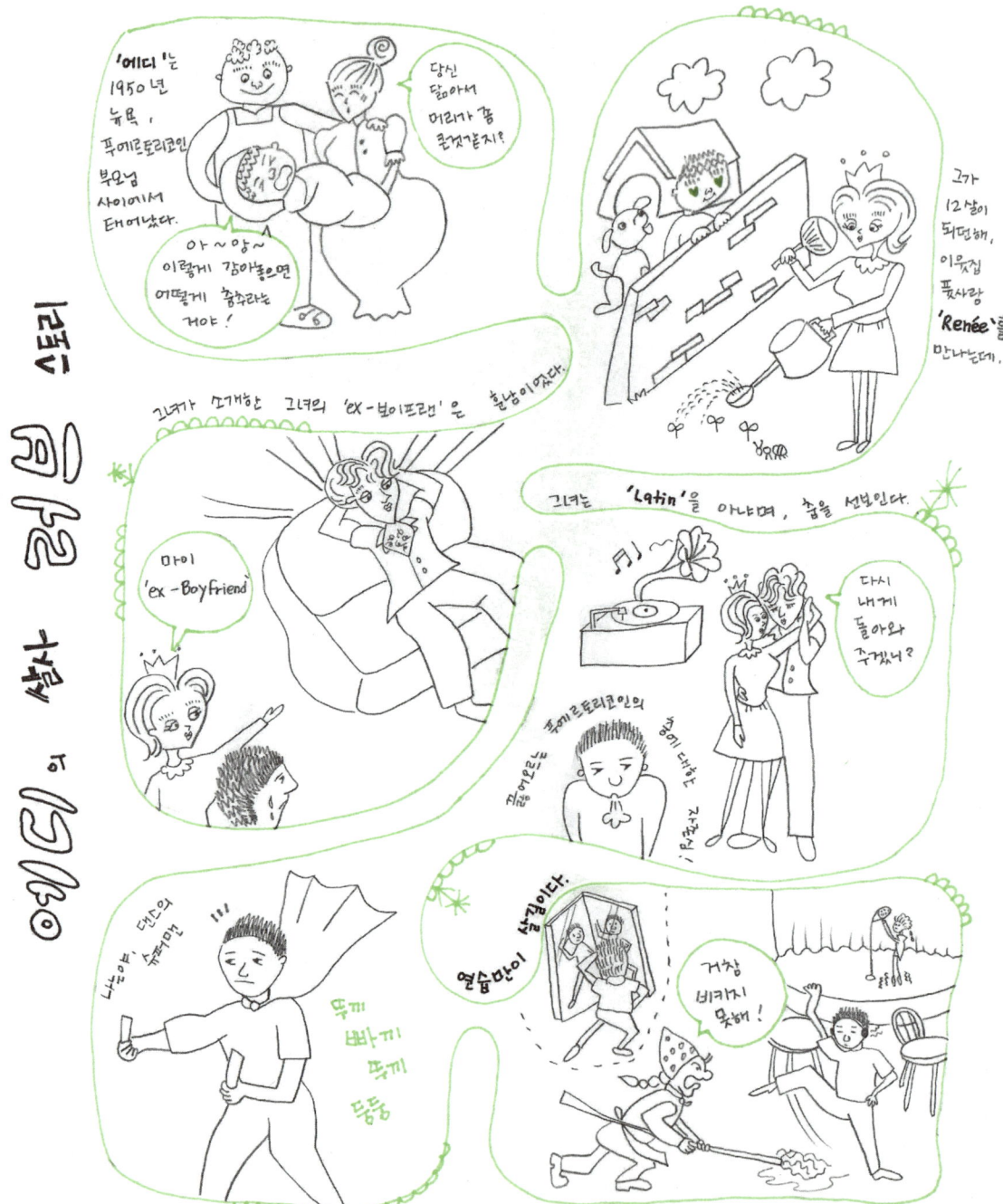

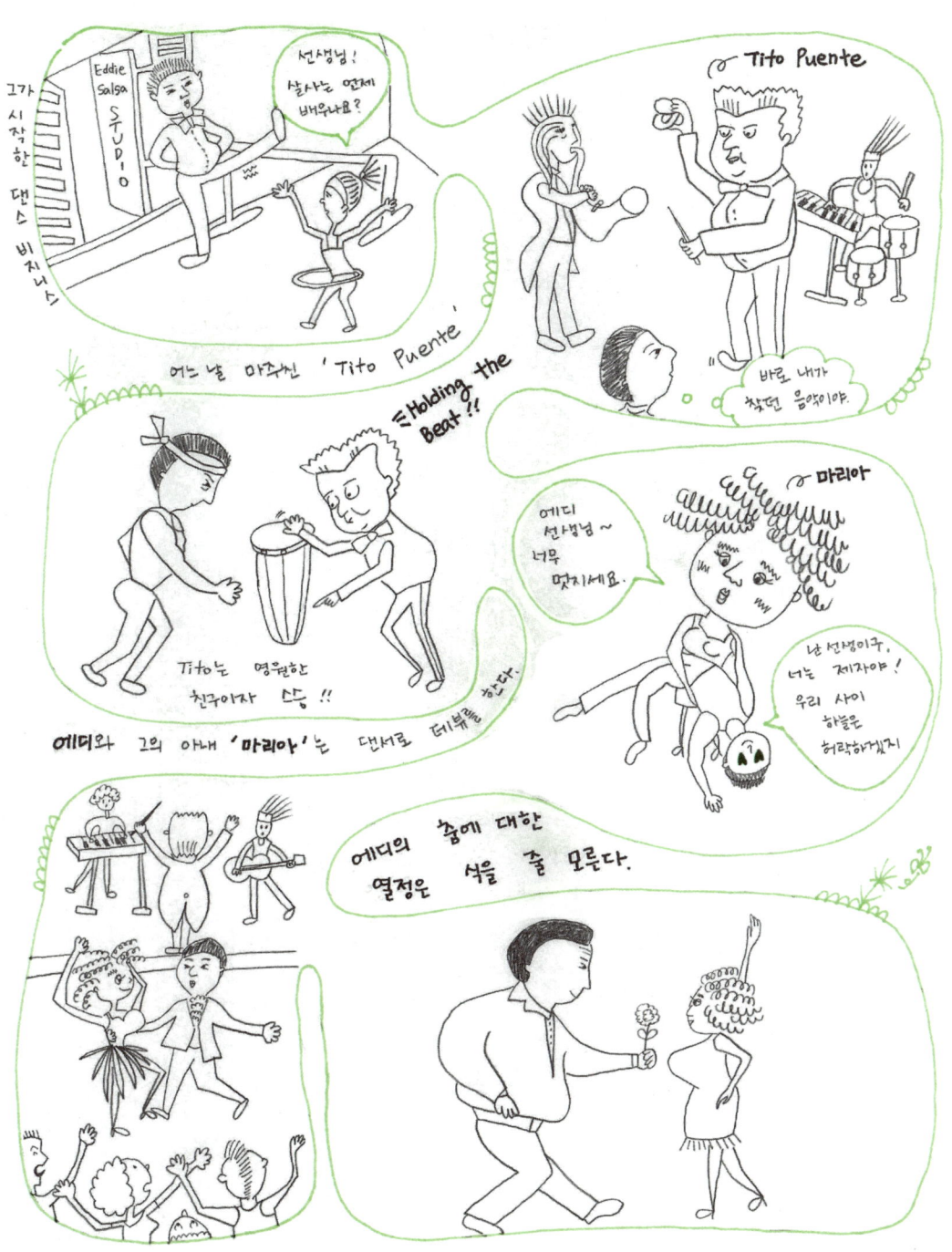

> **TIP**
> 〈살사의 카운트〉
> 살사는 4/4박자로, 카운트 할 때는 8까지 센다. 카운트란 춤을 연습할 때 불러주는 구령으로 아래 도표의 숫자가 카운트인데, 하나, 둘, 셋, 넷, 다섯, 여섯, 일곱, 여덟 혹은 One, Two, Three, Four, Five, Six, Seven, Eight으로 읽는다.

박자	1박	2박	3박	4박	5박	6박	7박	8박	비 고
	1	2	3	4	5	6	7	8	보편적인 방법이다.
	1	2	3		5	6	7		보편적인 방법이다.
	1	2	3		4	5	6		스텝 수를 카운트하기도 한다.
	1				5				
	1	2	3	&	5	6	7	&	&은 and(앤)으로 읽는다.
	Step	Step	Step	Hold	Step	Step	Step	Hold	
	Quick	Quick	Slow		Quick	Quick	Slow		

06 우회전(Right Turn)
SALSA

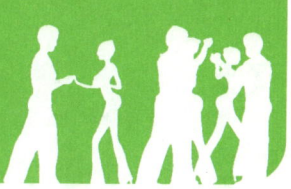

살사에서 턴은 생명과도 같다. 특히, 뉴욕스타일 살사는 빠른 멀티 턴(multi-turn)이 큰 매력이다. 가장 기본이 되는 턴인 우회전부터 살펴보자.

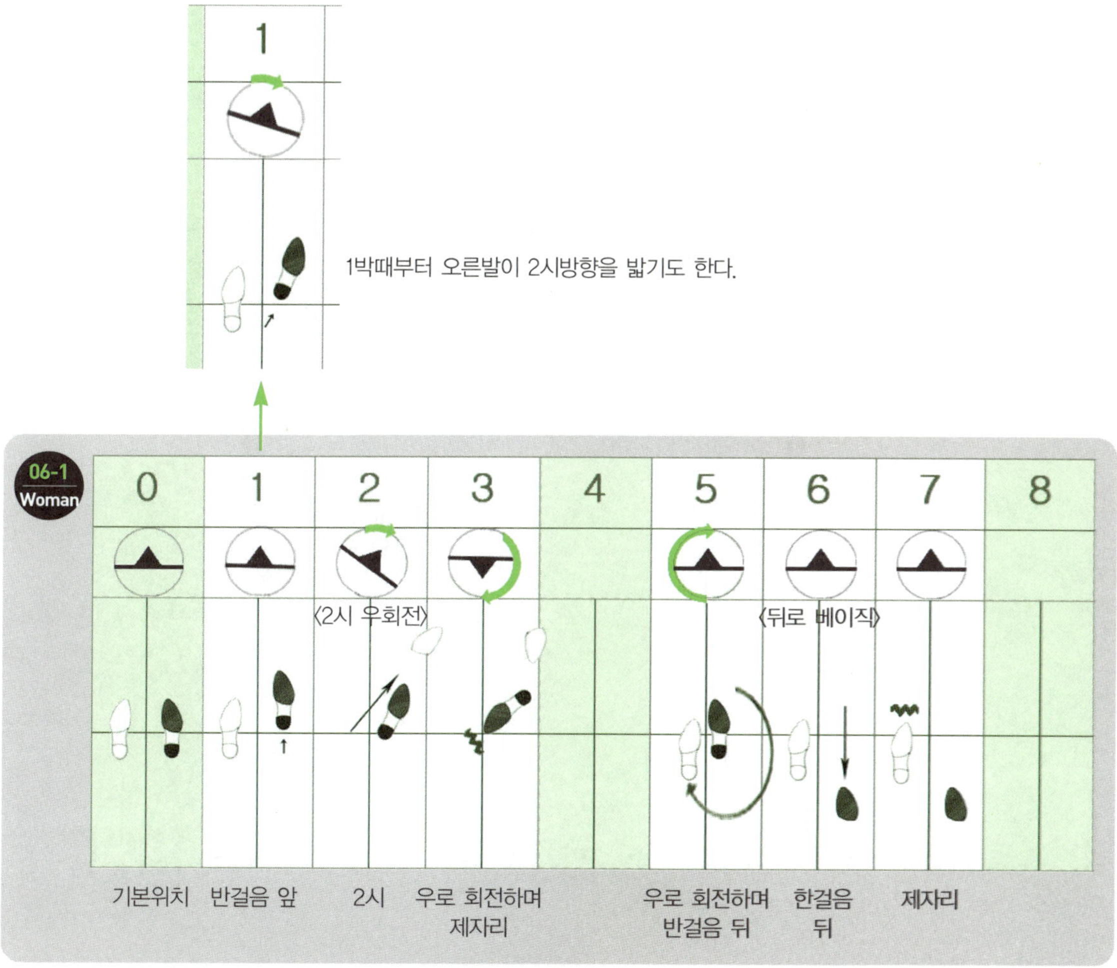

1박때부터 오른발이 2시방향을 밟기도 한다.

06-1 Woman

0	1	2	3	4	5	6	7	8
기본위치	반걸음 앞	2시	우로 회전하며 제자리		우로 회전하며 반걸음 뒤	한걸음 뒤	제자리	

〈2시 우회전〉　　〈뒤로 베이직〉

CHAPTER 02 | 뉴욕스타일 살사의 실제　75

> **TIP**
>
> 2박때 2시 방향을 밟기에, 2시 우회전(2 O'clock Right Turn)이라고 한다. 2박때 12시 방향을 밟기도 한다. 하지만 2시 방향을 더 많이 쓰는데, 스텝을 앞으로 밟게되면 남자와 부딪치는 일이 있을 수 있으므로 그것을 예방하기 위해서다. 실제로 춤출때는 여성은 12시, 2시 등 방향을 의식하지 않고 남성의 우회전 리드에 의해 자연스럽게 스텝을 하면 된다.

1-4박 : 실제의 우회전이 일어나는 부분이다.
우회전때는 '2박'부터 회전이 시작된다는 것이 중요하다. 반면, 이후에 배울 좌회전은 '3박'부터 회전이 시작된다.

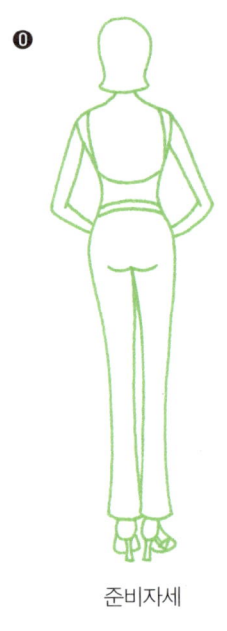

❶ 준비자세

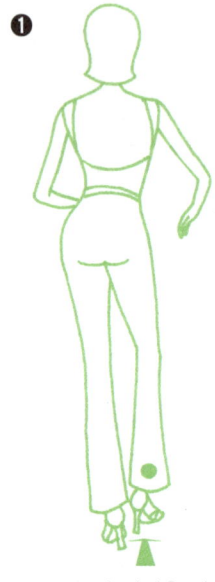

❷ 오른발 반걸음 앞
(2시 방향 밟기도)

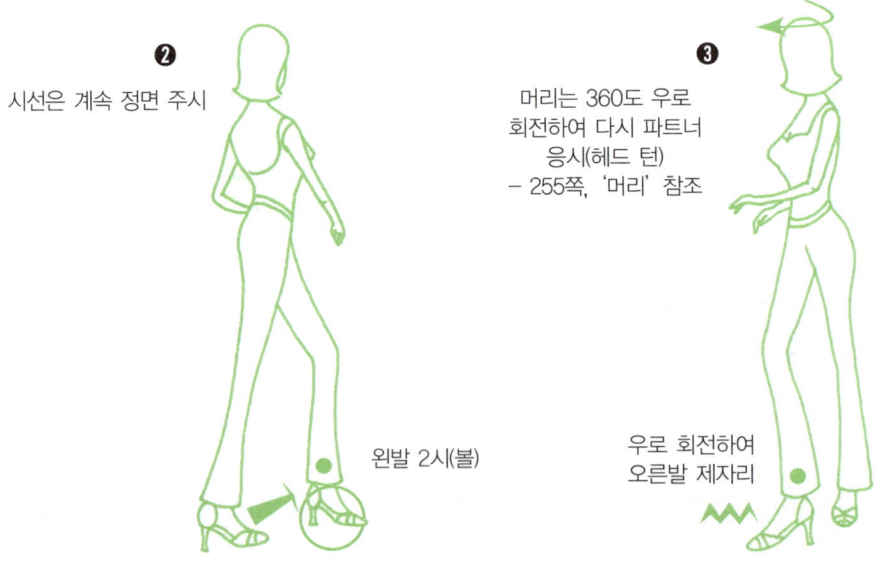

❷ 시선은 계속 정면 주시

왼발 2시(볼)

❸ 머리는 360도 우로 회전하여 다시 파트너 응시(헤드 턴)
- 255쪽, '머리' 참조

우로 회전하여 오른발 제자리

5-8박 : 우회전 뒤에는 기본 베이직과 같아진다.

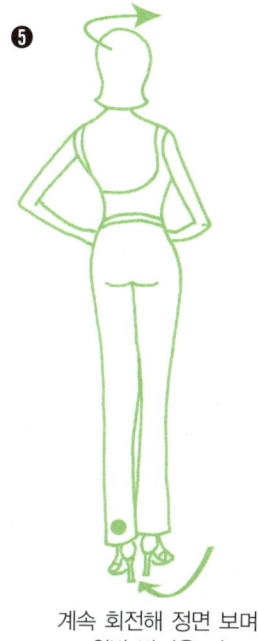

계속 회전해 정면 보며
왼발 반걸음 뒤

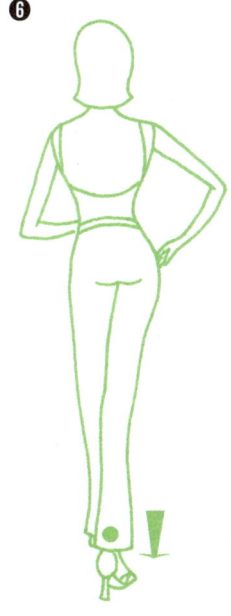

오른발 한걸음 뒤

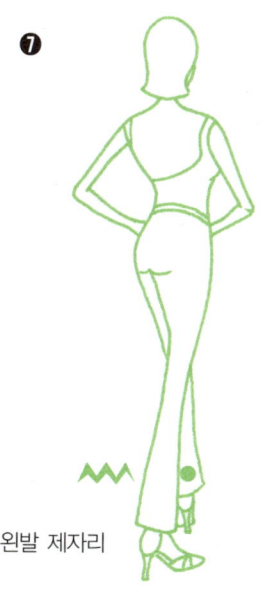

왼발 제자리

〈파트너와 함께〉

사이드 브레이크 시작

오픈 브레이크
(110쪽, 오픈 브레이크 편 참조)

시계방향으로
살짝
원 아래를
그림

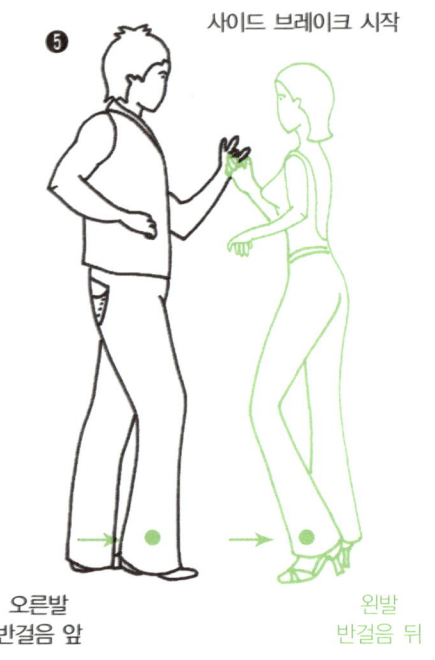

오른발
반걸음 앞

왼발
반걸음 뒤

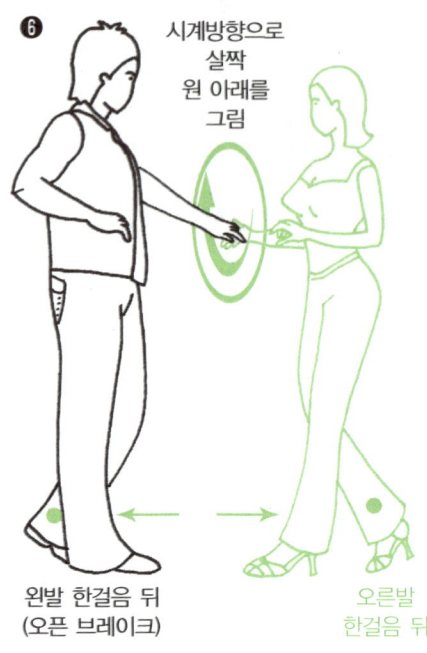

왼발 한걸음 뒤
(오픈 브레이크)

오른발
한걸음 뒤

> **TIP**
> **사이드 브레이크(Side Break)**
> 우회전의 신호이다. 여기 서는 왼손(L to R)을 시 계방향으로 내렸다가 반 시계방향으로 올렸다.

〈6박의 변형〉

오픈 브레이크를 않고 그냥 베이직을 해도 된다.

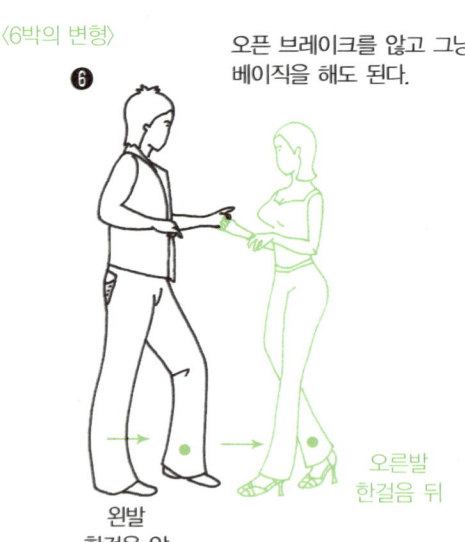

왼발
한걸음 앞

오른발
한걸음 뒤

여성은 그냥 베이직 :
오른발 한걸음 뒤

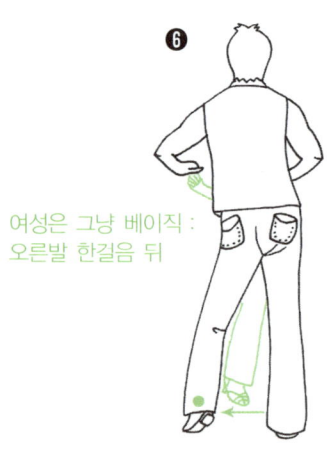

남성의 왼발이
사이드를 밟기도 한다.

❼ 반시계방향으로 살짝 원 아래를 그림

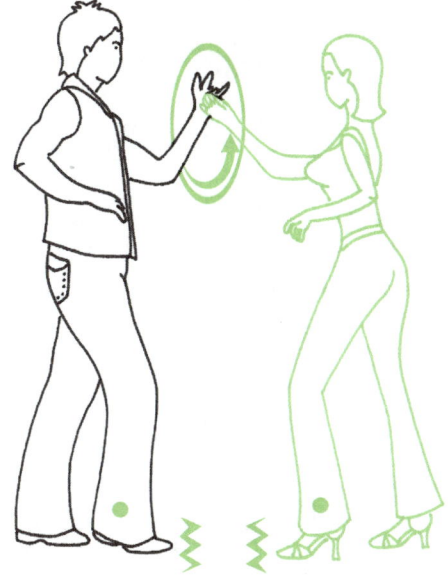

오른발 제자리   왼발 제자리

❶ 남성은 왼손 3, 4지로, 여성은 오른손으로 컵을 만드는 그림으로 우회전을 리드하기 시작한다.

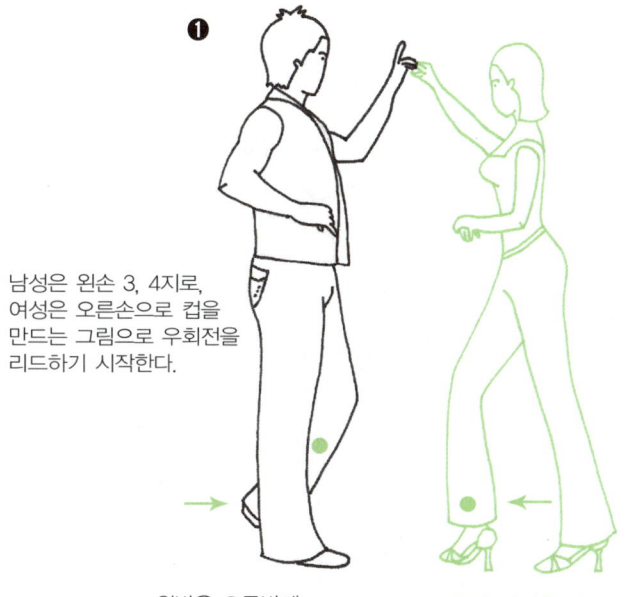

왼발을 오른발에 모은다   오른발 반걸음 앞 (2시 방향 밟기도)

❷ 회전을 시작. 이때는 힘을 가하지 않는다. 절대로 2박때 밀면 안 된다.

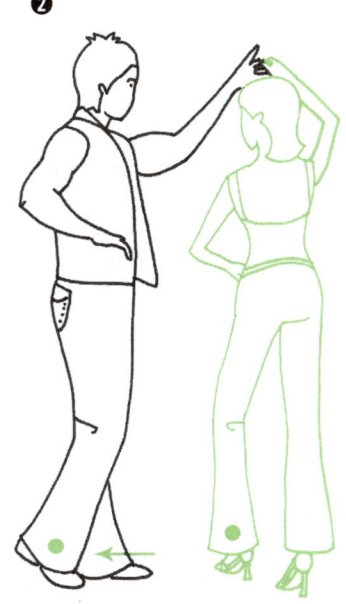

오른발 한걸음 뒤   왼발 2시

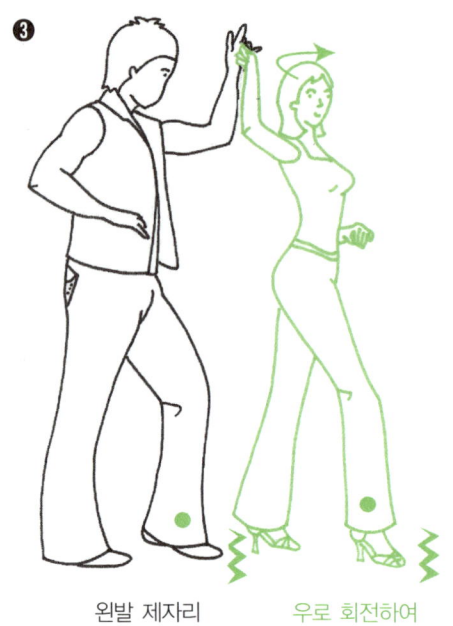

❸

왼발 제자리 　우로 회전하여
　　　　　　 오른발 제자리

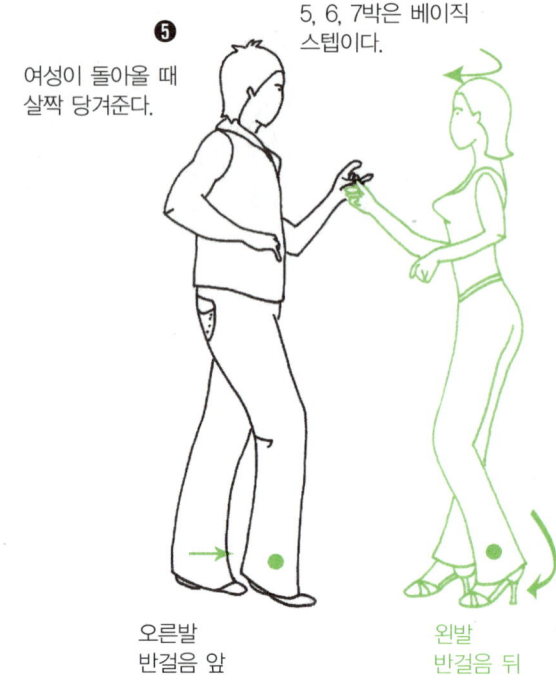

❺ 5, 6, 7박은 베이직 스텝이다.

여성이 돌아올 때 살짝 당겨준다.

오른발 　　　왼발
반걸음 앞 　 반걸음 뒤

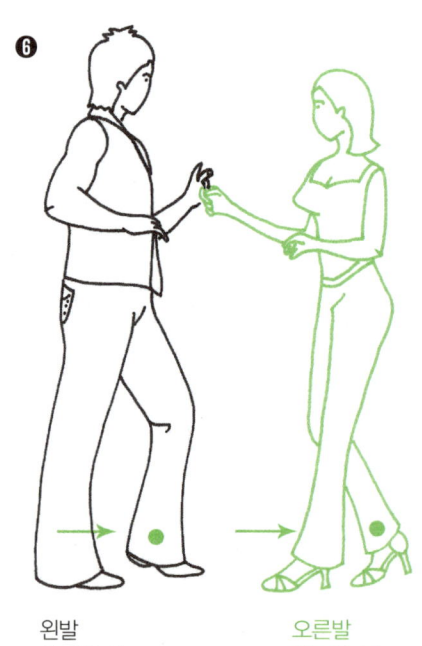

❻

왼발 　　　오른발
한걸음 앞 　한걸음 뒤

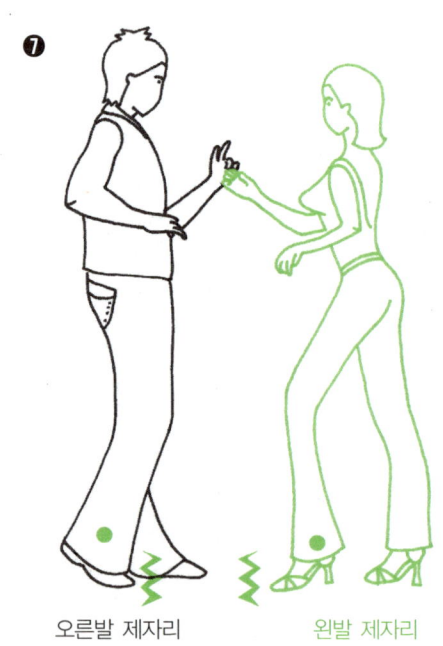

❼

오른발 제자리 　왼발 제자리

사이드 브레이크 Side Break

우회전의 신호이다. 여기서는 왼손(L to R)을 시계방향으로 내렸다가 반시계 방향으로 올렸다.

1) 작은 스마일

우회전 1회전 등의 경우는 통상적인 사이드 브레이크를 사용한다. 이를 큰 스마일과 비교해서 작은 스마일이라 한다.

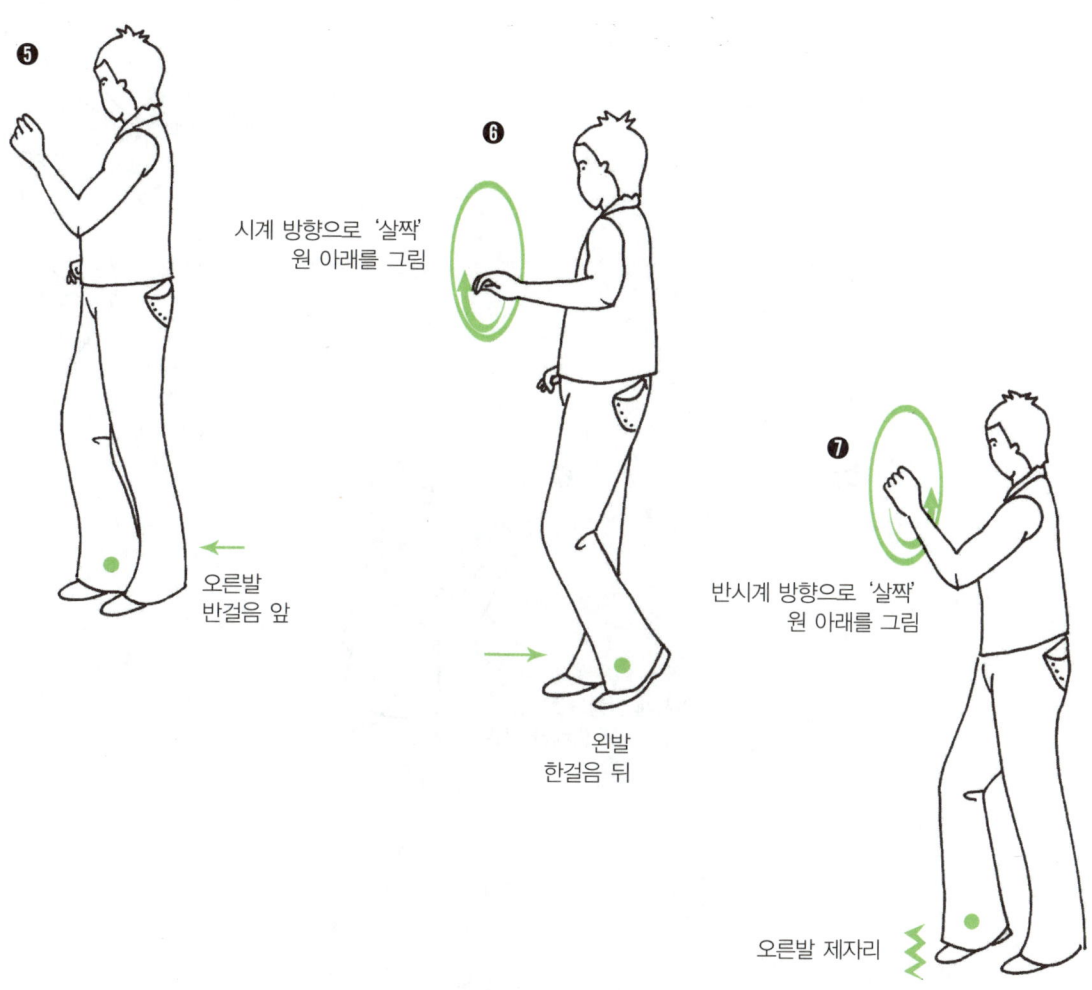

2) 큰 스마일

우회전 2회전 등의 경우는 여성에게 멀티 턴을 한다는 신호를 확실하게 주고, 멀티 턴에 편한 여성의 자세를 만들어주기 위해 좀 더 크게 사이드 브레이크를 한다. 이를 큰 스마일이라 한다. 실력이 늘면 굳이 큰 스마일을 하지 않아도 적절한 텐션만으로도 여성의 자세를 만들어 줄 수 있다.

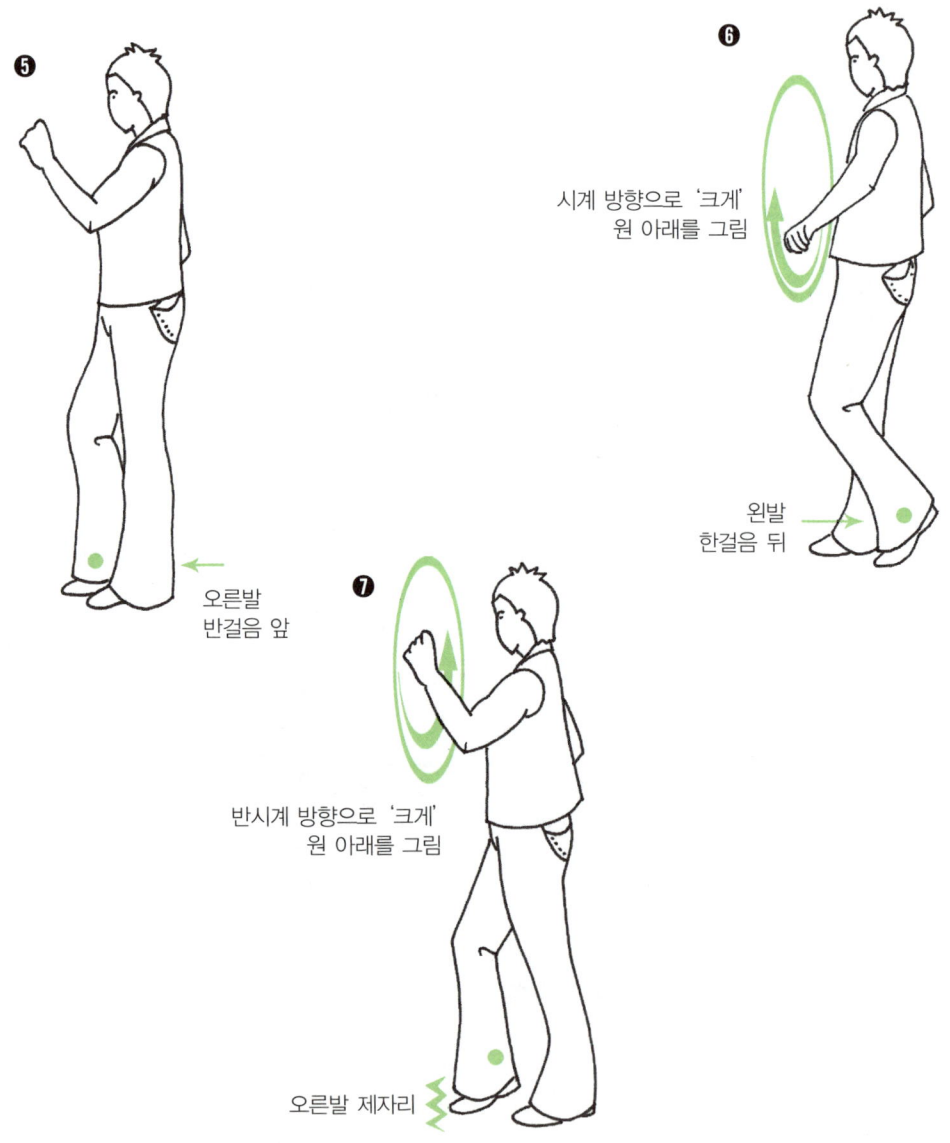

> **TIP**
>
> **그립(Grip)**
>
> 손을 잡는 방식을 그립이라 하는데 회전 때 잡는 손이 무엇이냐에 따라 그립이 달라진다.
> 예를 들어
> ① 오른손끼리 잡는 경우(R to R) 다음 그림처럼 남성은 3, 4지를 여성의 손에 끼우고 여성은 컵 스타일의 그립을 선호한다.
>
>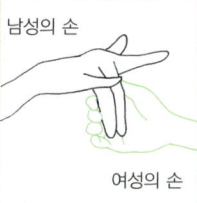
>
> ② 남성의 오른손과 여성의 왼손인 경우(R to L), 사이드 브레이크를 할 때 여성의 컵이 반대로 뒤집어 지게 된다. 즉, 여성이 왼손을 사용할 때는 컵이 뒤집어지게 되는 것인데 억지로 만드는 것이 아니라 정확한 턴을 리드하고 또 팔로우를 받으려고 하면 자연스럽게 그렇게 된다.
>
>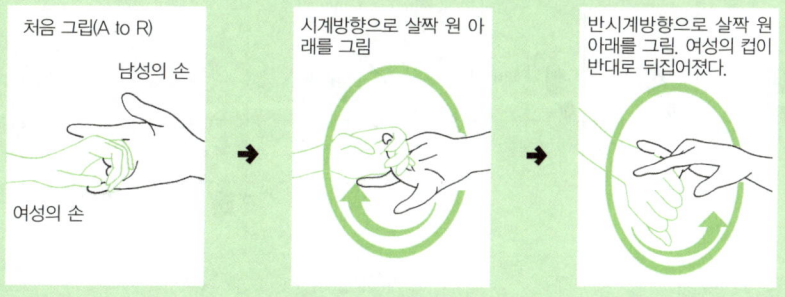
>
> 또한 양손을 다 잡는 경우의 수까지 합치면 매우 다양한 동작이 가능해진다.

07 좌회전(Right Turn)
SALSA

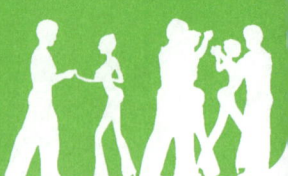

좌회전은 우회전의 반대인데 초급 때는 무척 어렵게 느껴지는데 이것은 좌회전은 우회전과는 완전히 다른 방식으로 움직이기 때문이다.

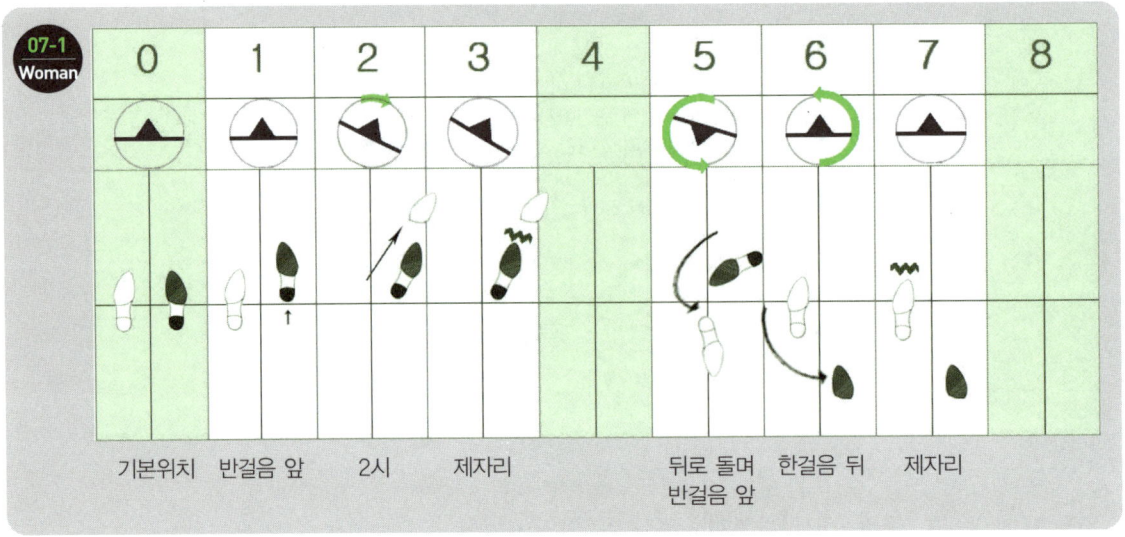

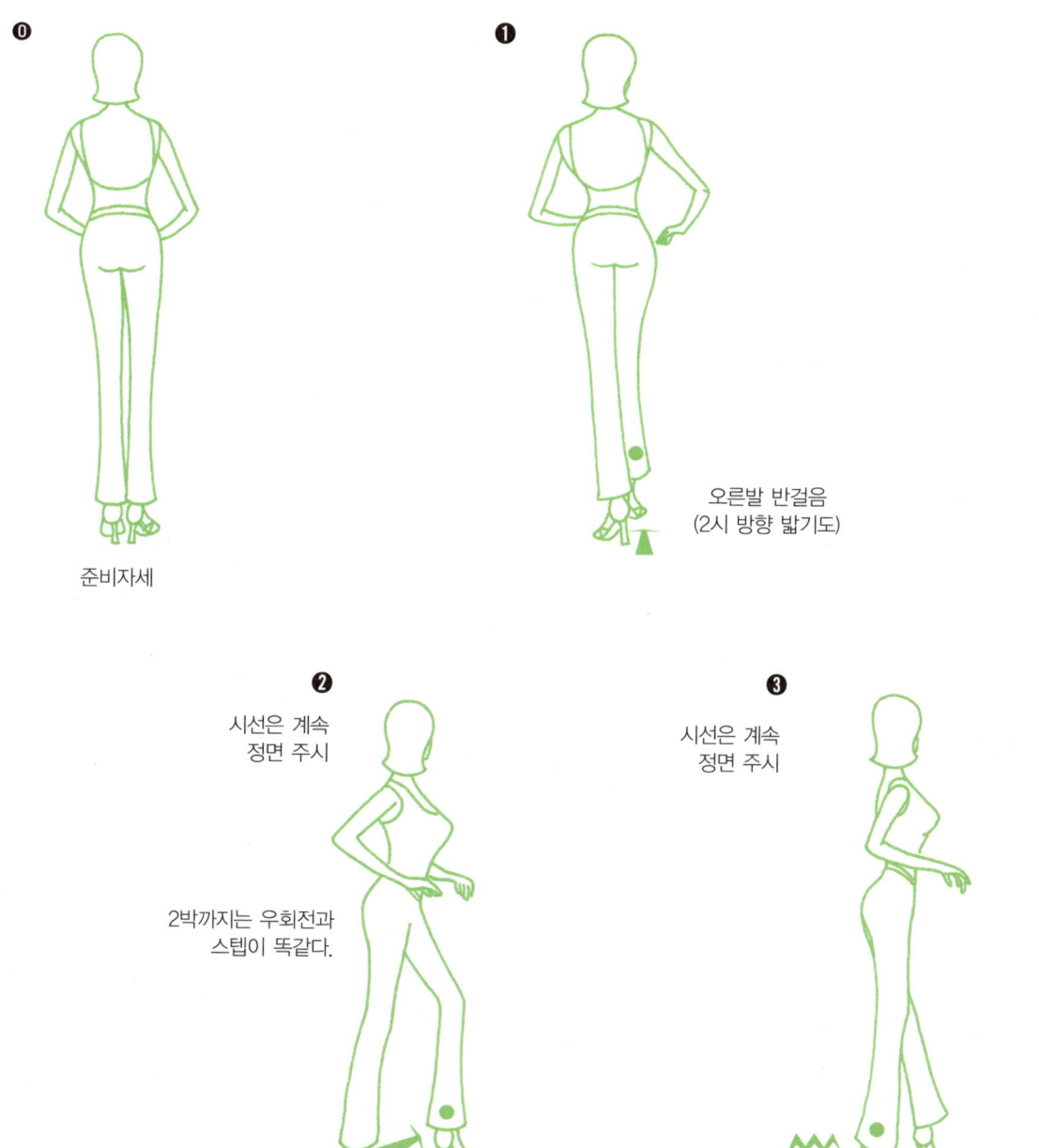

❺ 시선은 계속
정면 주시

좌로 돌며
왼발 반걸음 앞

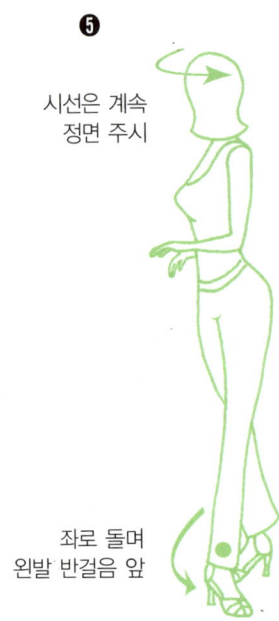

❻ 머리는 360도
좌로 회전하여 다시
파트너 응시(헤드 턴)

좌로 회전 마무리하며
오른발 한 걸음 뒤

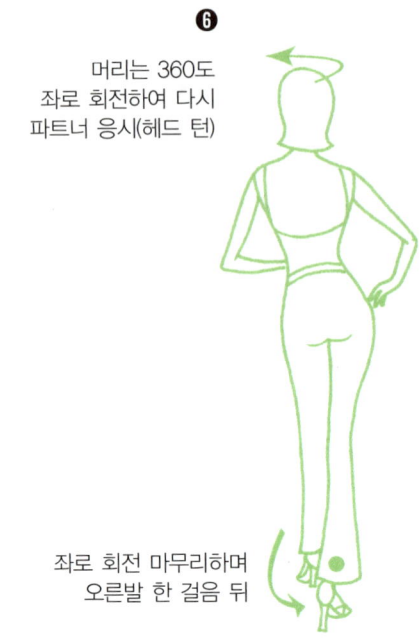

❼

왼발 제자리

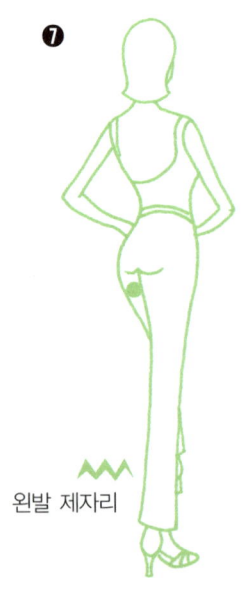

〈파트너와 함께〉 첵 레프트 턴(Check Left turn)

첵 레프트 턴은 온투가 유행하기 전에는 많이 쓰이지 않던 동작인데 지금은 모든 좌회전을 이런 방식으로 리드한다고 해도 과언이 아니다. 브레이크 업 레프트 턴Break up Left turn이라고도 한다.

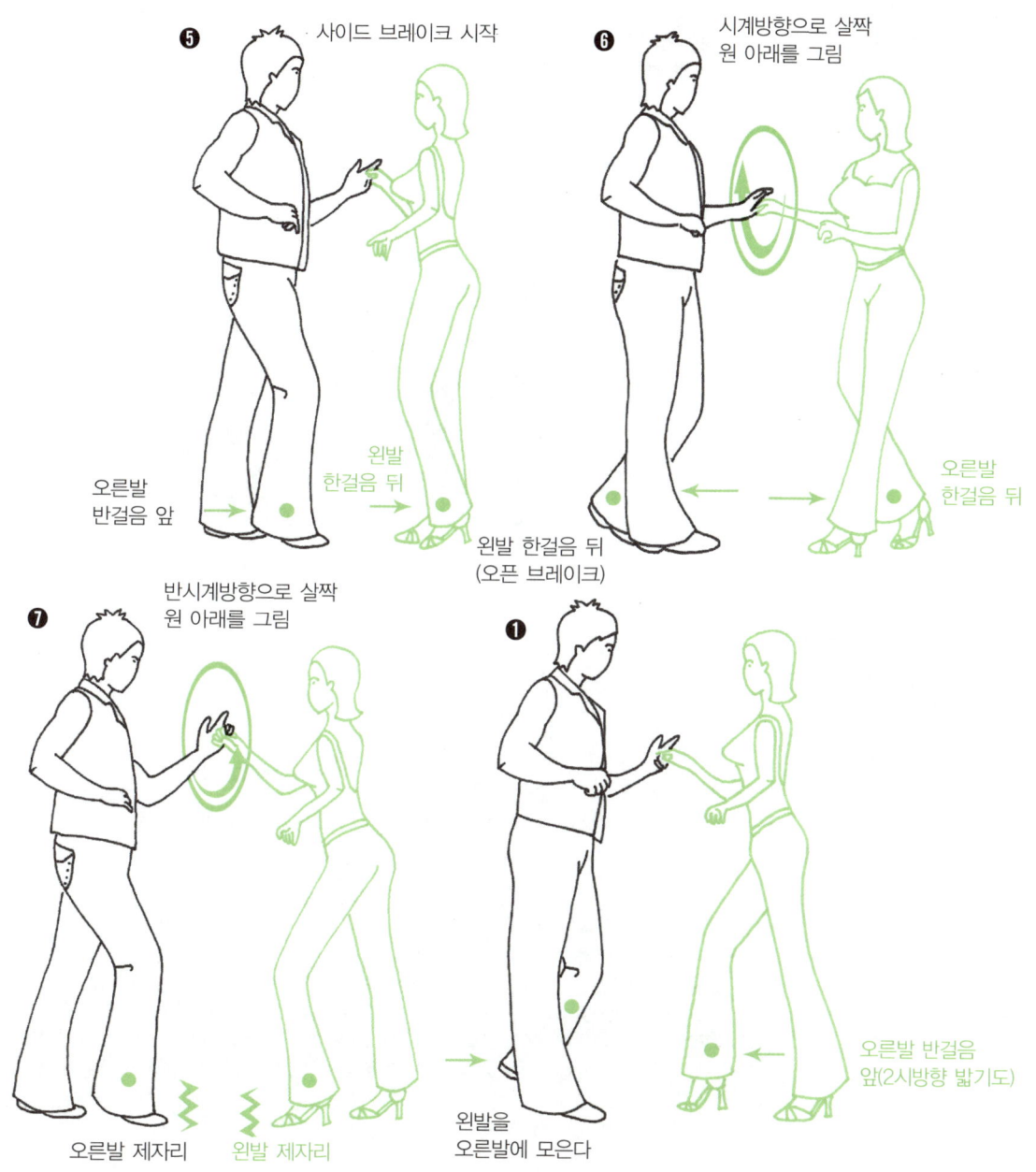

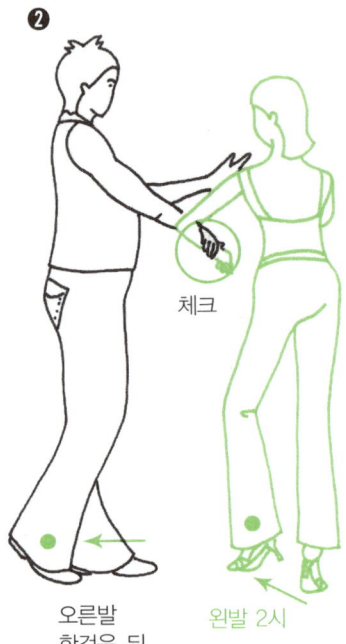

남성이 왼손이나 오른손으로 첵(check)을 걸어 반대방향으로 방향을 바꿔준다.
우회전하던 여성은 반발력에 의해서 방향이 바뀌어 좌회전을 하게 된다.
이를 브레이크 업 레프트 턴(Break up left turn)이라 한다.

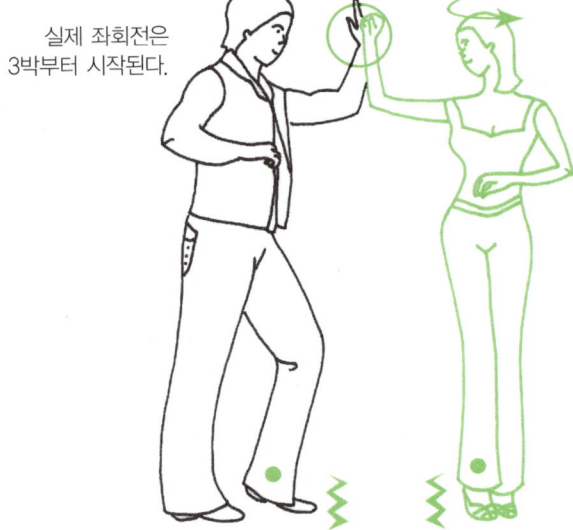

> **TIP**
> 3박때 여성 혼자 회전할 때와 커플로 할 때 다른 동작처럼 보이는데, 남성의 체크 동작의 유무에 따른 반발력의 차이에 의해 다르게 보인다.

> **TIP**
> **브레이크 업 레프트 턴(Break up Left turn)**
> 여성은 처음부터 좌회전인 줄 알고 하는 것이 아니라 우회전 신호를 받고, 우회전을 하기 위해 2시를 밟는 것이다. 이때 남성의 체크 동작이 없으면 그대로 우회전을 하고 남성의 체크가 있으면 그에 의해 좌회전으로 바뀌게 된다. 이를 브레이크(break)를 잡는다고 해서 브레이크 업 레프트 턴(Break up Left turn)이라고 한다. 이 스텝이 정형화되어서 혼자 좌회전을 하는 경우도 같은 스텝을 하게 되는 것이다.

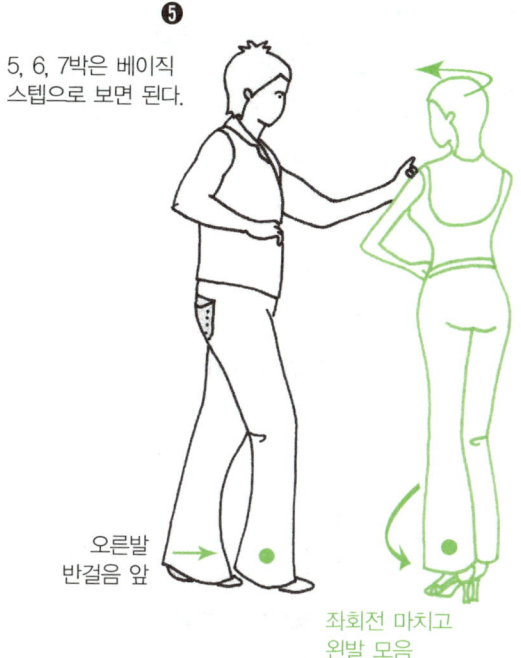

5, 6, 7박은 베이직 스텝으로 보면 된다.

❺

오른발 반걸음 앞

좌회전 마치고 왼발 모음

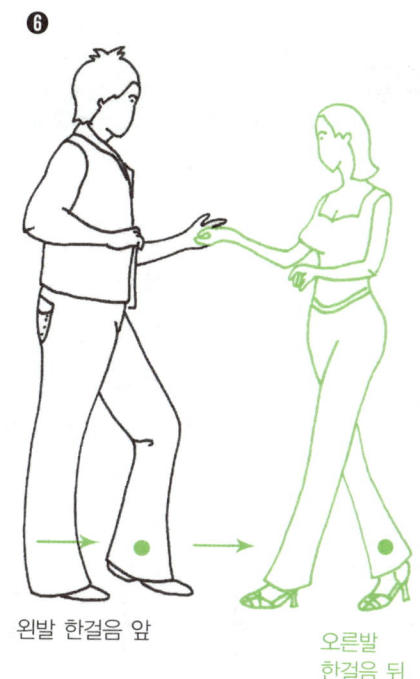

❻

왼발 한걸음 앞

오른발 한걸음 뒤

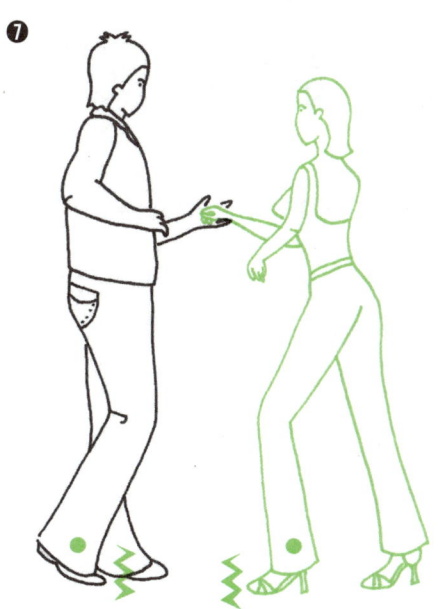

❼

오른발 제자리   왼발 제자리

> **TIP**
> 여기서는 남성이 왼손으로 여성의 오른손을 잡은 상태로(L to R) 좌회전을 시켰다. 실제 바에서는 다음처럼 많이 한다.
> 1박에 남성의 왼손으로 여성의 오른손을 바깥쪽으로 뿌리치듯 놓아서 여성이 우로 회전을 시작할 때, 2박에 남성의 왼손으로 회전하는 여성의 왼손을 막고, 3박에 반대방향으로 밀어서 좌회전을 시킨다. 〈DVD 참조〉– Act5 pattern Chapter 3 Left turn

08 크로스 바디 리드(Cross Body Lead)=CBL
SALSA

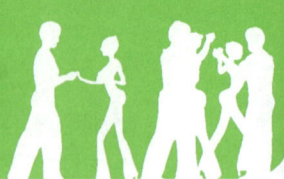

크로스 바디 리드는 말 그대로 "남성을 가로질러 가도록, 여성의 몸Body을 리드한다"는 뜻이다. 살사를 하나의 언어라고 하면, CBL은 "그러나" "그래서" "그리고" "그러므로" 등과 같은 "접속어"에 해당한다. 즉, 패턴과 패턴을 "연결" 시켜주는 역할을 하는, 살사의 특징적인 동작 중 하나이다.

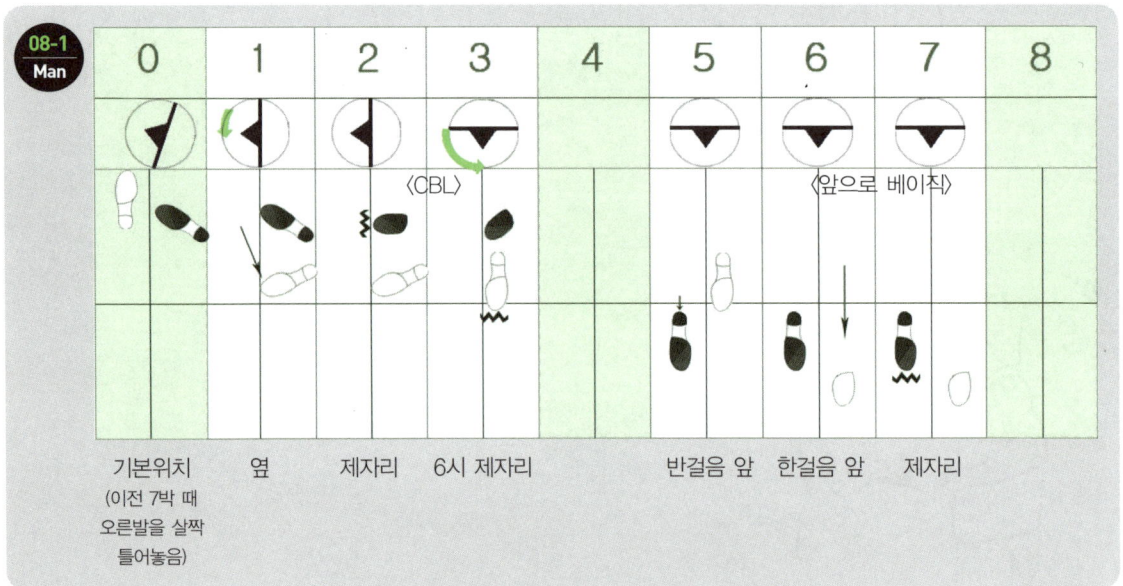

> **TIP**
> CBL을 엄밀히 나누면 'CBL의 특징적인 동작'과(1~4박) '앞으로 베이직' (여성은 '뒤로 베이직')으로 구성된다.

5, 6, 7박은 CBL의 전 동작으로, 여기서는 베이직의 뒷부분을 하였고, 7박 때 몸을 살짝 틀어준다.

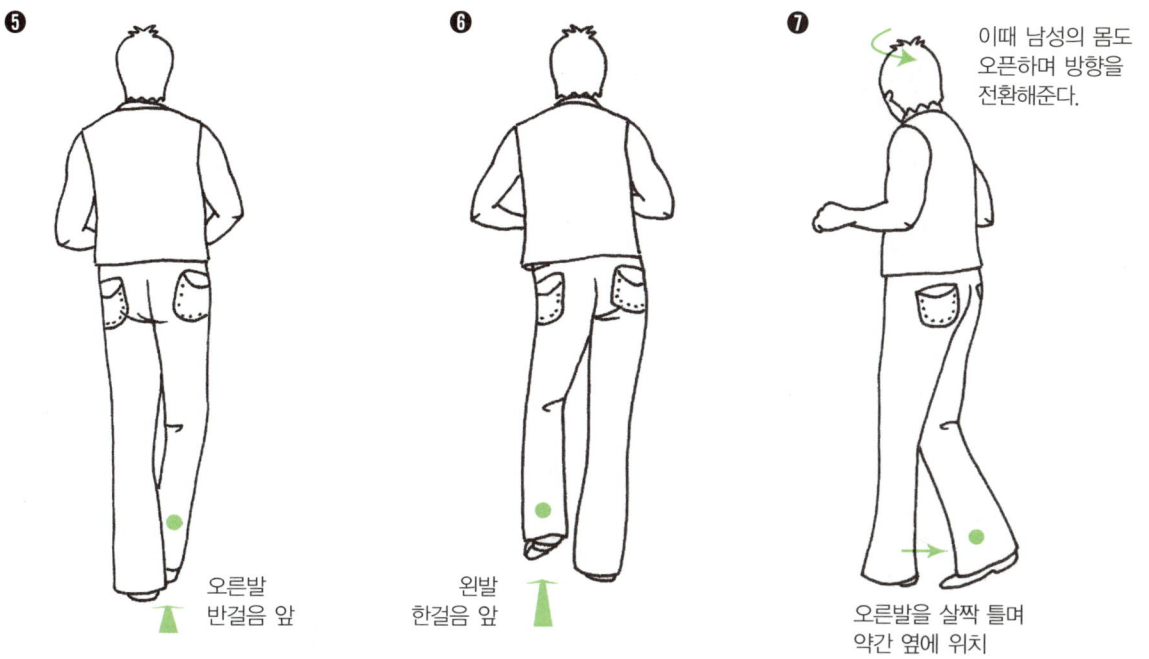

1, 2, 3박이 CBL의 특징적인 동작이다.

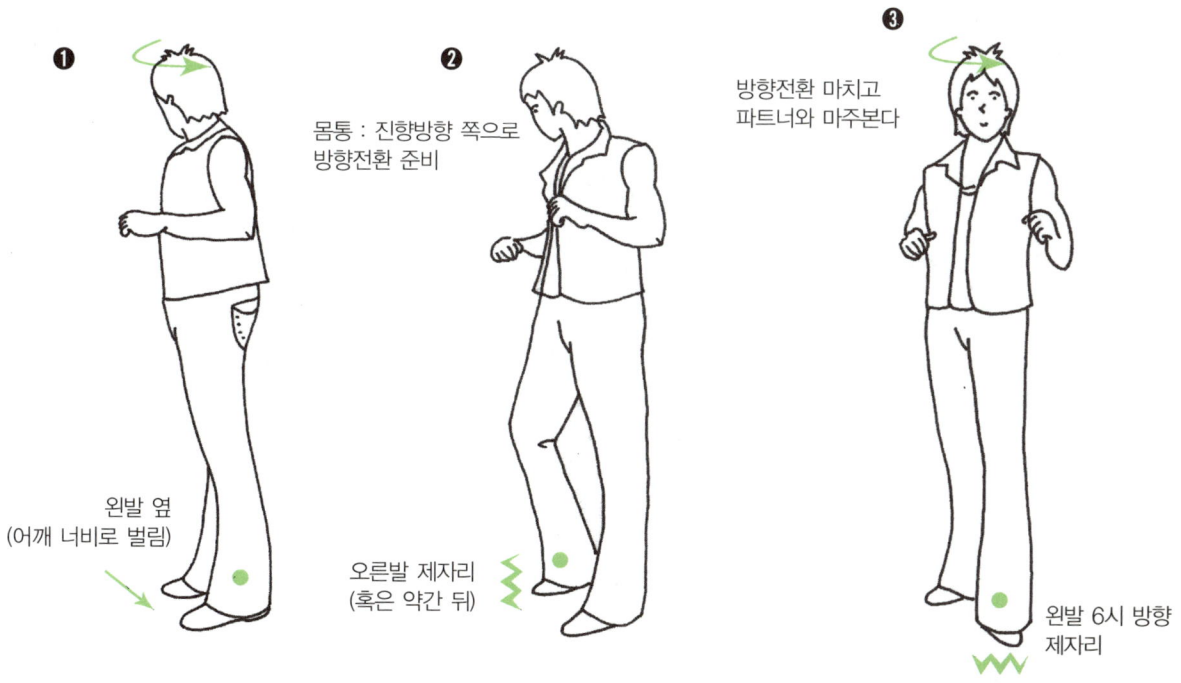

❺
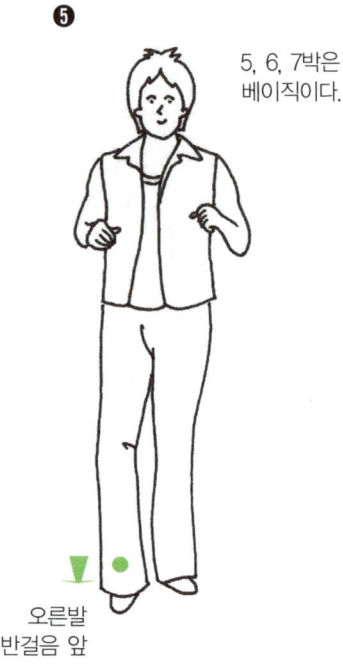
5, 6, 7박은 베이직이다.

오른발
반걸음 앞

❻
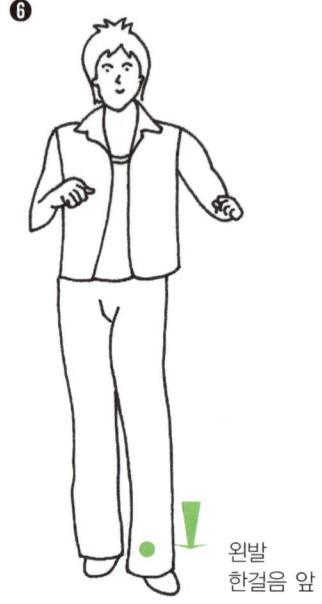

왼발
한걸음 앞

❼
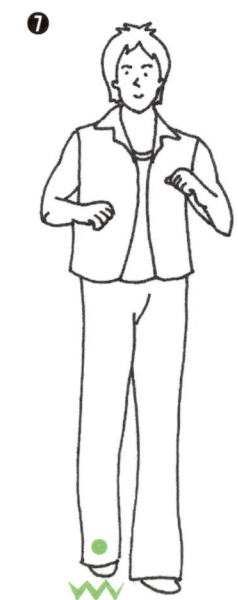

오른발 제자리

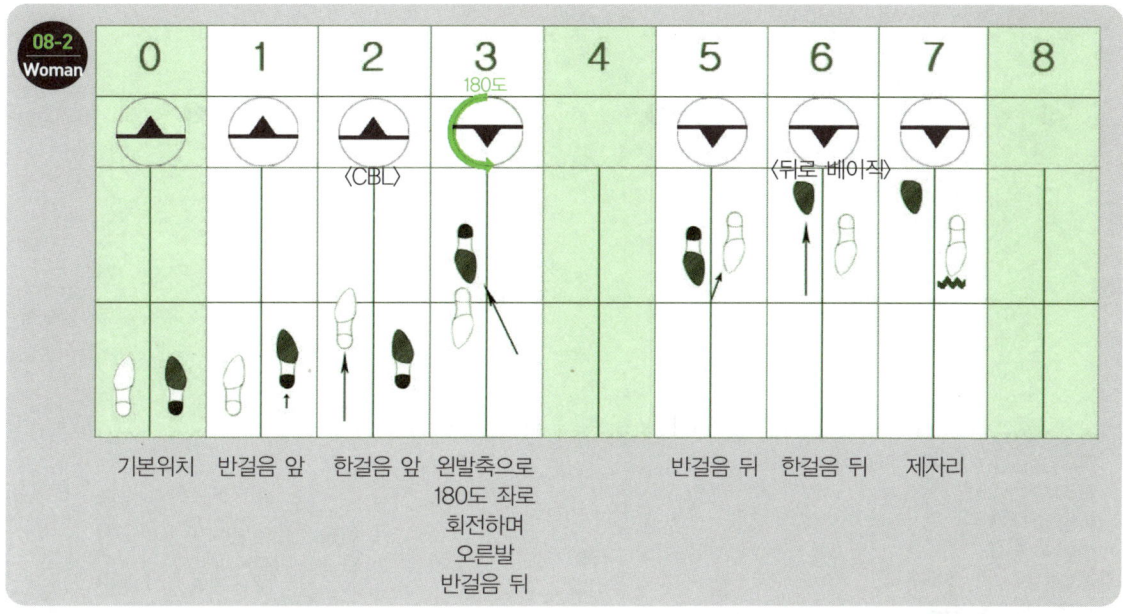

5, 6, 7박은 CBL의 전동작으로 여기서는 베이직의 뒷부분을 하였다.

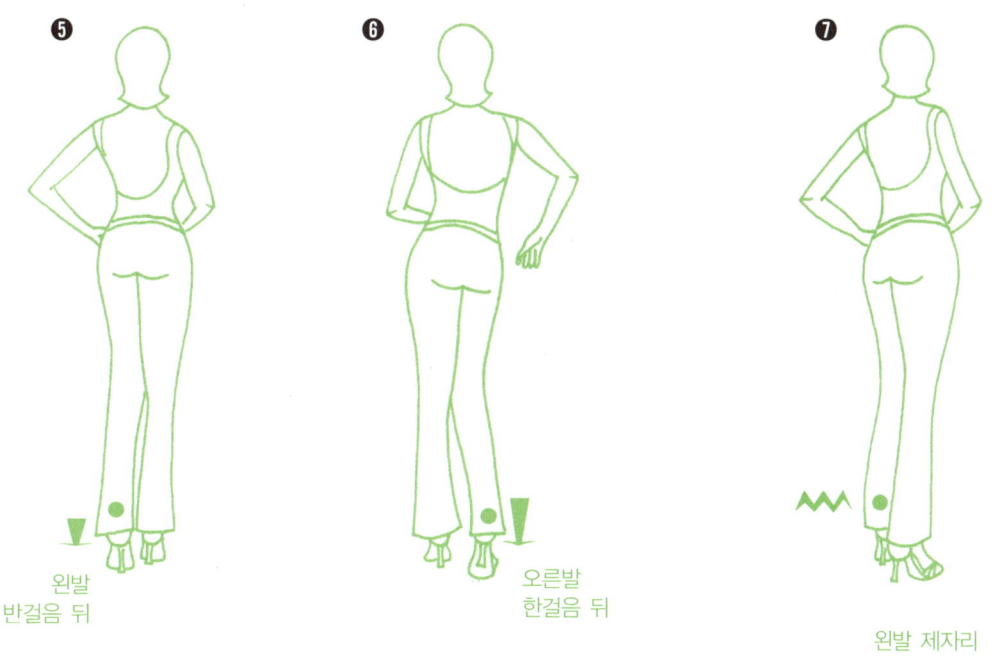

1, 2, 3박이 CBL의 특징적인 동작이다.

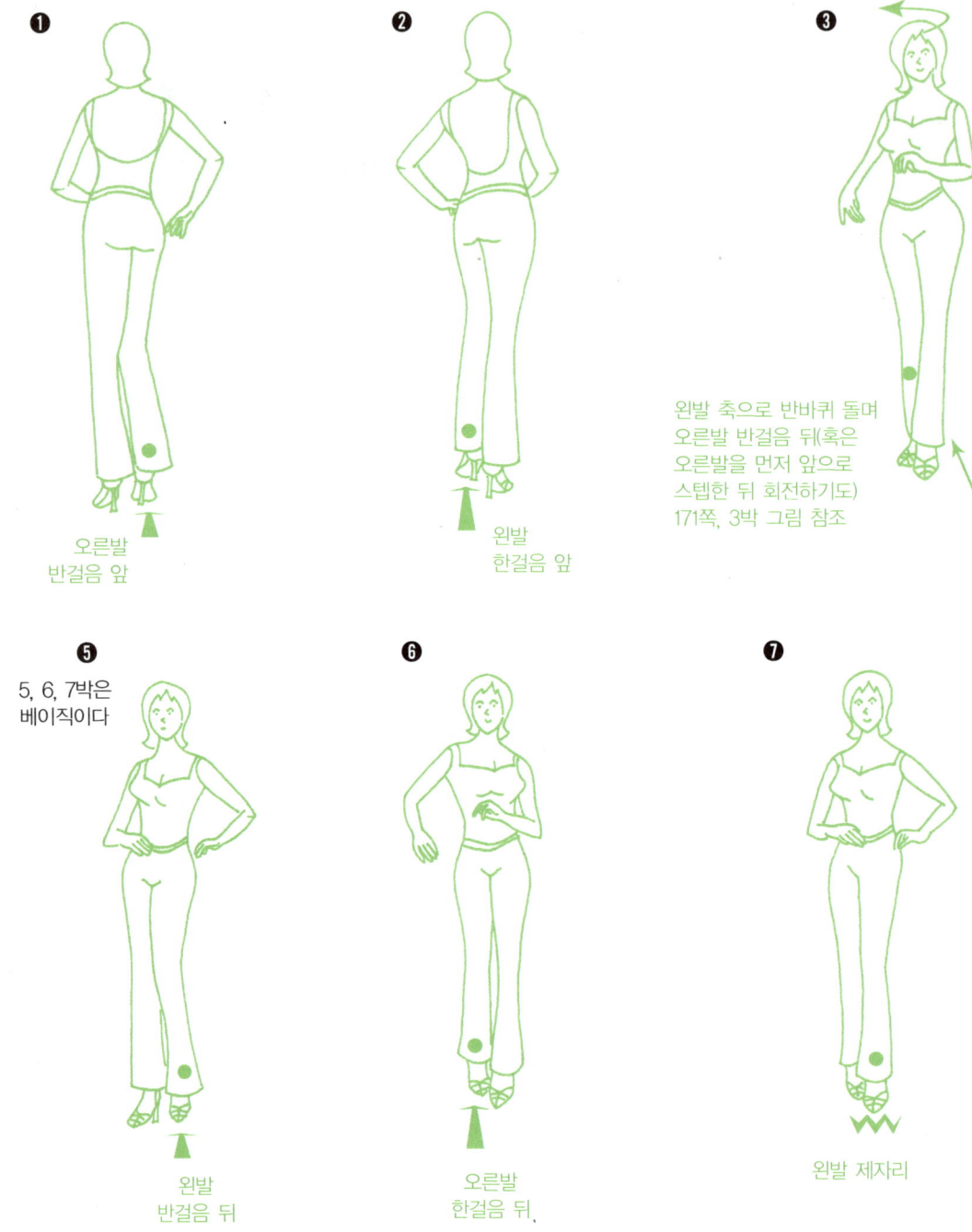

〈파트너와 함께〉

위에서 배운 대로 남녀가 각각 자신의 CBL 스텝을 하면 된다. 단, 여성은 의식적으로 CBL 스텝을 하는 것이 아니고 텐션만 적절하면 남성의 리드에 의해 자연스럽게 CBL이 된다는 것이 중요하다.

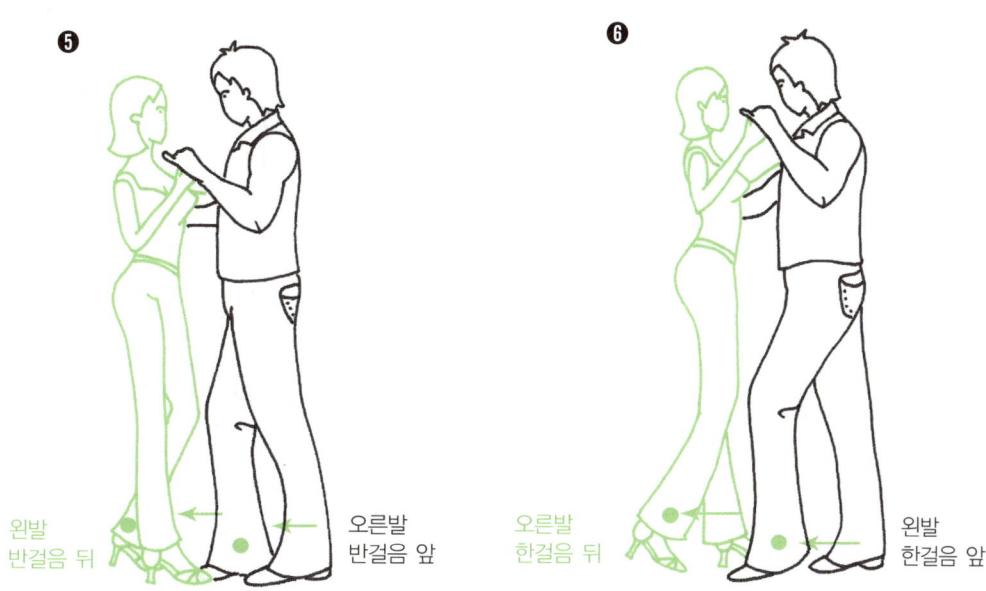

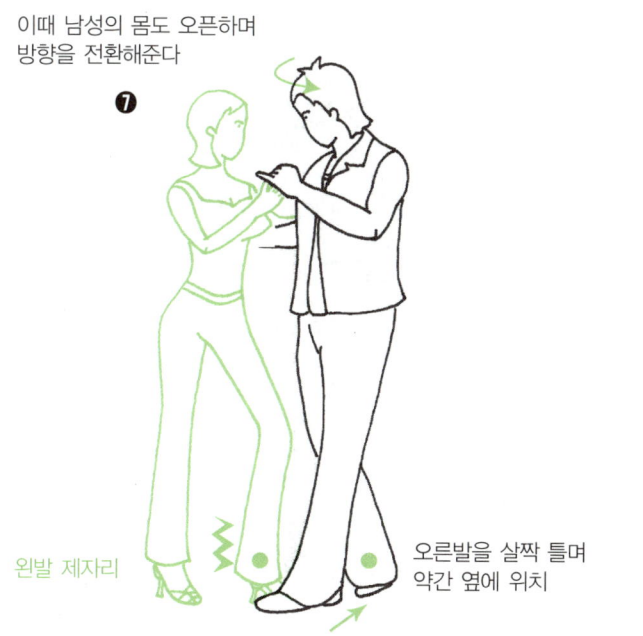

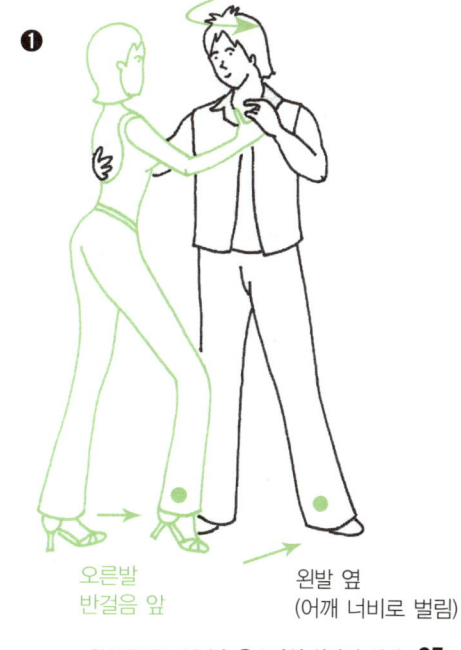

CHAPTER 02 | 뉴욕스타일 살사의 실제 95

❷

남성은 여성 등에 위치한 오른손으로 따로 리드하려 하면 안 된다. 오른손은 단지 프레임으로만 사용하여, 베이직의 몸 움직임에 의해 여성이 자연스럽게 이동할 수 있도록 해주어야 한다. 즉, 남자는 길을 비켜서 여자가 갈 길을 만들어 주는 것일 뿐, 억지로 등을 밀거나 해서는 안 된다.

몸통 : 진행방향 쪽으로 방향전환 준비

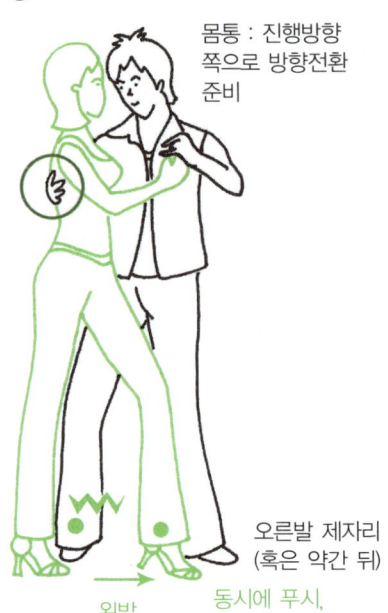

오른발 제자리 (혹은 약간 뒤)

왼발 한 걸음 앞

동시에 푸시, (인사이드 턴 할 때와 비슷)

❸

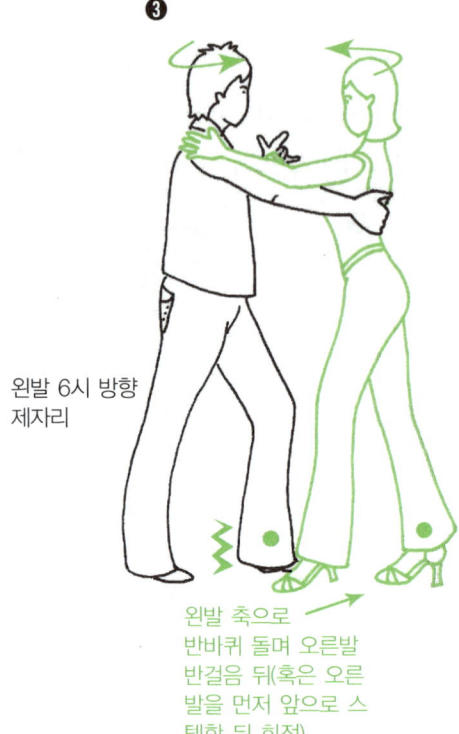

왼발 6시 방향 제자리

왼발 축으로 반바퀴 돌며 오른발 반걸음 뒤(혹은 오른발을 먼저 앞으로 스텝한 뒤 회전)

❺

5, 6, 7박은 베이직이다

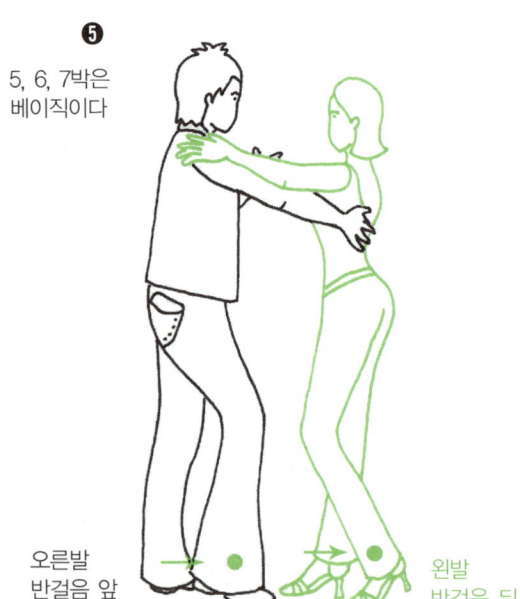

오른발 반걸음 앞

왼발 반걸음 뒤

❻

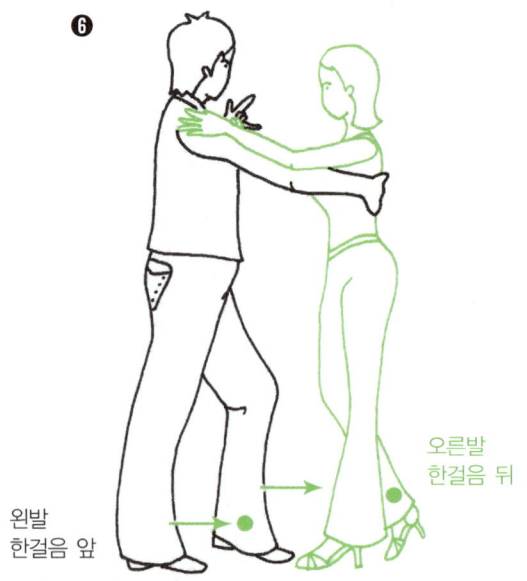

왼발 한걸음 앞

오른발 한걸음 뒤

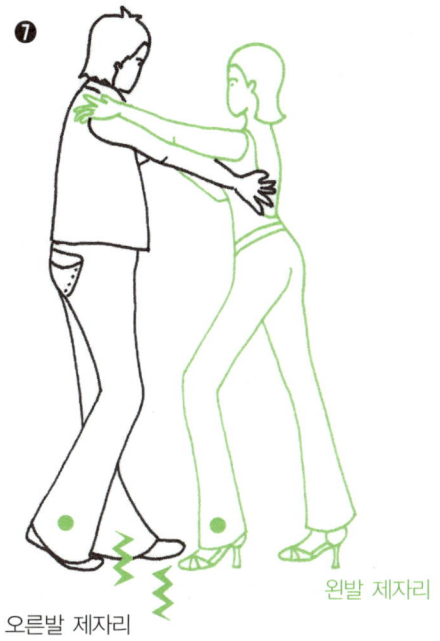

❼

오른발 제자리   왼발 제자리

> **TIP**
> CBL은 L to R보다 남성의 오른손과 여성의 견갑골 사이의 텐션이 가장 중요하다.

> **TIP**
> CBL때는 카운트에 맞춰서 방향전환을 팍팍 끊지 말고 부드럽게 이어주는 것이 포인트이다. 물론 강하게 표현해야 할 경우도 있지만 대개는 부드럽게 릴랙스(relax)하는 것이 아주 중요하다.

09 인사이드 턴(Inside Turn)
SALSA

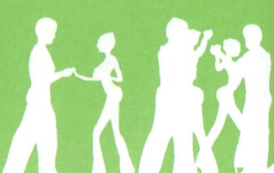

인사이드 턴은 이동하면서 동시에 좌측으로 회전하는 턴이다.

〈남성〉
CBL과 스텝이 똑같다.(90쪽, 크로스 바디 리드=CBL 편 참조)

〈여성〉

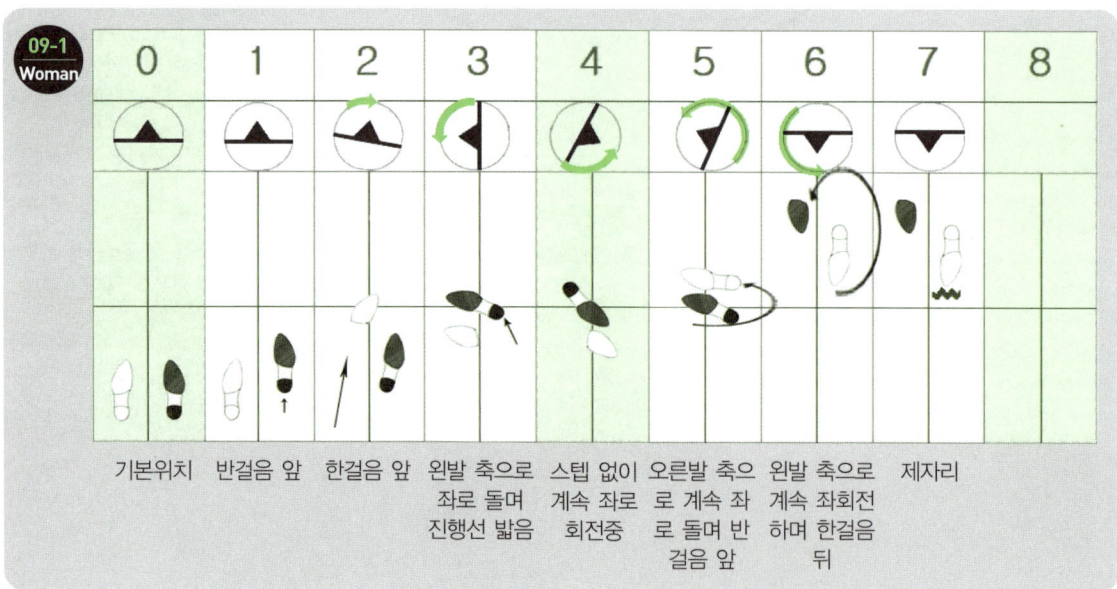

> **TIP**
> 인사이드 턴의 경우는 댄서에 따라서 매우 다양하게 응용되는데, 트래블링 턴의 기본을 따라 다음 족형도처럼 90도의 배수로 표현된 움직임의 변형으로 생각하면 편하다(1권 106쪽 참조).

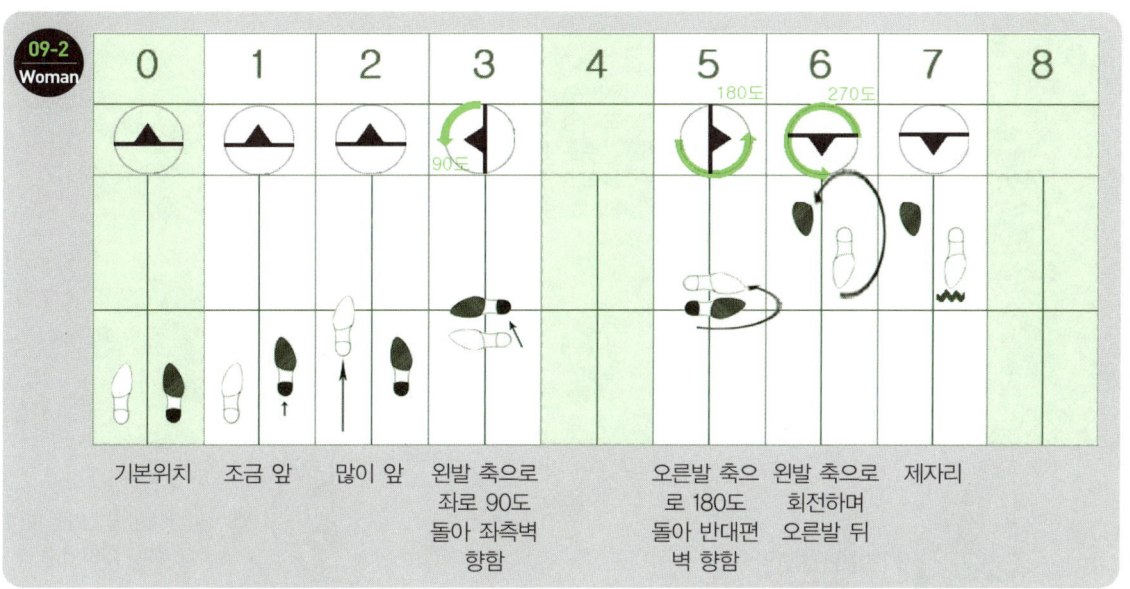

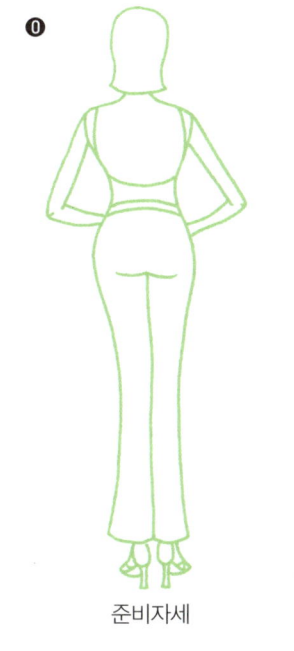

❶ 준비자세

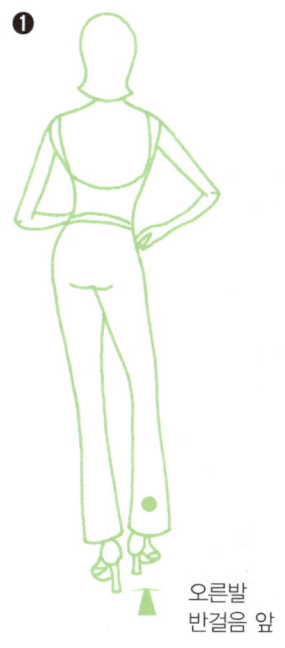

❶ 오른발 반걸음 앞

CHAPTER 02 | 뉴욕스타일 살사의 실제 99

❷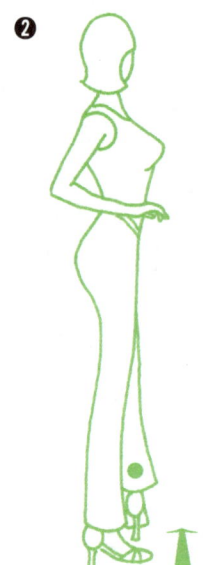

푸시(Push) : 턴을 하기 전 가려고 하는 반대 방향으로 몸을 살짝 틀어주는 동작으로, 립케이지와 골반, 팔 프레임 등을 사용해서 턴에 동기부여를 해주는 동작이다. 인사이드 턴에서는 좌측으로 회전하므로 그 반대 방향인 우측으로 몸을 살짝 틀어주게 된다.

왼발 한걸음 앞
(동시에 푸시)

❸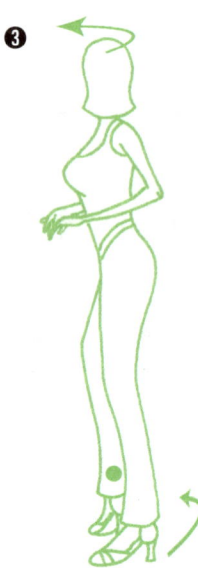

왼발 축으로 좌로 돌며
오른발이 진행선 밟음

❹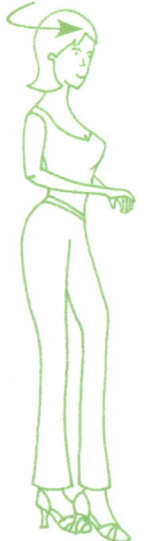

스텝 없이 계속
좌로 회전 중

❺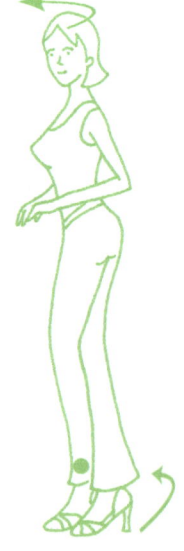

계속 좌로 돌며
왼발이 진행선 밟음

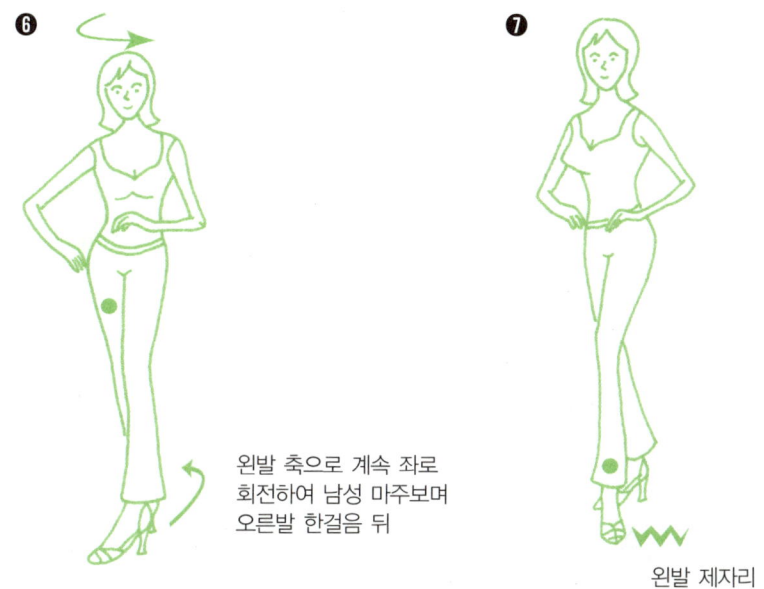

결과적으로 여성은 한바퀴 반(1.5바퀴)을 왼쪽으로 돌며 이동하게 된다.

<파트너와 함께>

전 동작 5, 6, 7박은 CBL과 동일하다. 남성은 전 스텝이 크로스 바디 리드와 동일하다.

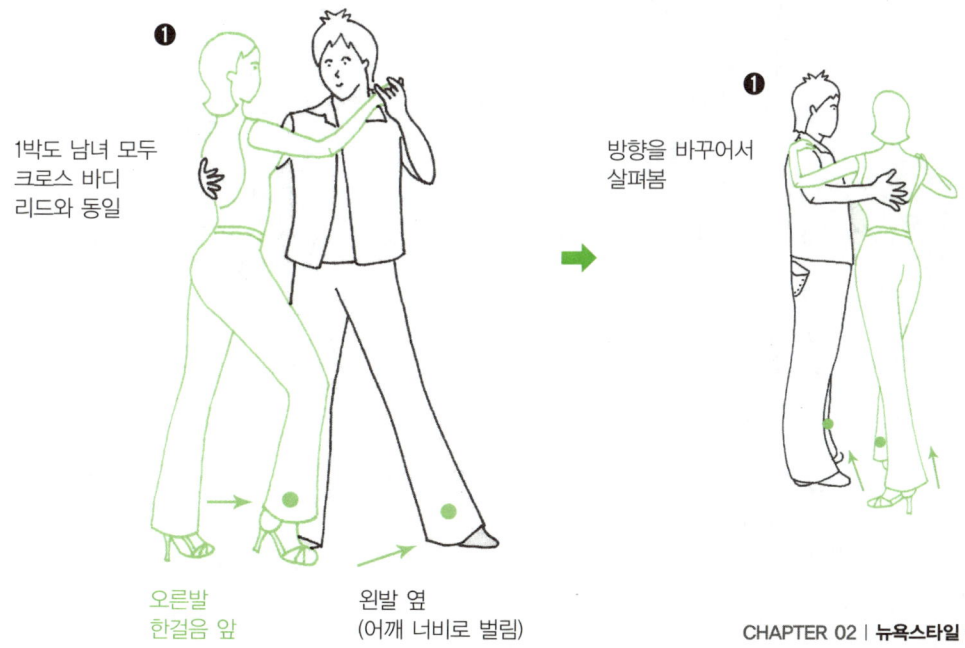

CHAPTER 02 | 뉴욕스타일 살사의 실제 **101**

❷ 남성은 왼속(L to R)을 살짝 바깥쪽 10도 정도로 보내며 아래로 살짝 내려준다.

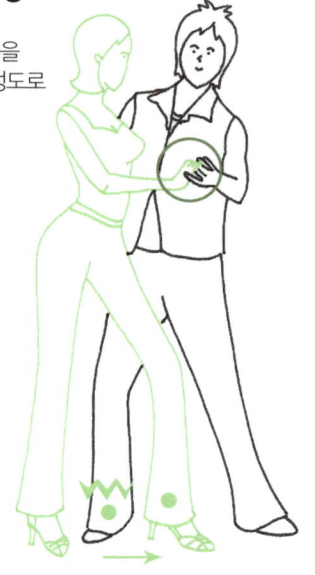

왼발 한걸음 앞 동시에 푸시

오른발 제자리 (혹은 약간 뒤)

방향을 바꾸어서 살펴봄

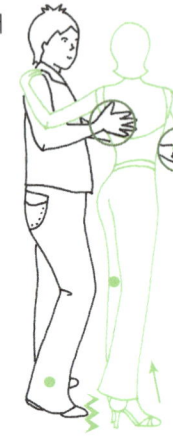

❷

이때 오른손은 등을 살짝 눌러주어 여성이 푸시를 할 수 있도록 만들어 준다.

❸ 여성을 회전시키기 시작

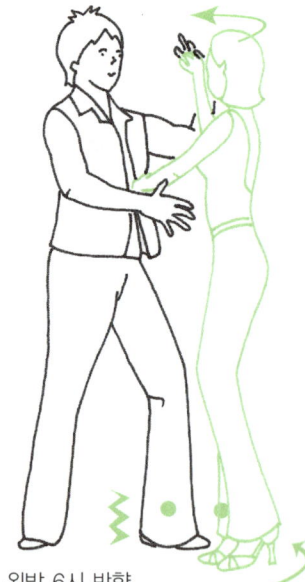

TIP
여성 혼자 시범을 보일 때와 인사이드 턴의 스텝이 달라보이는데, 같은 스텝이 남성의 리드에 의한 회전력으로 달라진다.

왼발 6시 방향 제자리

왼발 축으로 좌로 돌며 오른발이 진행선 밟음. 이어지는 4박 때는 스텝 없이 계속 좌로 회전 중

왼손(L to R)을 내려서 회전을 마무리시킨다

❺

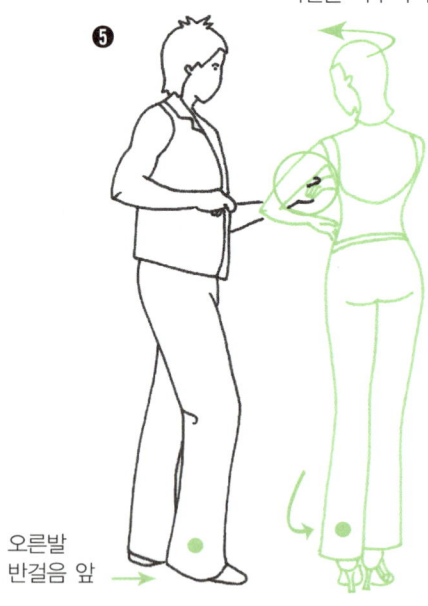

오른발 반걸음 앞

계속 좌로 돌며 왼발이 진행선 밟음

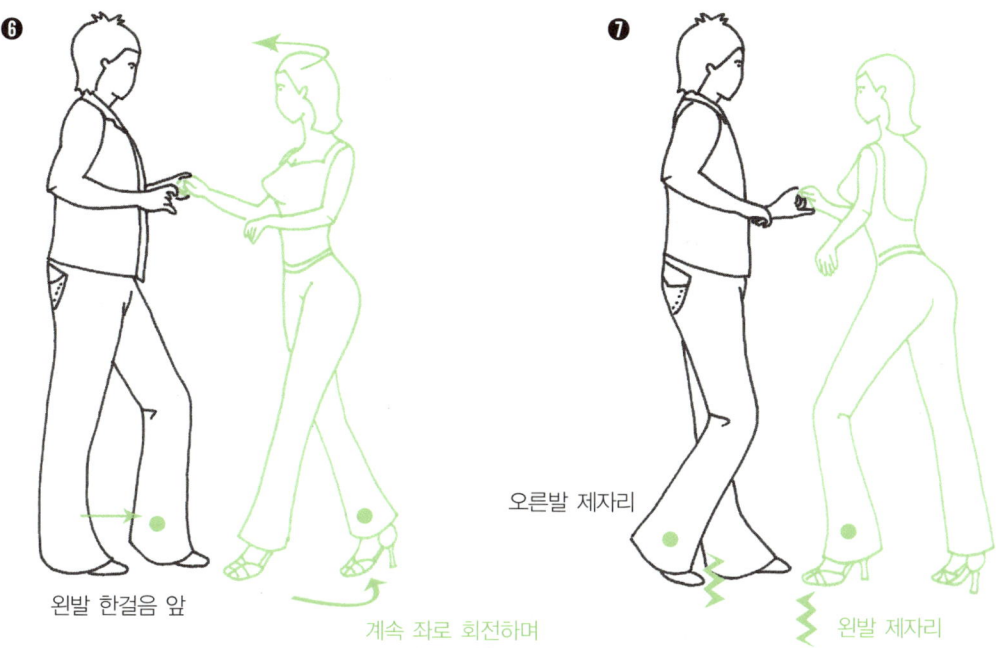

왼발 한걸음 앞

계속 좌로 회전하며
오른발 한 걸음 뒤

오른발 제자리

왼발 제자리

> **TIP**
> 여성은 턴을 돌 때 스팟(Spot)은 남성의 얼굴을 기준으로 하여 시선처리를 하면 훨씬 덜 어지럽게 돌 수 있다.

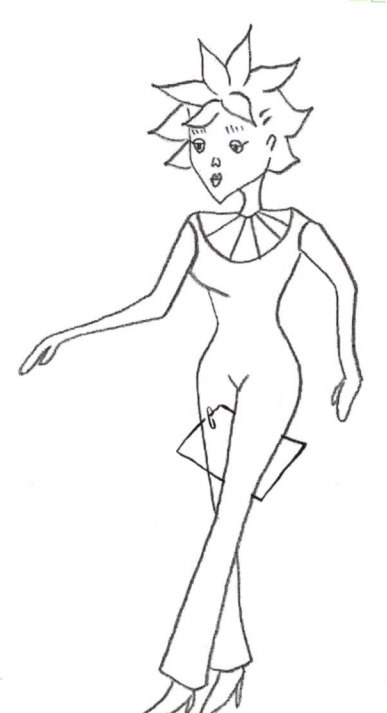

> **TIP**
> 2, 3, 4, 5박 때는 허벅지가 거의 붙을 정도로 보폭이 작아야 한다. 이를 위해 2박 때 가랑이 사이에 종이를 끼우고 이후 3, 4, 5박까지(때로는 6박까지도) 종이가 떨어지지 않도록 연습한다.

인사이드 턴은 강사에 따라 매우 다양하게 설명을 한다. 최근에는 다음 방식으로도 설명을 많이 한다.

(1) 연습1
왼발을 오른발 앞으로 크로스 한다. 이때 종이를 가랑이 사이에 끼우고 종이가 떨어지지 않도록 주의하며 연습하면 도움이 된다.

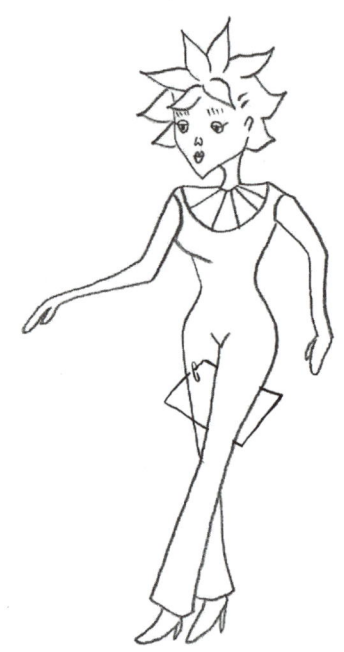

그 상태로 흔들의자처럼 발과 함께 몸을 앞뒤로 흔든다.

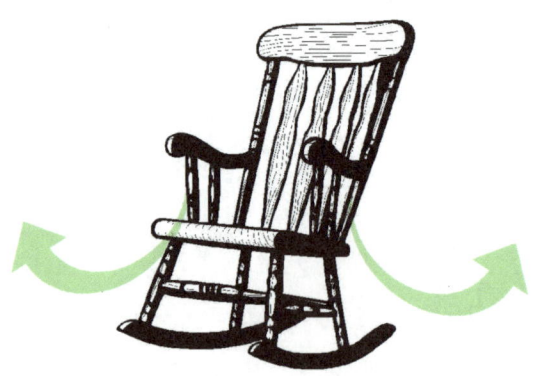

즉, 앞으로 갈 때 왼발이 힐Heel ➡ 토Toe로 움직이고 뒤로 갈 때 오른발이 토Toe ➡ Heel로 움직인다.

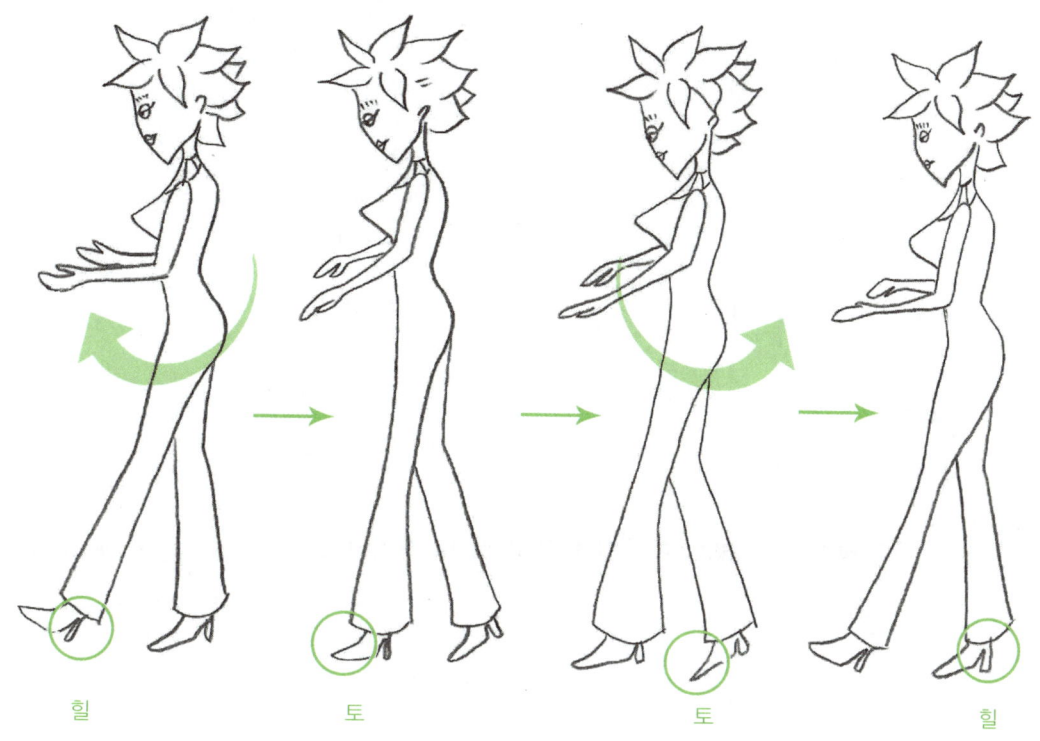

계속 앞뒤로 반복해서 연습한다.

(2) 연습2

인사이드 턴으로 연습한다. 이해의 편의를 위해 온원으로 설명했다. 괄호안은 온투의 박자이다.

5박(온투는 2박) : 왼발을 오른발 앞으로 크로스 한다(이때 위에서처럼 종이를 가랑이에 끼우고 연습하면 좋다). 왼발을 힐Heel ➡ 토Toe로 앞으로 움직인다.

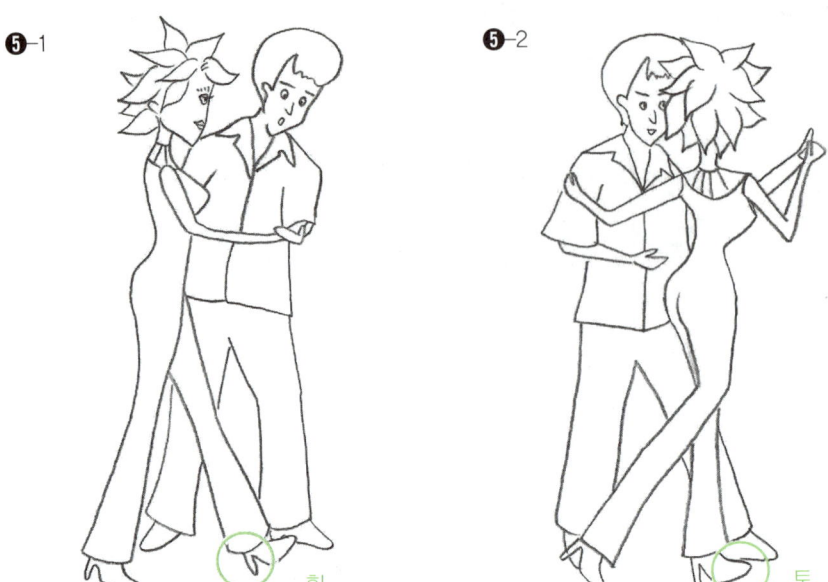

6박(온투는 3박) : 왼발의 토로 좌로 180도 돌며, 오른발을 토Toe ➡ 힐Heel로 움직인다.

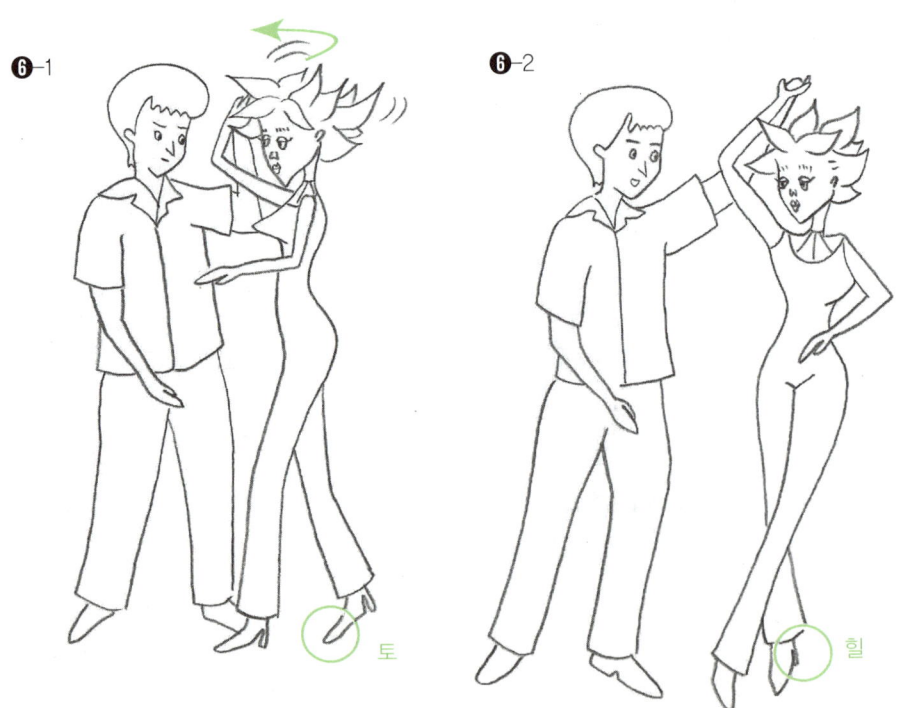

7박(온투는 5박) : 오른발의 힐로 다시 좌로 180도 돌며 왼발을 힐Heel ➡ 토 Toe로 움직인다.

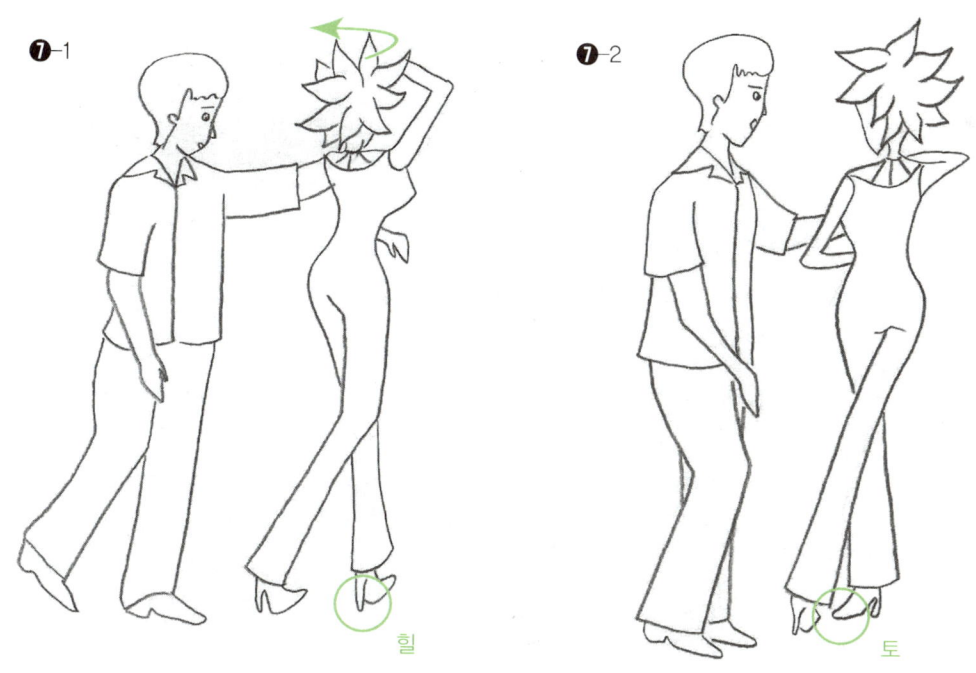

8박 : 그 상태로 스텝없이 몸만 틀어 파트너를 본다. 발은 꼬인 상태로 있다.
1박(온투는 6박) : 이어지는 1박때 오른발이 뒤로 스텝을 한다.

아웃사이드 턴의 경우도 방식은 똑같다. 오른발을 왼발앞으로 크로스 하고 오른쪽으로 돌면 된다. 이 외에도 여러 방법이 가능하지만 다양한 설명을 참조하여 자신에게 맞는 방식을 찾으면 된다.

트래벌링 턴(Travelling Turn)

트래벌링 턴은 회전과 동시에 진행을 하는 것으로 쉐네 턴Chenet turn이라고도 부른다. 인사이드 턴, 아웃사이드 턴 등이 대표적이다.

(1) 연습1

좌회전을 하며 진행하는 것으로 인사이드 턴의 기초가 되는 연습이다. 처음에는 두 박자에 걸쳐 천천히 연습하고, 익숙해지면 두 박자에 하던 것을 한 박자에 한꺼번에 돈다.

〈좌회전 트래벌링 턴의 모습〉

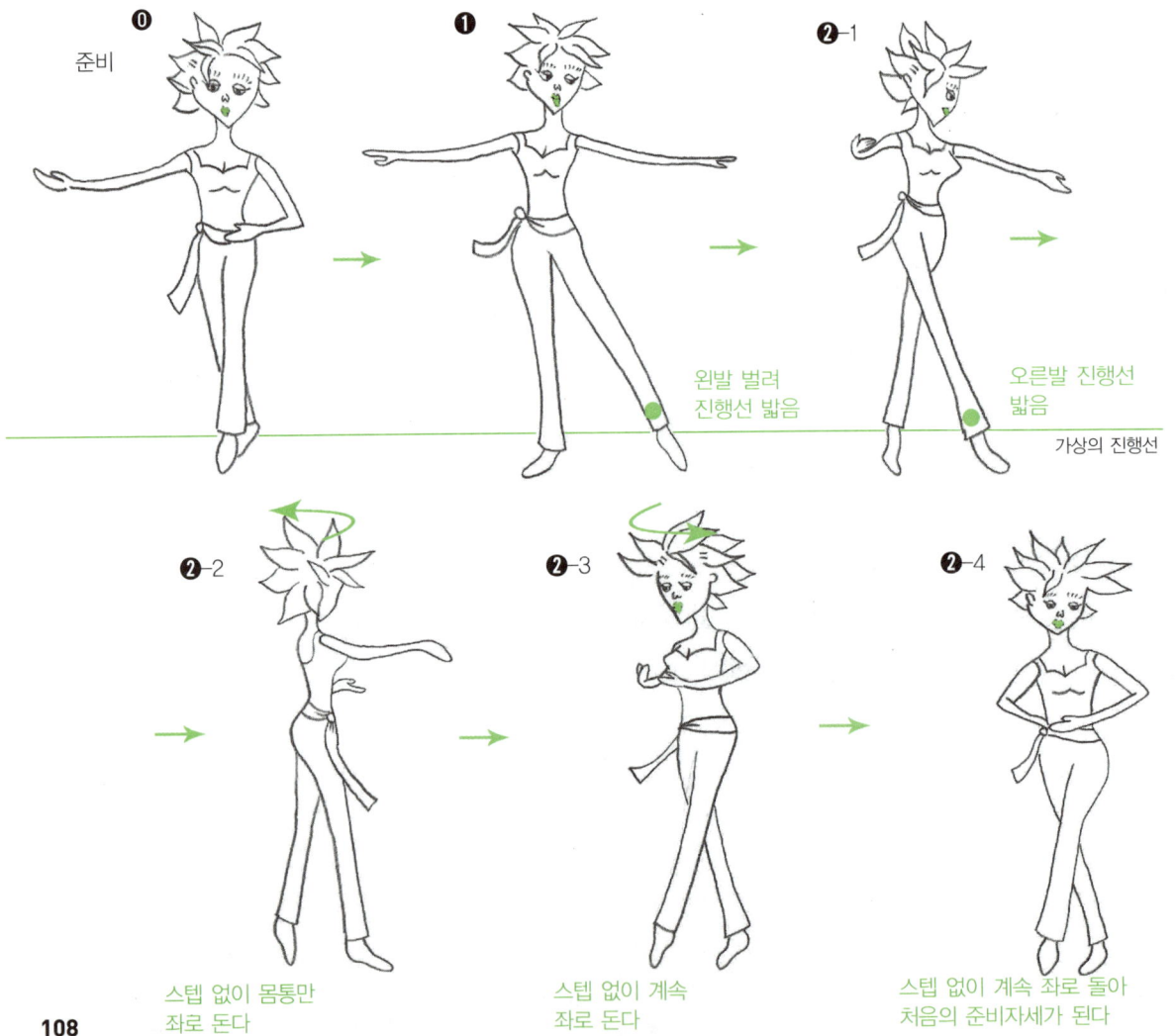

(2) 연습2

우회전을 하며 진행하는 것으로 아웃사이드 턴의 기초가 되는 연습이다.

<우회전 트래벌링 턴의 모습>

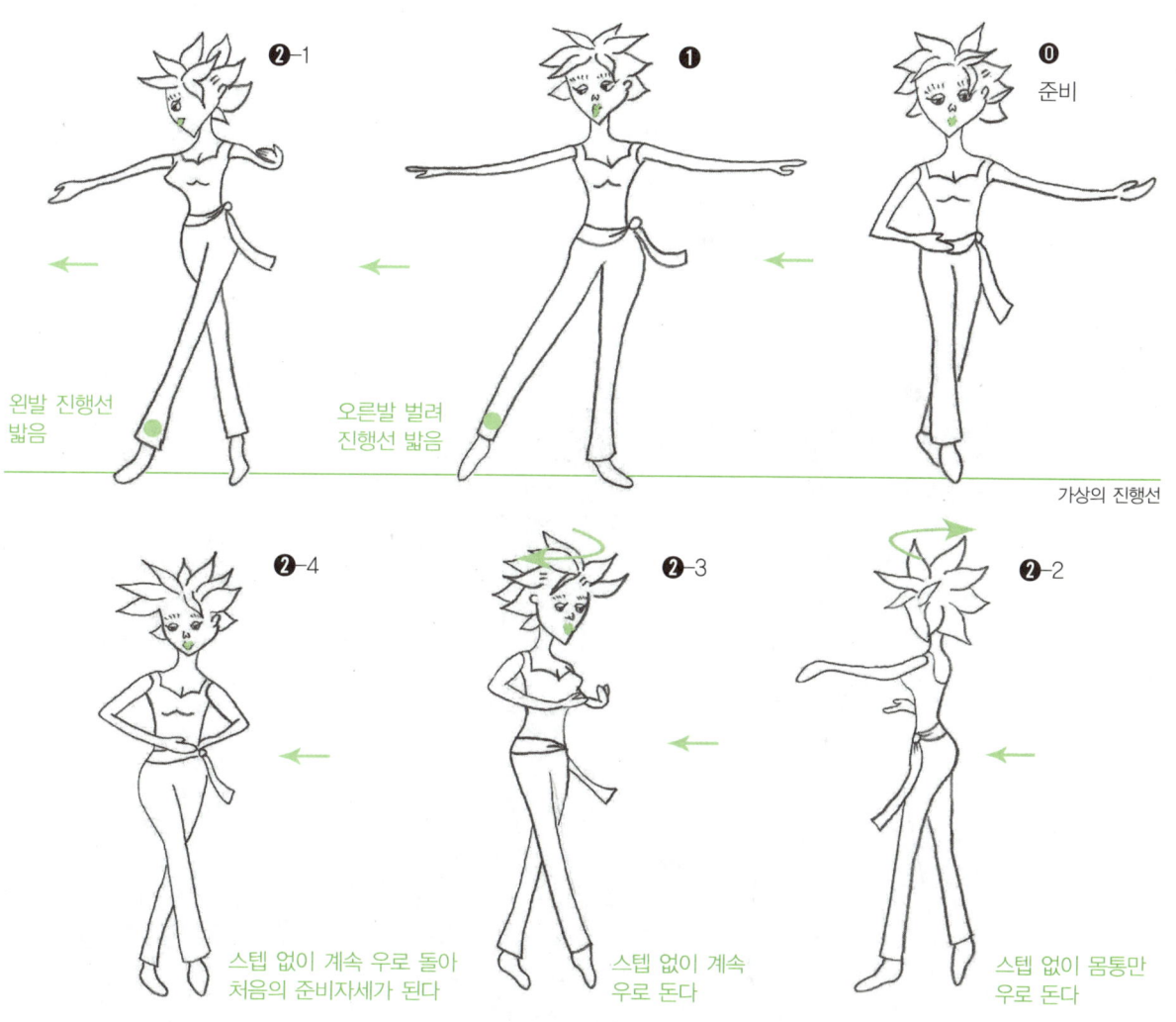

> **TIP**
> 우회전과 아웃사이드 턴(이동 우회전)을 한 쌍으로 또 좌회전과 인사이드 턴(이동 좌회전)을 한 쌍으로 생각하면 편하다.
> 우회전, 아웃사이드 턴 : 2박에서 회전을 시작하여 5박에서 회전을 마무리한다.
> 좌회전, 인사이드 턴 : 3박에서 회전을 시작하여 6박에서 회전을 마무리한다.

10 오픈 브레이크(Open Break)
SALSA

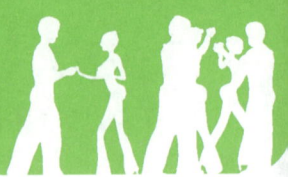

'오픈 브레이크' 역시 살사에서는 매우 중요한 동작으로 '접속어 뒤에 붙는 쉼표'라고 비유할 수 있다. '그런데' 하고 말한 뒤, 바로 이어서 말을 하면 효과가 없듯이(예 그런데어쩌고저쩌고…), '쉼표'를 통해 뜸을 한번 들이면서 자연스럽게 이어나가게 해주는 것 (예 그런데, 어쩌고 저쩌고…)그것이 바로 오픈 브레이크이다.

❶

1, 2, 3박은 CBL이다. 이렇게 흔히 CBL 동작에 이어서 오픈 브레이크로 들어가게 된다

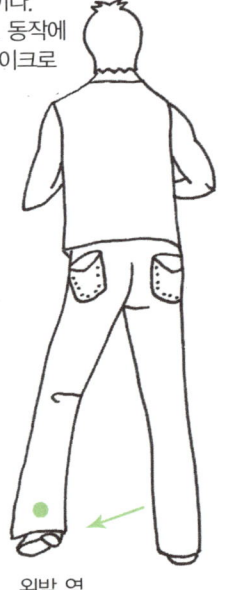

왼발 옆
(어깨 너비로 벌림)

CBL 1박의 변형 : 왼발을 그림처럼 포인트해서 남성의 스타일링을 살리기도 한다

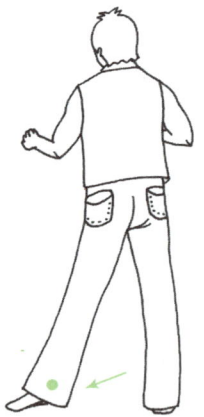

왼발 옆
(어깨 너비로 벌림)

❷

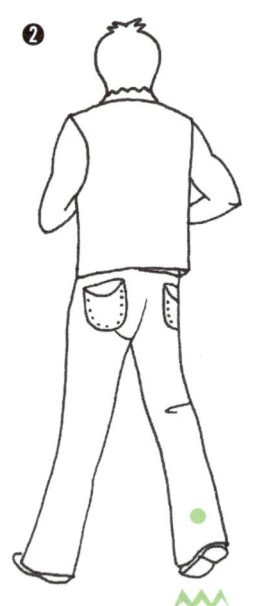

오른발 제자리
(혹은 약간 뒤)

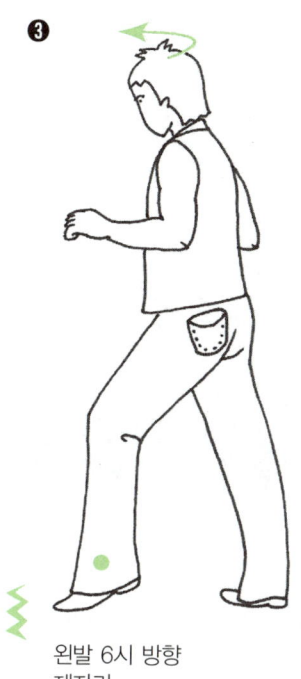

왼발 6시 방향
제자리

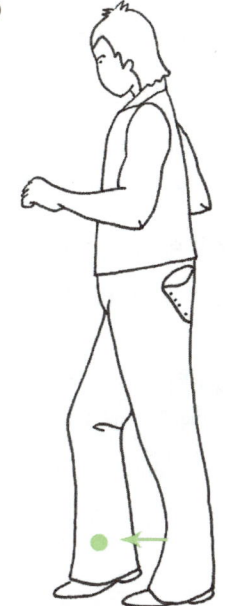

오른발
반걸음 앞

오픈 브레이크의 핵심 동작

남성의 6박은 왼발이
한걸음 앞으로
움직이는 것이
기본인데
오픈 브레이크 때는
한걸음 '뒤'

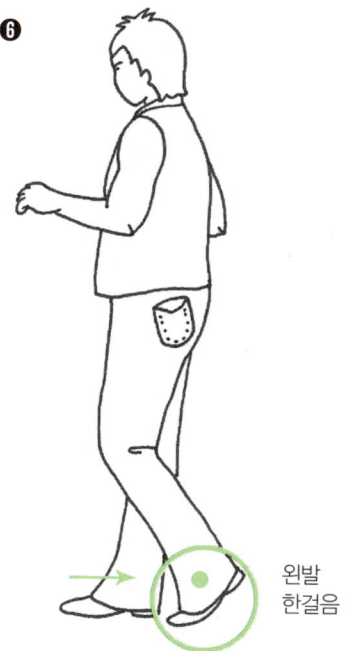

왼발
한걸음 뒤

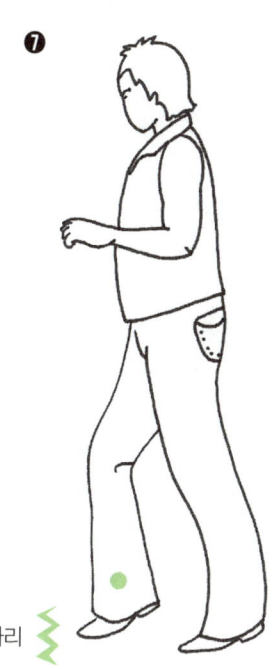

오른발 제자리

CHAPTER 02 | 뉴욕스타일 살사의 실제 **111**

뉴욕스타일 6박때 남성은 왼발이 한걸음 '앞'으로 움직이는데, 오픈 브레이크 때는 반대로 한걸음 '뒤'로 간다. 여성의 6박은 '오른발 한걸음 뒤'이므로 결국 오픈 브레이크 때는 남녀 모두 뒤로 움직이게 되어 마주 잡은 손끼리 걸려 그 반발력으로 몸이 스프링처럼 앞으로 당겨진다.

온투에서는 오픈 브레이크만 따로 쓰는 경우는 거의 없다. 접속어 없이 쉼표만 있는 꼴이니까. 패턴 사이사이나 CBL과 함께 쓰이게 된다.

> **TIP**
> 실제 패턴의 예: (127쪽, 내추럴 턴(=스팟 턴 편 참조)

> **TIP**
> 클로즈드 포지션으로 CBL을 시작했으면 '4박' 때 여성의 견갑골에 놓여있던 오른손을 놓아서 여성을 보내준다. 그러면 관성의 법칙에 의해서 여성이 자연스럽게 오픈이 된다.

11 아웃사이드 턴(Outside turn)
SALSA

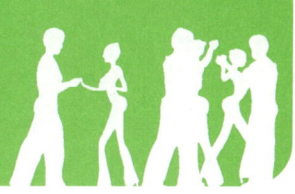

아웃사이드 턴은 '이동하는 우회전'으로, 인사이드 턴(이동하는 좌회전)의 반대되는 개념이다. 턴 타이밍은 우회전 때와 동일하게 2박에서 회전을 시작해서 5박에 회전을 마치게 된다.

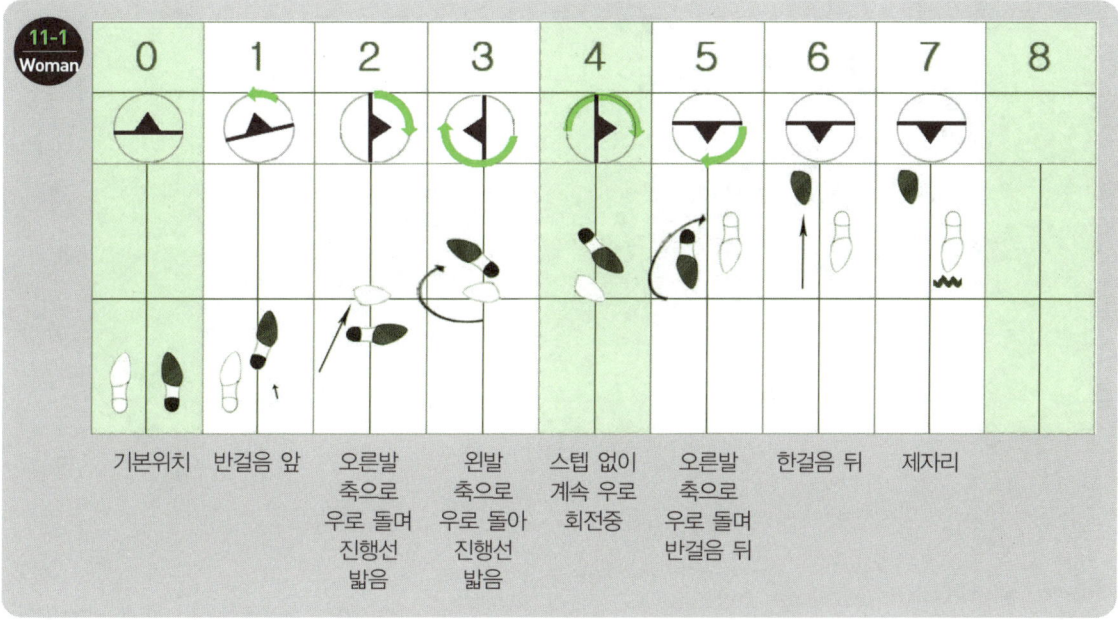

CHAPTER 02 | 뉴욕스타일 살사의 실제 113

TIP 실제 아웃사이드 턴의 스텝은 댄서에 따라서 매우 다양하게 표현되는데 트래벌링 턴의 기본을 따라 아래 족형도의 90도의 배수로 표현된 움직임의 변형으로 생각하면 편하다.

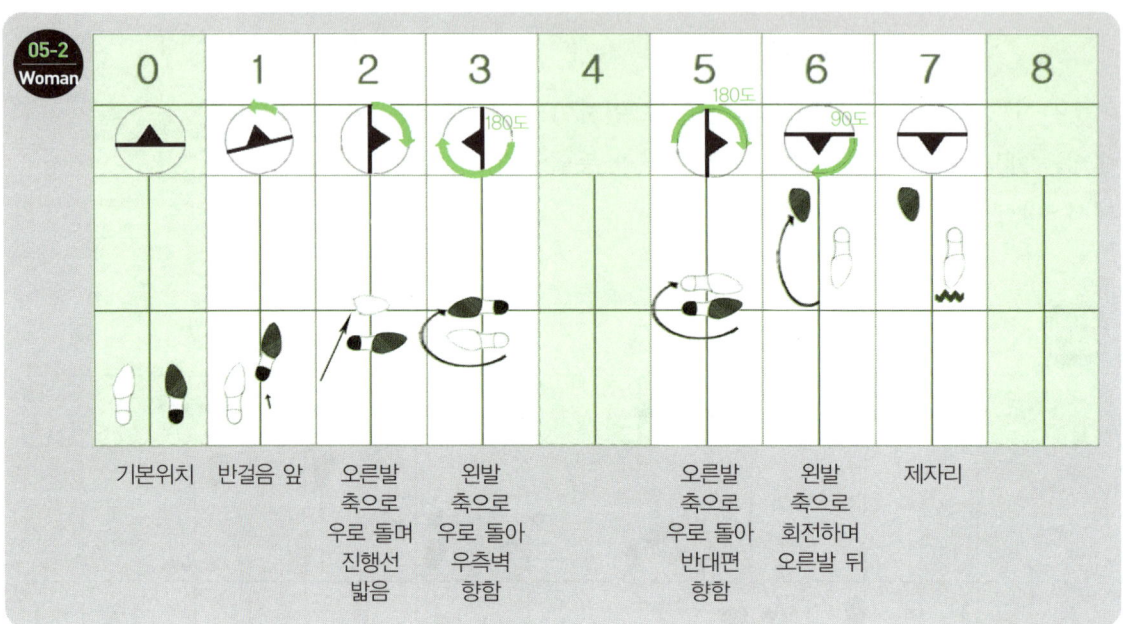

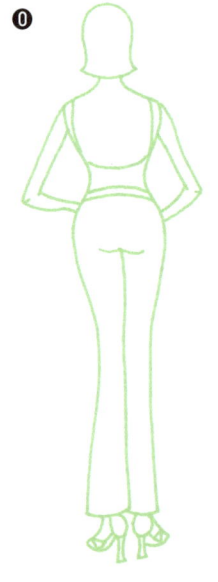

❶ 준비자세

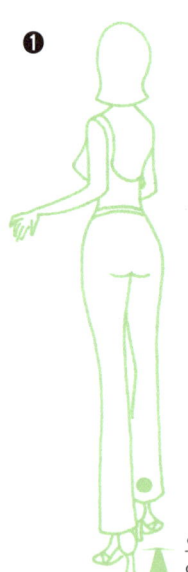

❶ 오른발 반걸음 앞으로 나가며 준비(푸시)

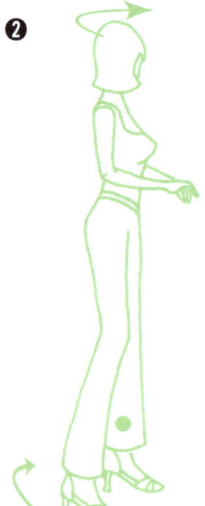

❷ 오른발 축으로 우로 돌며 왼발이 진행선 밟음

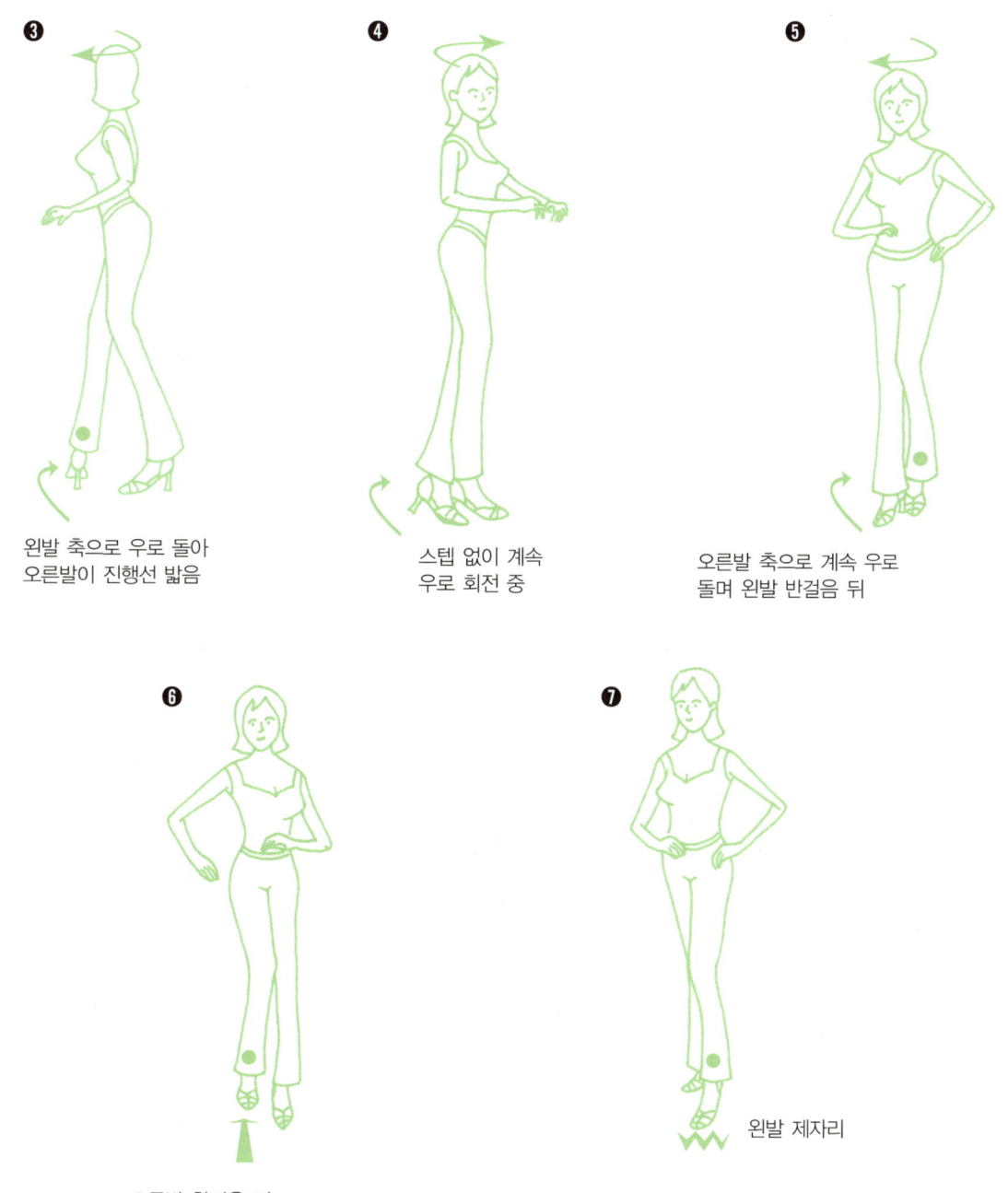

결과적으로 한 바퀴 반(1.5바퀴)을 오른쪽으로 돌면서 이동하게 된다.

〈파트너와 함께〉

아웃사이드 턴의 패턴은 매우 다양한데 가장 전형적인 패턴을 예로 들었다. 남성의 전체 스텝은 CBL 때와 동일하다.

5, 6, 7박 : CBL과 동일한 스텝이다.

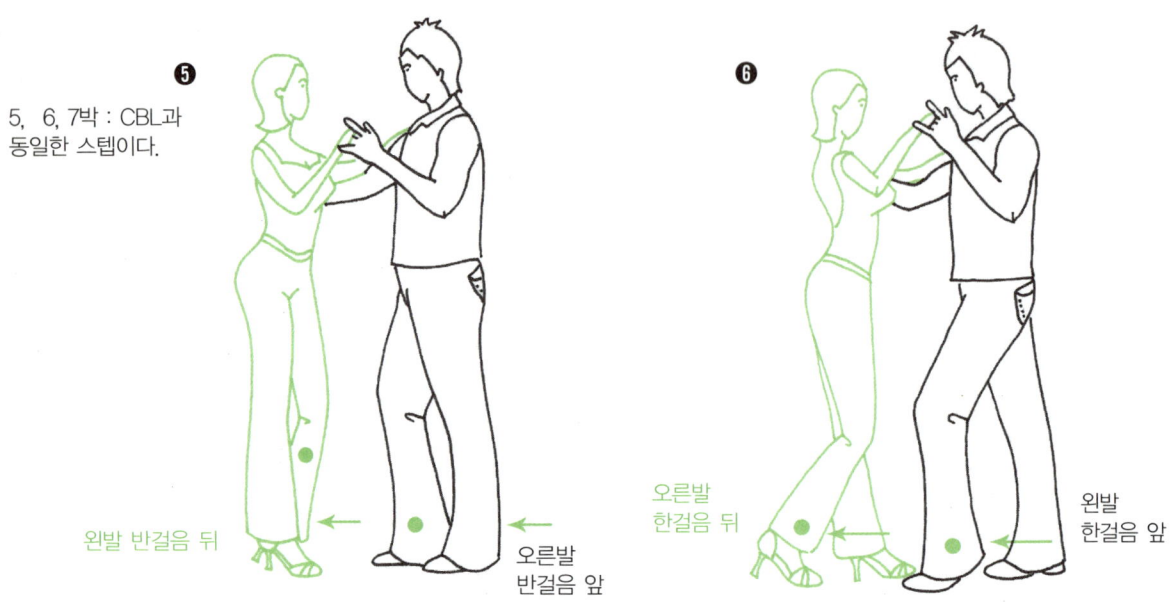

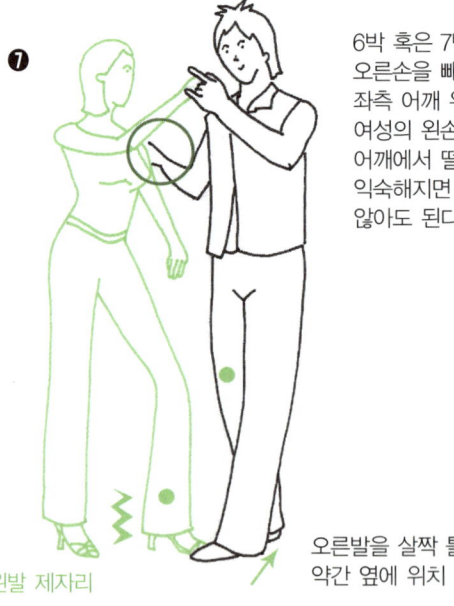

6박 혹은 7박에 남성은 오른손을 빼서 여성의 좌측 어깨 위로 손을 올려주어 여성의 왼손이 남성의 어깨에서 떨어지게 해준다. 익숙해지면 오른손을 사용하지 않아도 된다(118쪽, TIP 참조).

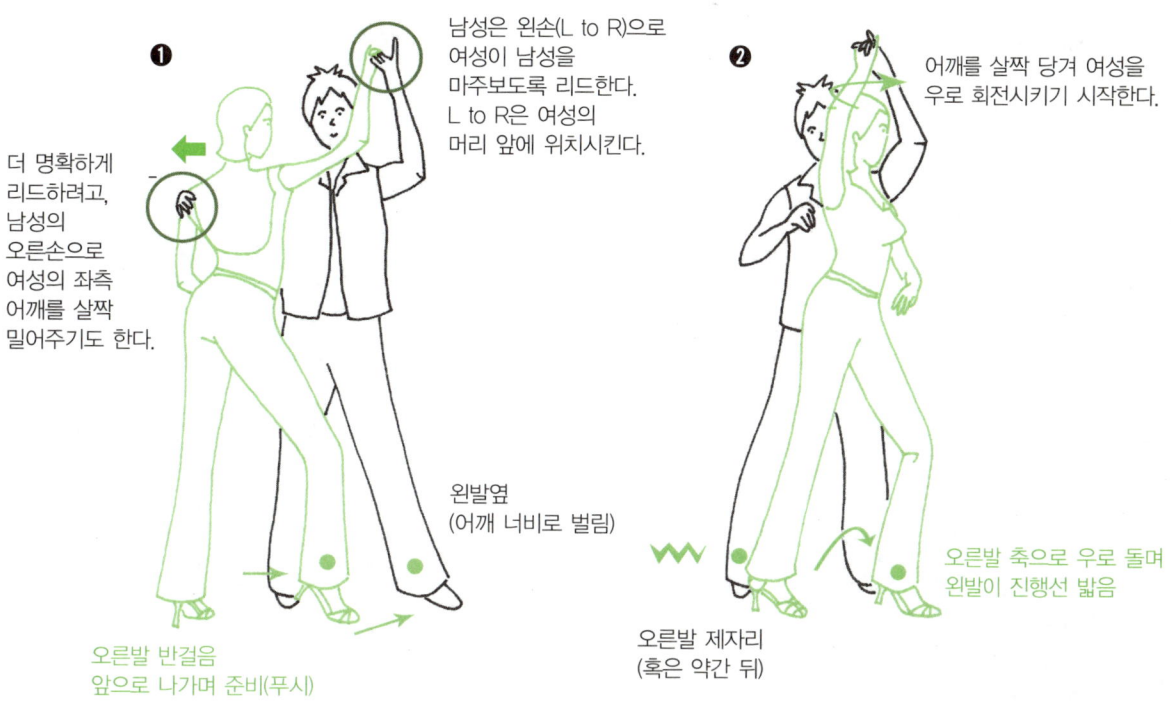
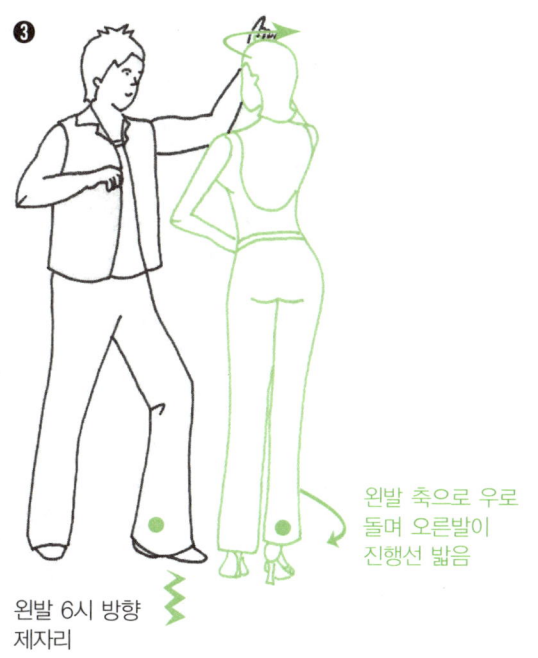
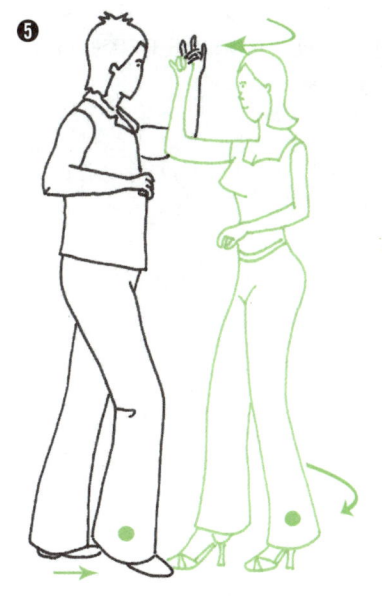

CHAPTER 02 | **뉴욕스타일 살사의 실제** 117

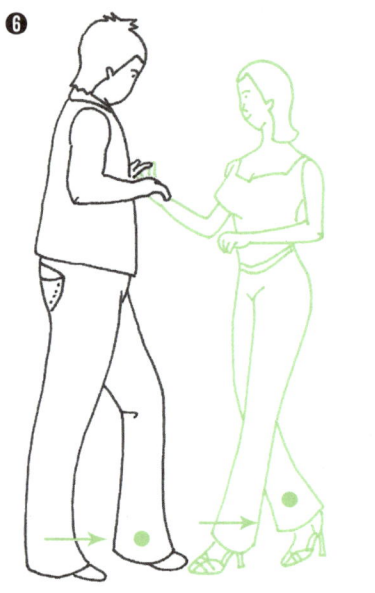

❻ 왼발 한걸음 앞　　오른발 한걸음 뒤

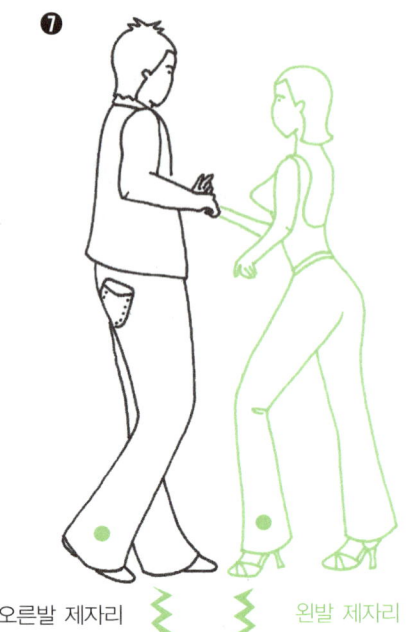

❼ 오른발 제자리　　왼발 제자리

> **TIP**
> **남성이 여성의 어깨에 손을 올려주는 이유**
> 1. 홀딩상태에서 그대로 아웃사이드 턴을 하면 여성의 어깨가 꺾여버리게 되기 때문이다.
> 2. 아웃사이드 턴을 리드할 때, 초보 여성은 무조건 인사이드 턴만 하려는 경향이 있는데 이를 방지하는 효과도 있다.

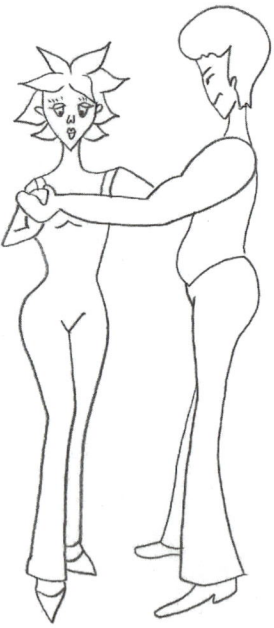

❶ 홀딩상태에서 아웃사이드 턴을 리드하고 있다

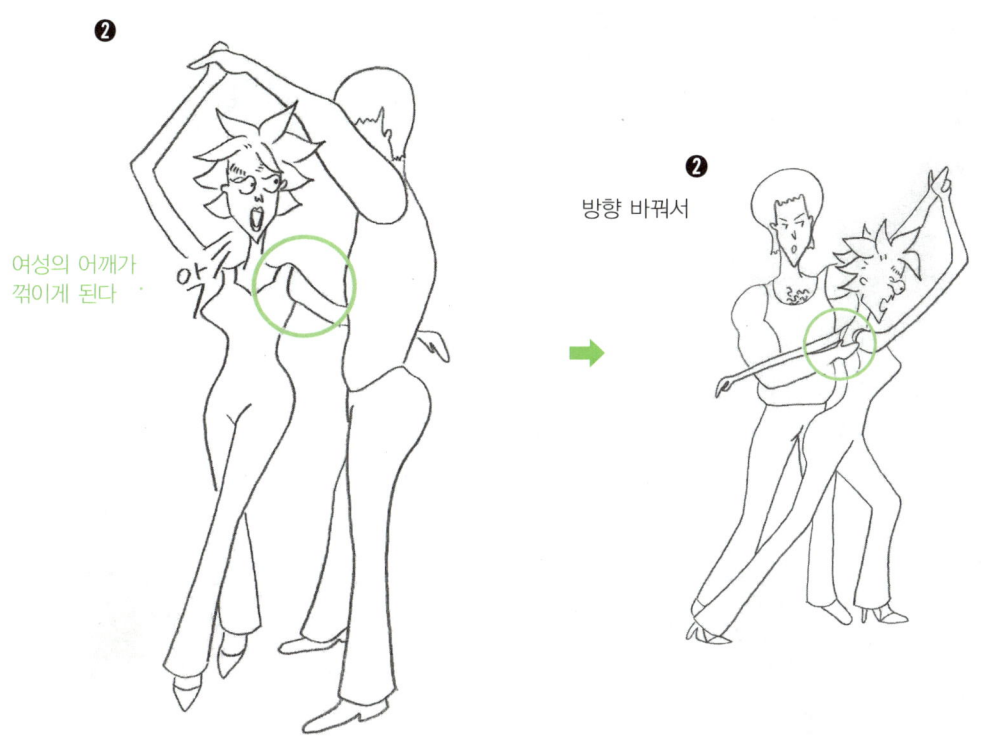

12 SALSA 인사이드 프리 스핀(Inside Free Spin)

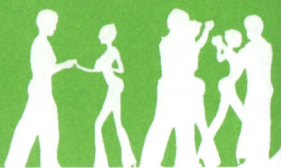

인사이드 프리 스핀은 남성이 인사이드 턴을 리드하다가 마주 잡은 손을 놓아 여성이 혼자서 좌로 회전하며 진행하여 결국, 여성 홀로 인사이드 턴을 마무리 하는 동작이다. 하지만 여성만 잘해서 되는 것이 아니고 남성 역시 정확하게 박자에 맞추어 리드를 해주어야 한다.

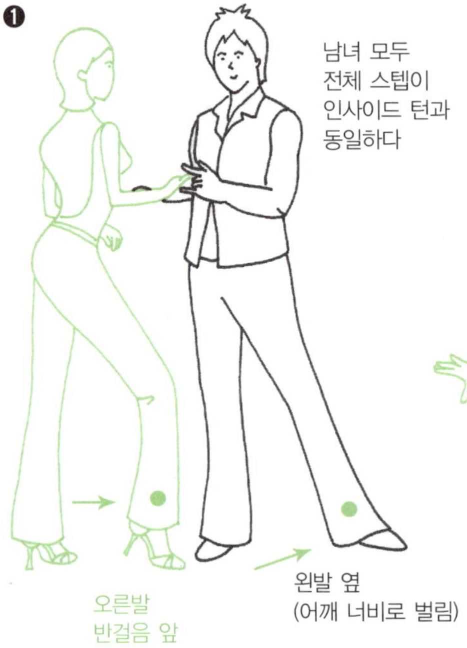

❶ 남녀 모두 전체 스텝이 인사이드 턴과 동일하다

오른발 반걸음 앞

왼발 옆 (어깨 너비로 벌림)

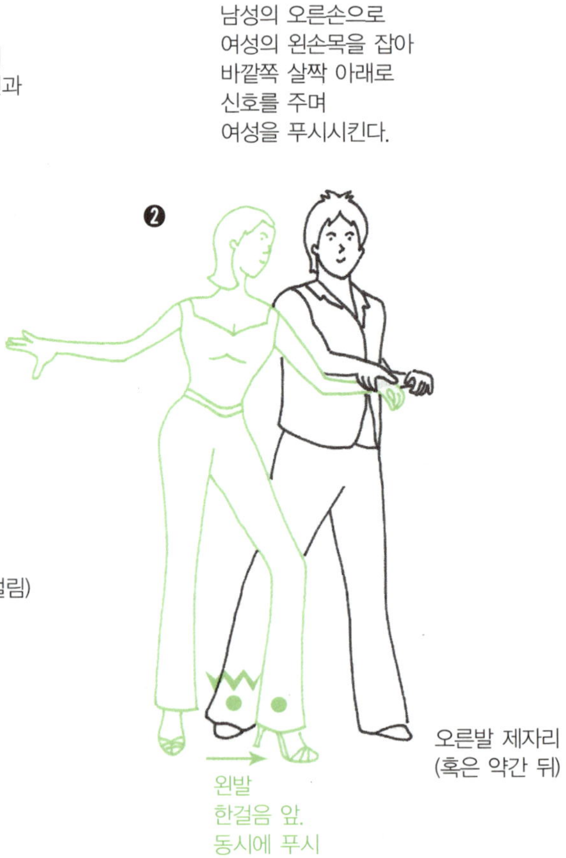

남성의 오른손으로 여성의 왼손목을 잡아 바깥쪽 살짝 아래로 신호를 주며 여성을 푸시시킨다.

❷

왼발 한걸음 앞. 동시에 푸시

오른발 제자리 (혹은 약간 뒤)

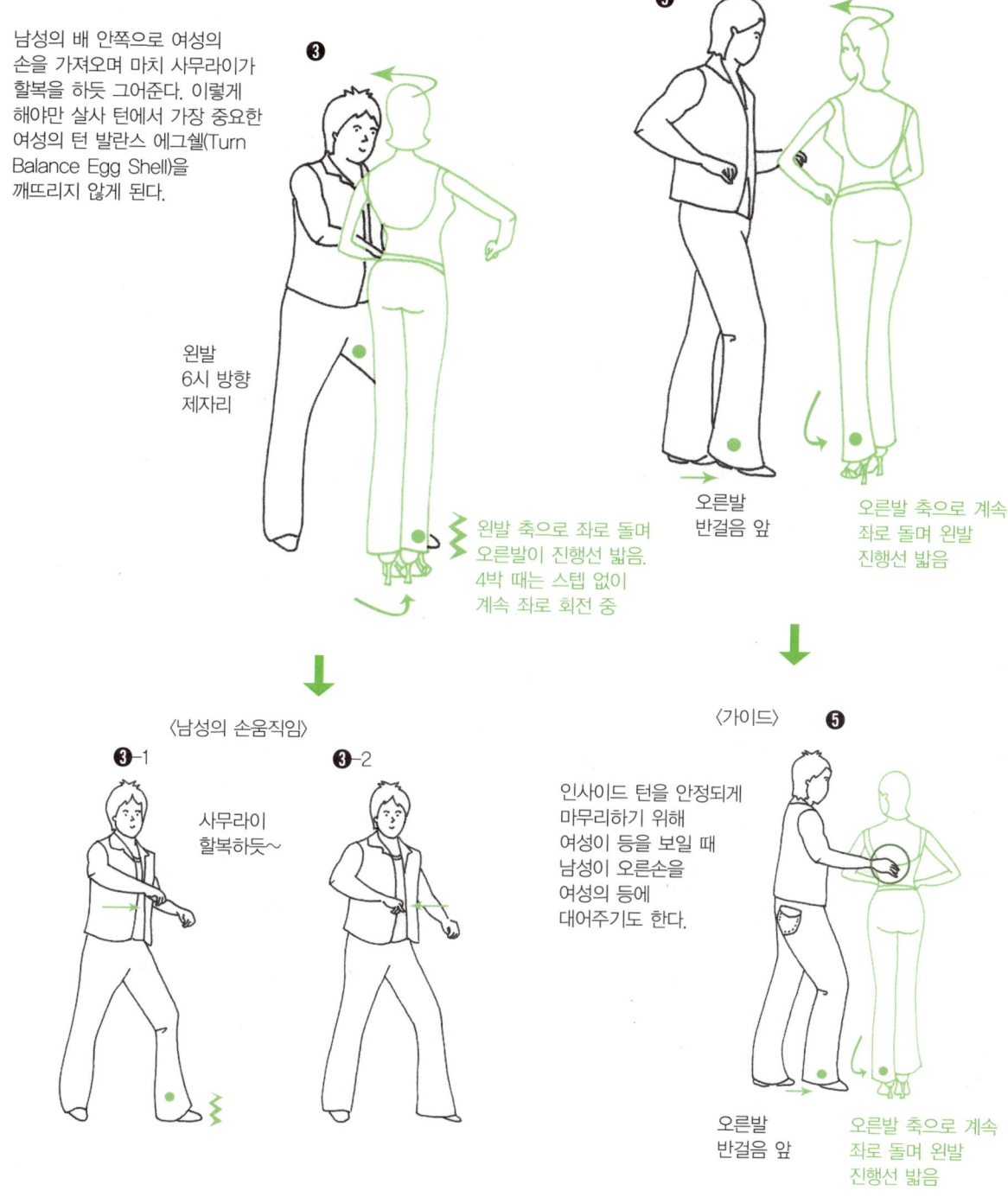

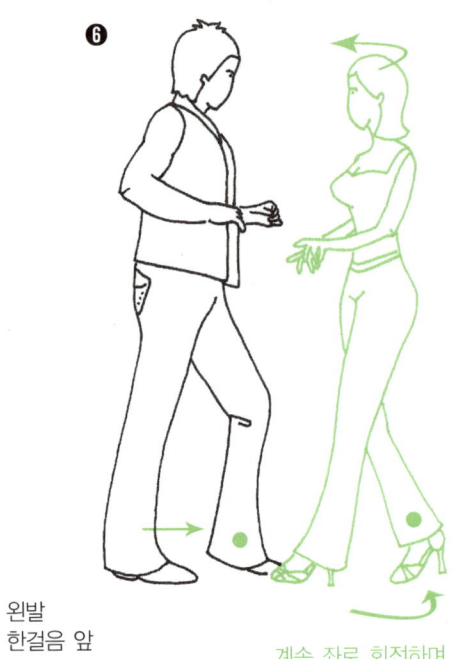

❻
왼발
한걸음 앞

계속 좌로 회전하며
오른발 한걸음 뒤

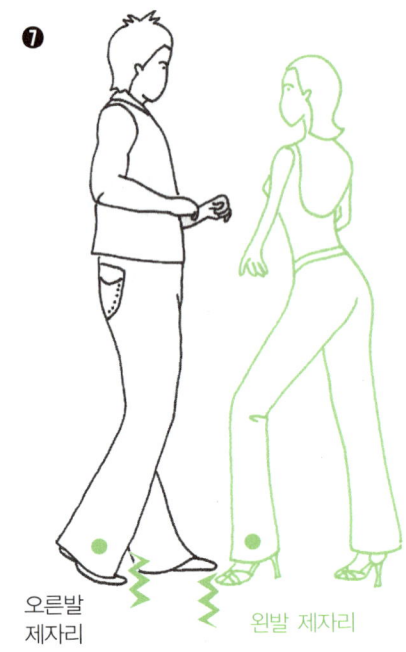

❼
오른발 제자리   왼발 제자리

⬇ 〈가이드〉

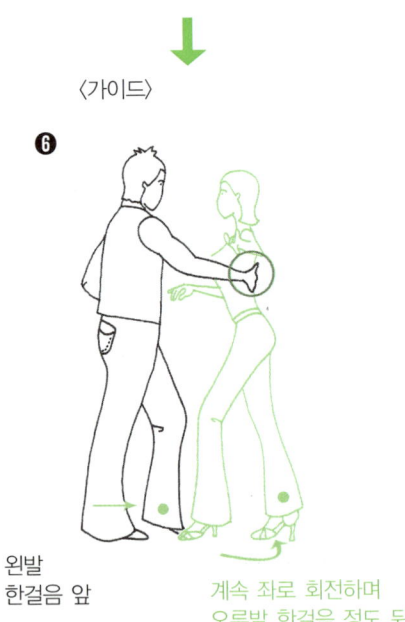

❻
왼발
한걸음 앞

계속 좌로 회전하며
오른발 한걸음 정도 뒤

⬇ 〈가이드〉

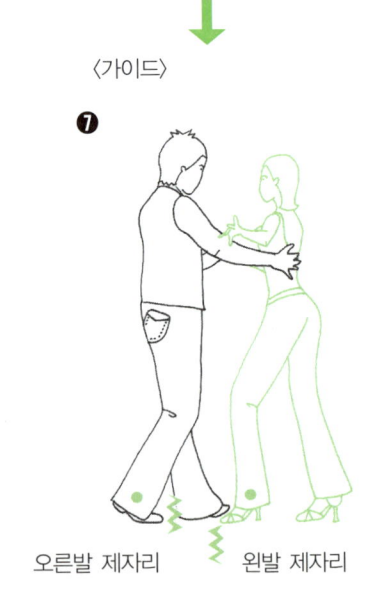

❼
오른발 제자리   왼발 제자리

> **TIP**
> **턴 발란스 에그쉘(Turn Balance Eggshell)**
> 여성의 프레임과 몸의 발란스가 계란 껍질처럼 타원체를 그리고 있어야 바른 자세이다. 여성이 계란껍질 안에 서있다고 생각하면 이해가 편하다.

> **TIP**
> 이 라인을 지켜주어야 여성의 정확한 프리 스핀을 리드할 수 있다.

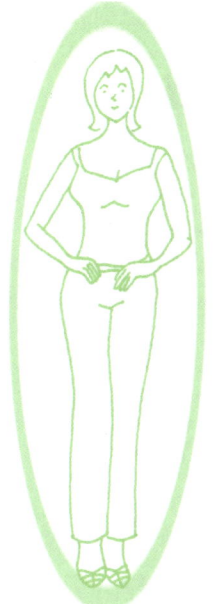 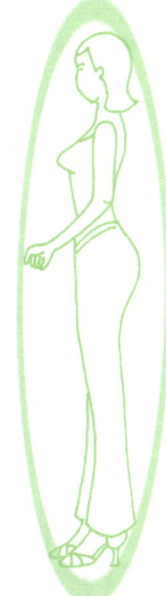

❶
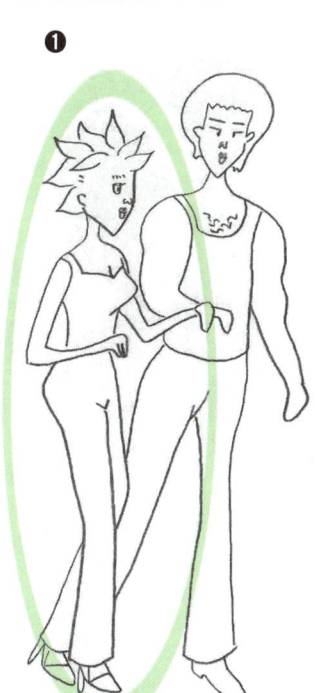

여성의 주위에 가상의 에그쉘을 상상하며 그것을 침범하거나 벗어나지 않도록 하여, 에그쉘을 깨지 않도록 동작을 한다.

❷
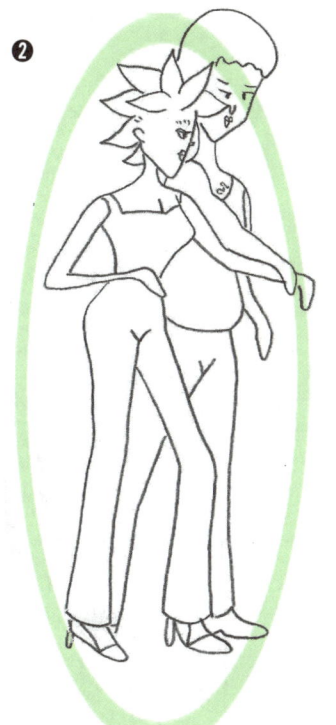

❸
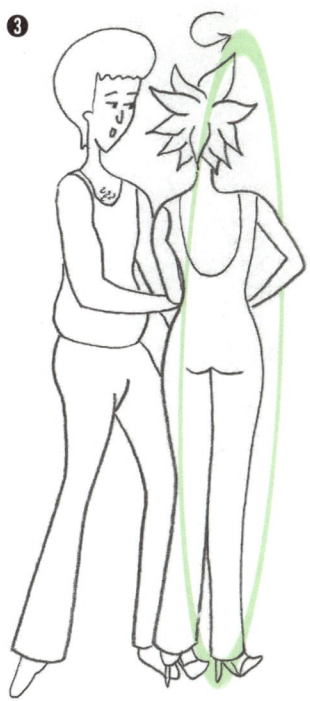

❺
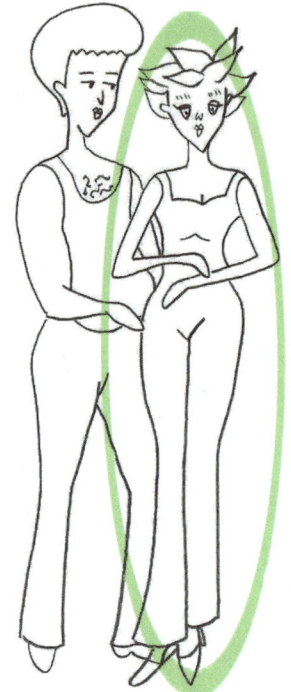

❻
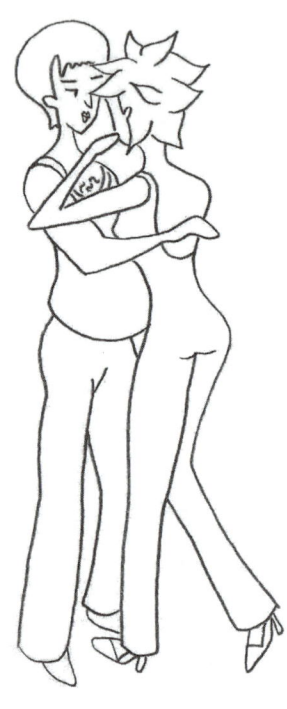

❼
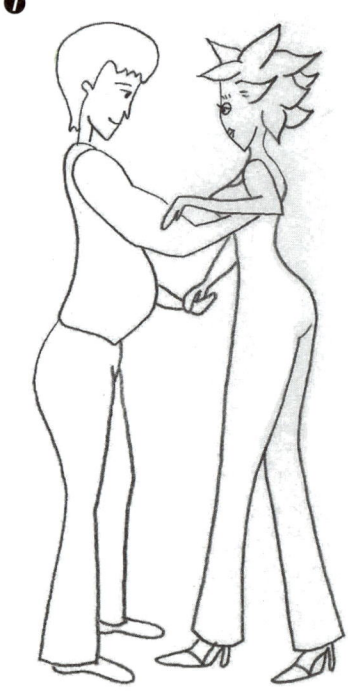

> **TIP**
> 이 라인을 정확히 따라가다 보면 남성은 마치 사무라이가 할복을 하는 자세처럼 된다. 자기 배를 갈라서 여성을 아름답게 만드는 살세로의 비애~~흑흑.

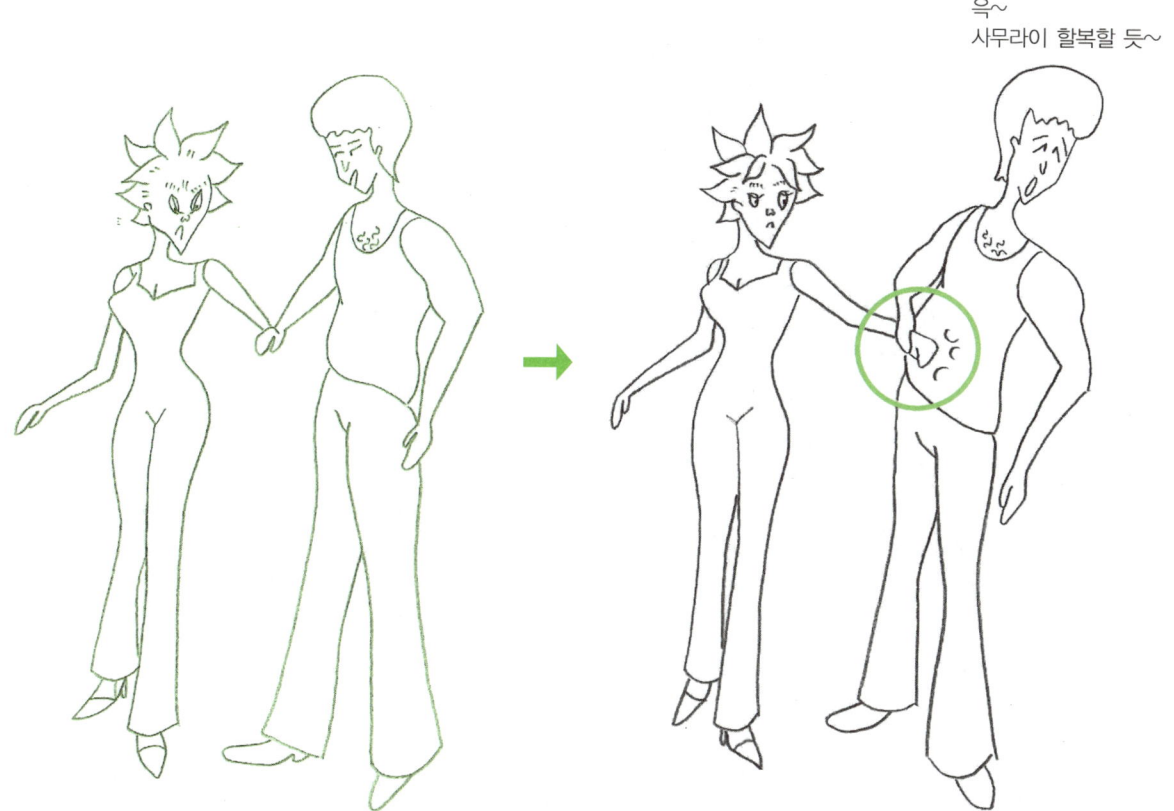

윽~
사무라이 할복할 듯~

> **TIP**
> 에그쉘이 깨지면 부정확한 리드가 된다.

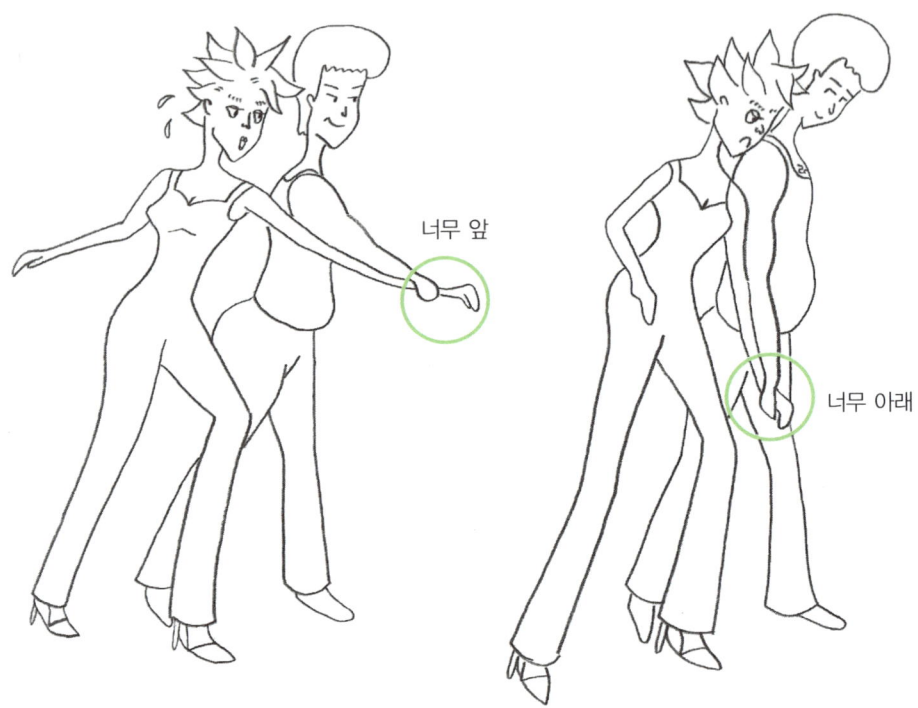

너무 앞

너무 아래

> **TIP**
> 턴에 자신이 있는 여성들 중 남성이 텐션을 줄 때 자기 스스로 그냥 돌아버리는 경우가 있는데 어떤 경우든 여성은 남성의 텐션을 무시하고 스스로 회전하려고 하면 안된다. 2박 때 여성은 푸시를 하여 턴 반대 방향으로 텐션이 걸려 반작용이 작용하도록 해야 한다. 이때 반대 텐션이 걸리지 않고 그냥 돌아버리면, 남성은 '허공에 노를 젓듯…' 허무한 기분을 느끼게 된다. 여성 또한 빠른 스피드의 턴을 돌 수 없게 된다.

13 내추럴 턴(Natural Turn)(=스팟 턴, Spot Turn)

SALSA

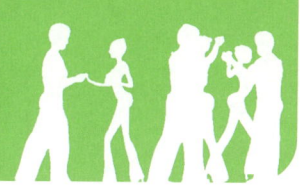

이번에 다루는 동작은 가장 황홀하다는 내추럴 턴(=스팟 턴)이다.

내추럴 턴은 남녀가 함께 시계방향으로 회전하는 것으로 스텝도 매우 중요하지만 텐션과 원심력이 더욱 중요하다.

지금까지 배운 대부분의 동작이 '직선'움직임인데 반해, 이 스팟 턴과 곧 배울 휘핑Whipping은 '직선움직임과 곡선움직임이 섞인 동작'이다. 물론, 이전에 배운 우회전, 좌회전 등도 회전이 있긴 하지만 그것은 직선내의 회전 움직임이다.

연습

간단한 연습을 통해 스팟 턴의 가장 중요한 원리를 살펴보자. 서로의 원심력을 이용하여 회전한다는 것이 중요하다.

❶ 파트너와 양손을 마주 잡고 돌아본다. (호호, 하하 웃으며~)여기서는 시계방향으로 돌았는데 반시계방향이라도 상관없다.

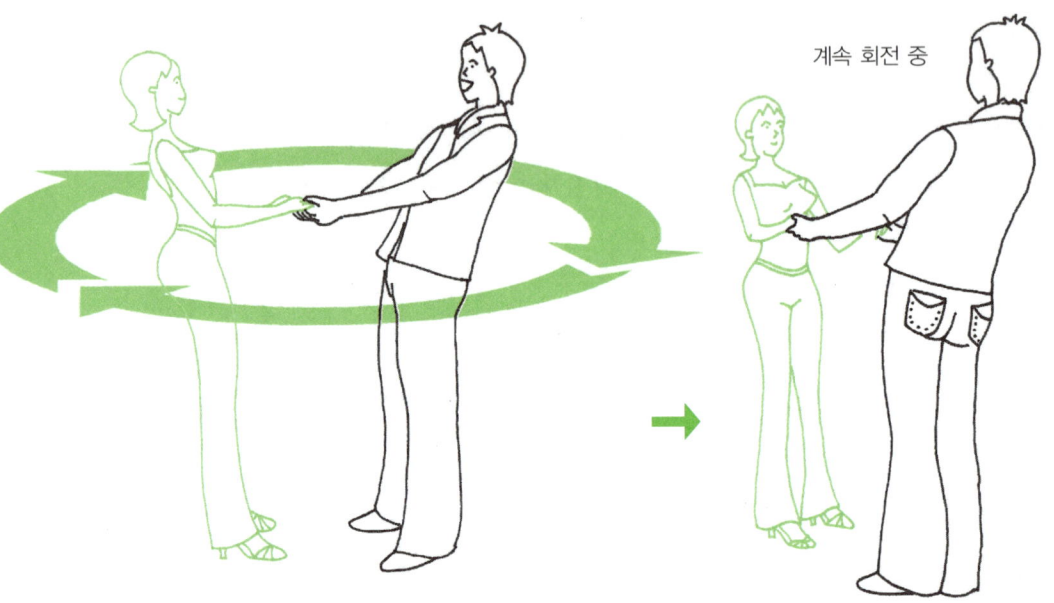

계속 회전 중

❷ 이어서 양손으로 서로 홀딩을 한채로 돌아본다.

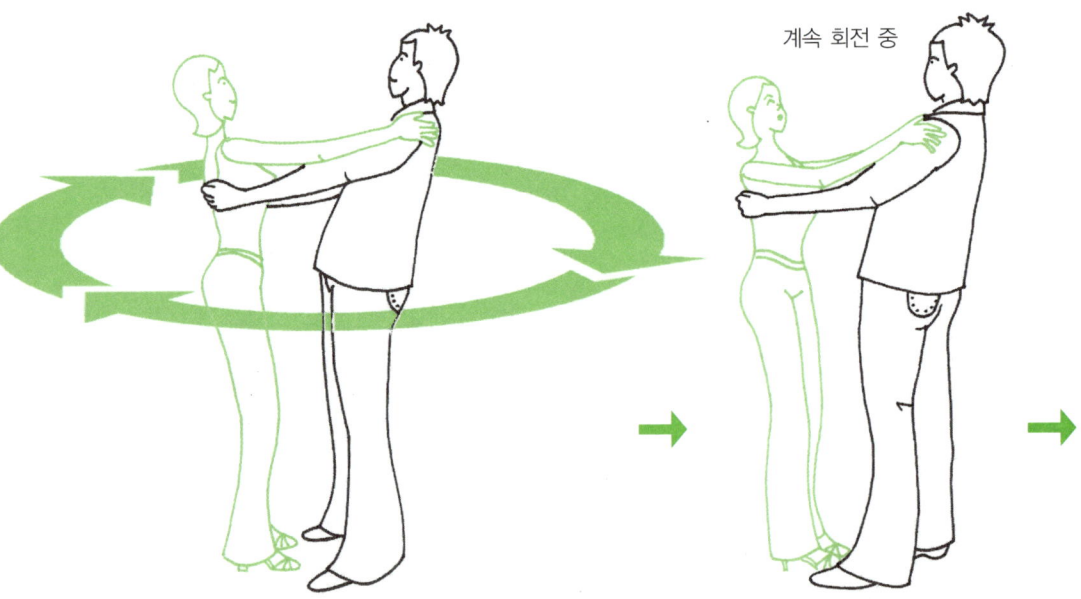

계속 회전 중

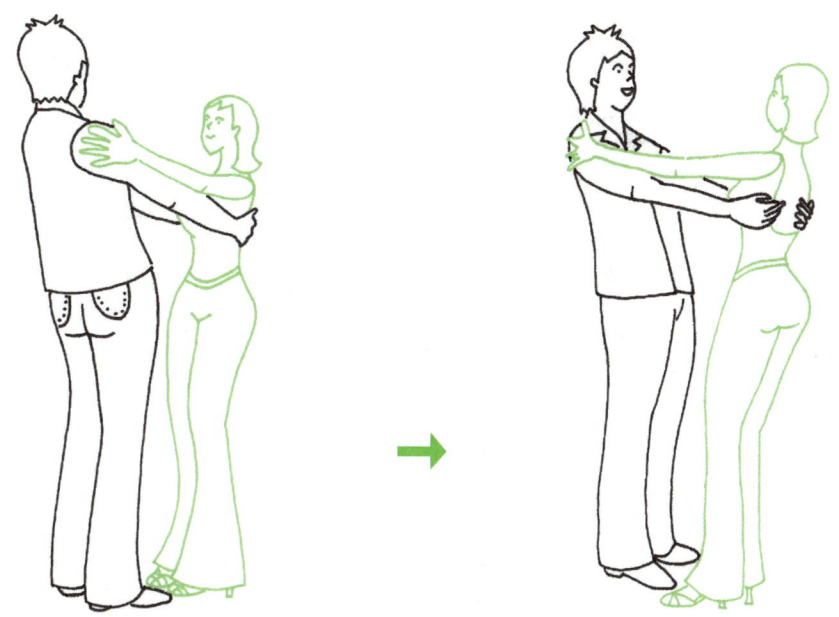

❸ 이번에는 남성의 왼손과 여성의 오른손을 놓고 돌아본다. 비록 손을 놓았지만 이때도 위의 연습들과 똑같이, 가슴이 서로 벌어지지 않고 마주 본 채로 돌도록 주의한다.

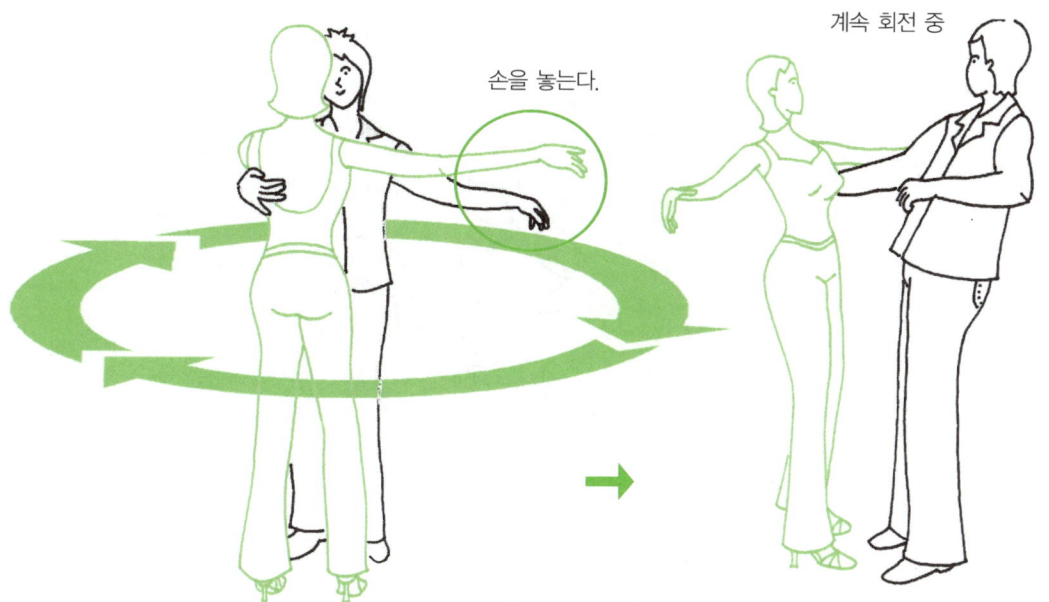

모든 연습에서 동일한 원심력을 느낄 수 있어야 한다.

⟨파트너와 함께⟩

스팟 턴의 종류도 다양한데, 그 중 가장 화려하고, 가장 많이 사용하는 오픈 브레이크에 이은 360도 스팟 턴을 살펴보자.

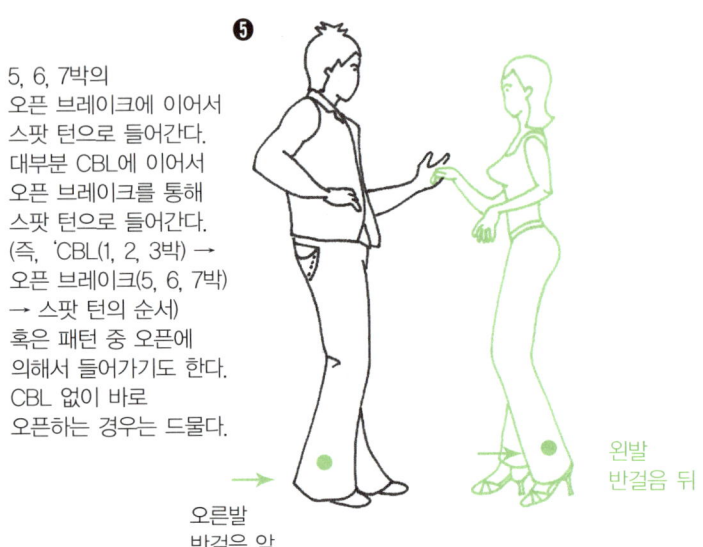

5, 6, 7박의 오픈 브레이크에 이어서 스팟 턴으로 들어간다. 대부분 CBL에 이어서 오픈 브레이크를 통해 스팟 턴으로 들어간다. (즉, 'CBL(1, 2, 3박) → 오픈 브레이크(5, 6, 7박) → 스팟 턴'의 순서) 혹은 패턴 중 오픈에 의해서 들어가기도 한다. CBL 없이 바로 오픈하는 경우는 드물다.

왼발 반걸음 뒤
오른발 반걸음 앞

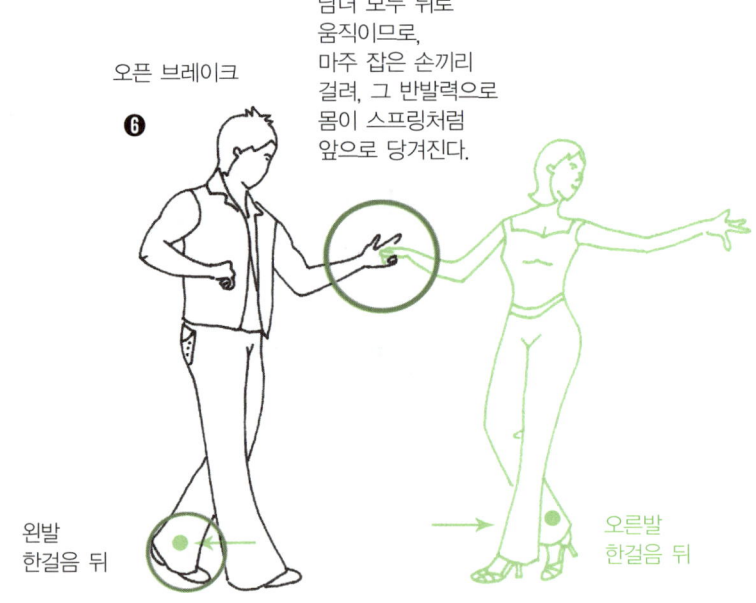

오픈 브레이크

남녀 모두 뒤로 움직이므로, 마주 잡은 손끼리 걸려, 그 반발력으로 몸이 스프링처럼 앞으로 당겨진다.

왼발 한걸음 뒤
오른발 한걸음 뒤

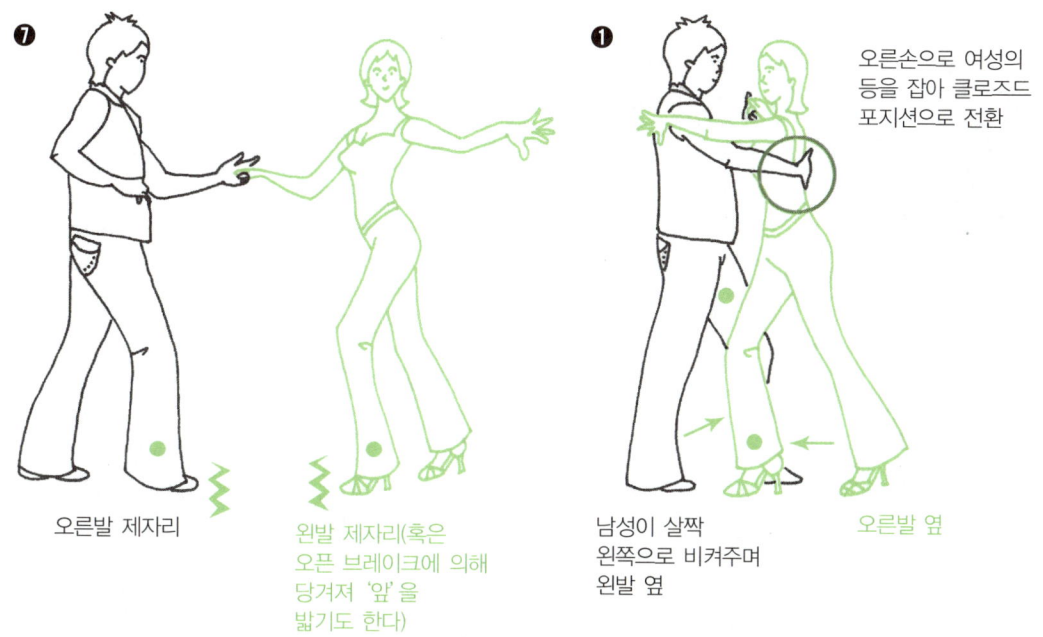

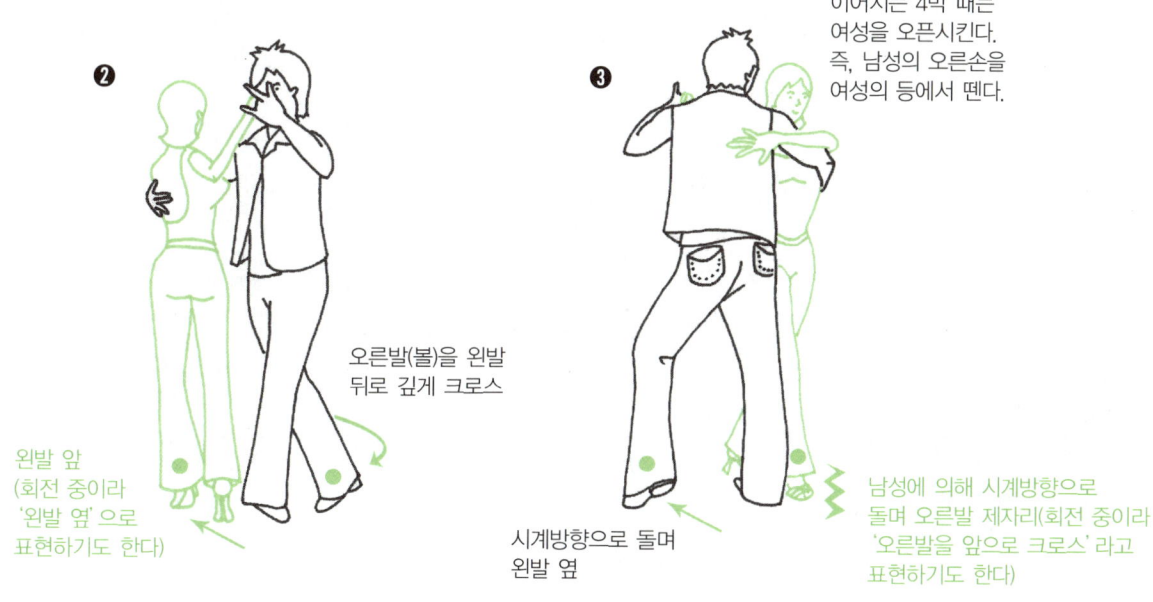

CHAPTER 02 | 뉴욕스타일 살사의 실제   131

5, 6, 7박 : 오픈 브레이크,
이어서 계속 스팟 턴을
반복하거나, 다른
패턴으로 들어간다.

❺

오른발을
앞으로 크로스

회전 마치며
왼발 반걸음 뒤

오픈 브레이크

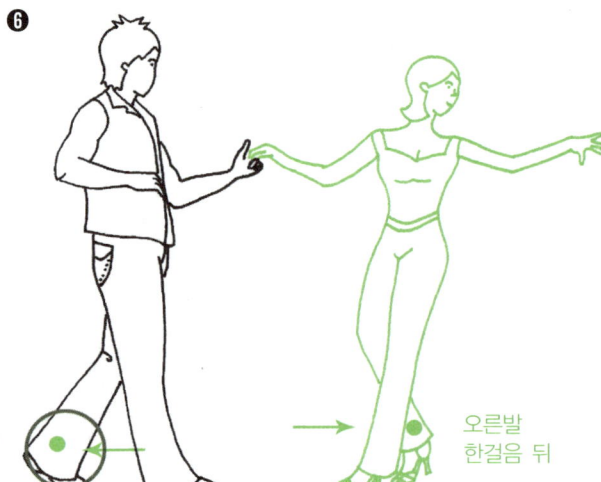

왼발 한걸음 뒤

오른발
한걸음 뒤

TIP
스팟 턴의 스텝은 매우 다양하며
어떤 스텝을 사용해도 좋으나, 회전
의 중심은 꼭 남녀의 가운데에 있
어야 한다는 것이 중요하다.

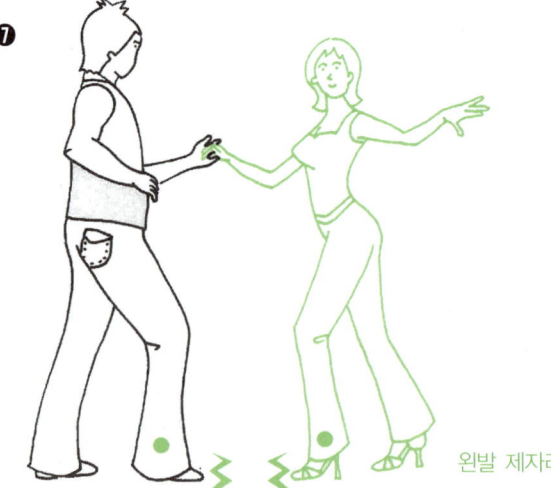

오른발 제자리

왼발 제자리

132

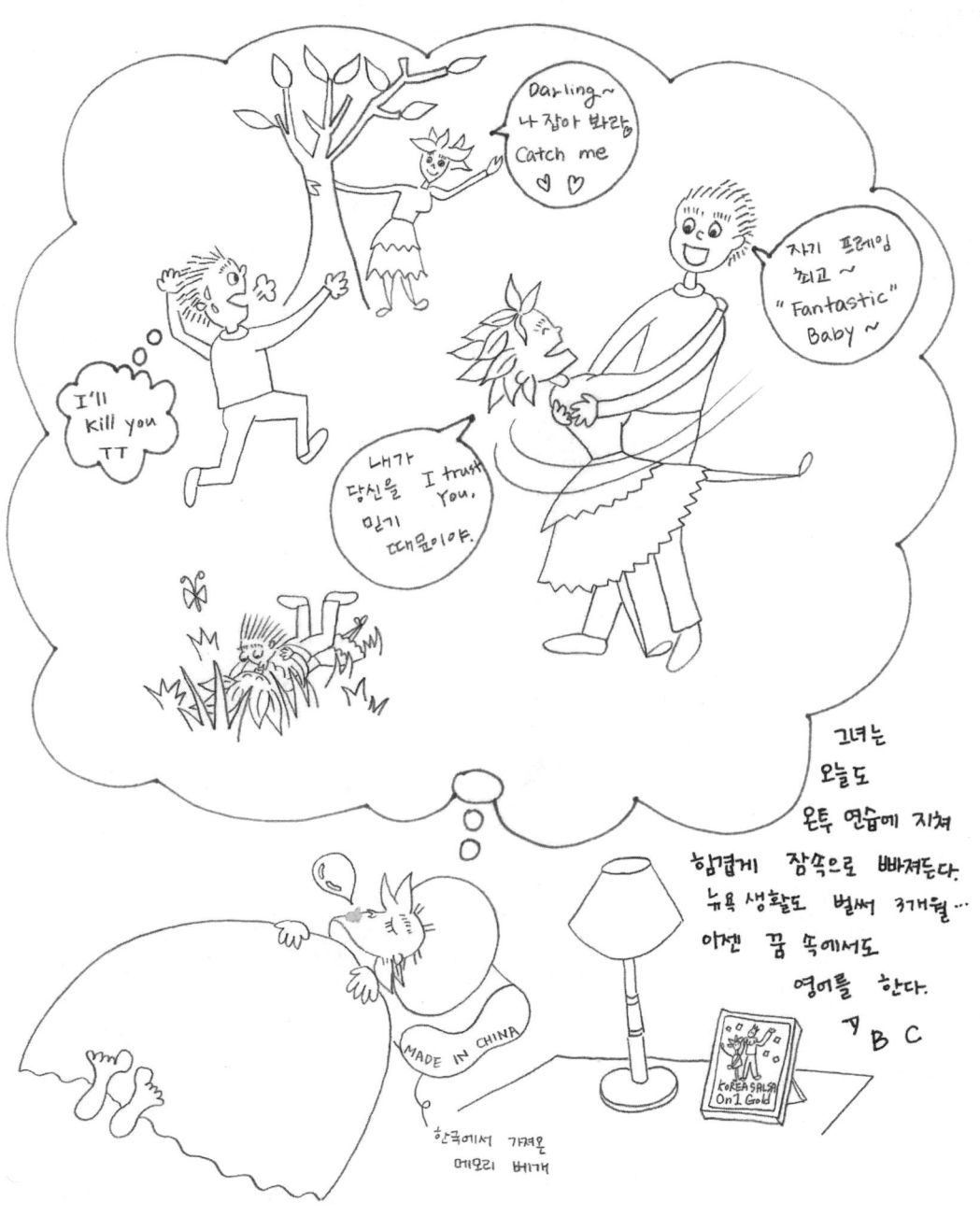

14 꿈비아 스텝(Cumbia Step)
SALSA

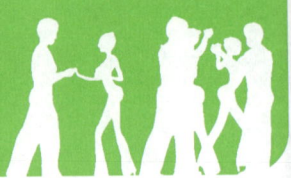

온원에서는 많이 쓰이는 동작으로 온투에서는 흔히 보기 어려운 동작이다. 그래서 온원을 배운 뒤 온투를 배우시는 분들에게 '뉴욕스타일엔 꿈비아가 있는가?' 하는 질문을 많이 받는다. 결론부터 이야기하자면 이론상으로는 가능한데 원래 온투에는 없던 동작이라 전형적인 꿈비아 동작은 실제로는 거의 사용되지 않았다. 하지만 살사는 상당히 자유로운 춤이라 최근에는 온투에서도 꿈비아와 유사한 동작을 구사하는 댄서도 점차 나오고 있다.

❺

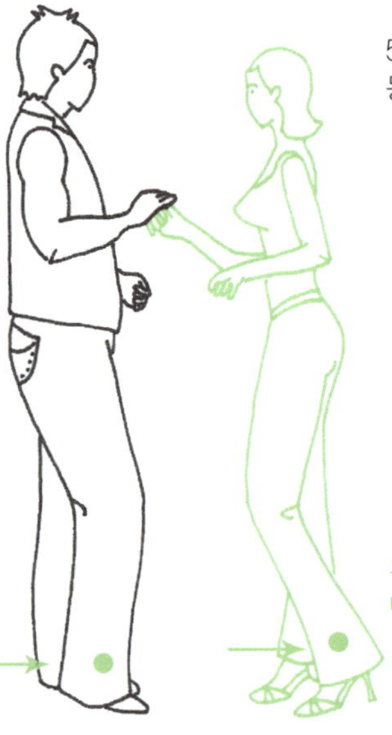

5, 6, 7박 : 오픈 브레이크 동작이다

왼발
반걸음 뒤

오른발
반걸음 앞

오픈 브레이크

❻

오른발
한걸음 뒤

왼발
한걸음 뒤

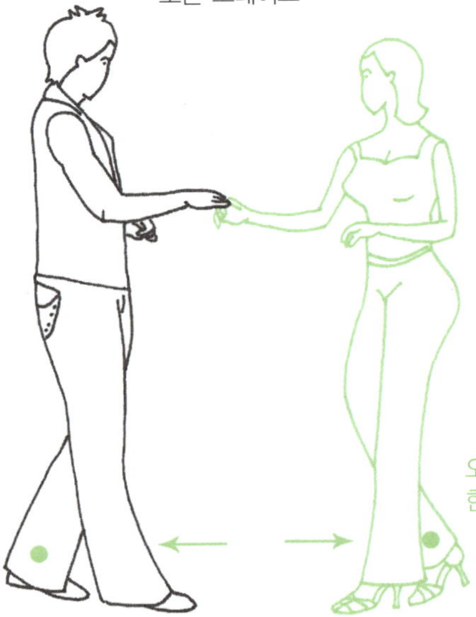

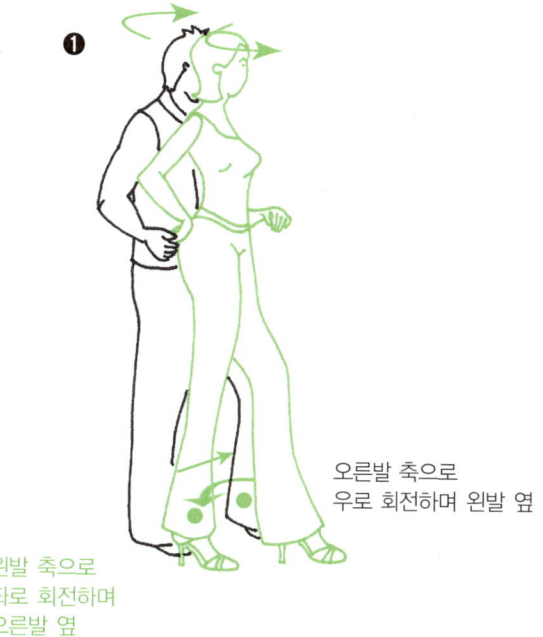

❶ 오른발 축으로
우로 회전하며 왼발 옆

왼발 축으로
좌로 회전하며
오른발 옆

이때 남성의 손목은
코파 패턴 때와 마찬가지로
오픈 브레이크 후 여성이
당겨져 오는 7박에 손목을
오른쪽으로 비틀어준다.

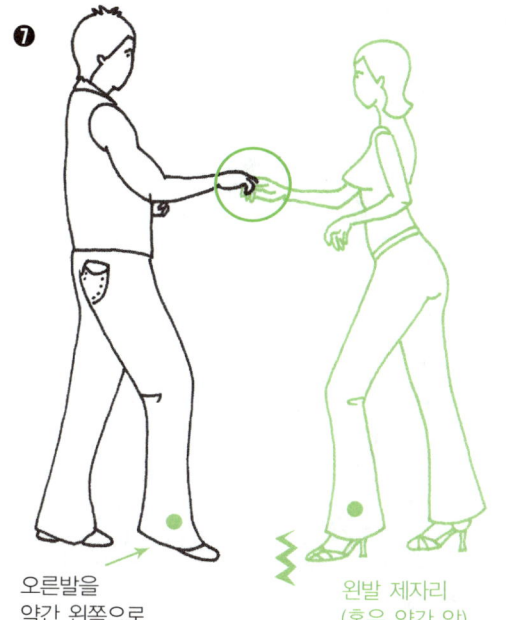

❼

오른발을
약간 왼쪽으로

왼발 제자리
(혹은 약간 앞)

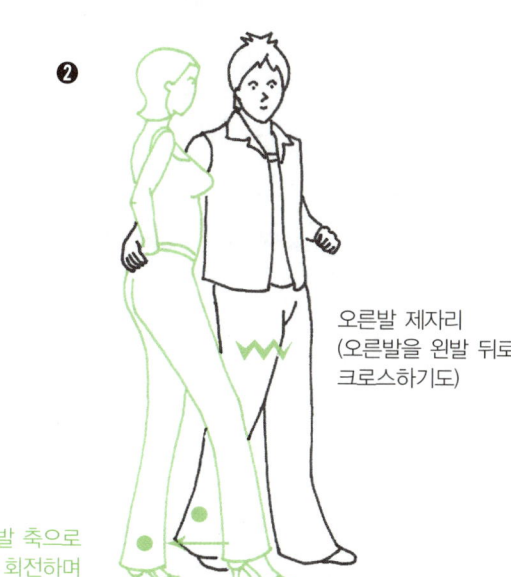

❷

오른발 제자리
(오른발을 왼발 뒤로
크로스하기도)

오른발 축으로
좌로 회전하며
왼발 한걸음 뒤

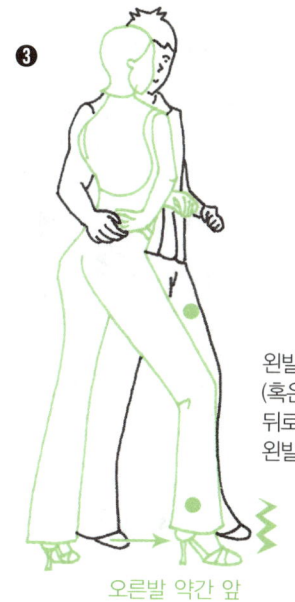

❸

왼발 제자리
(혹은 2박에 오른발을
뒤로 크로스한 경우는
왼발을 약간 오른쪽으로)

오른발 약간 앞

CHAPTER 02 | 뉴욕스타일 살사의 실제   135

❺

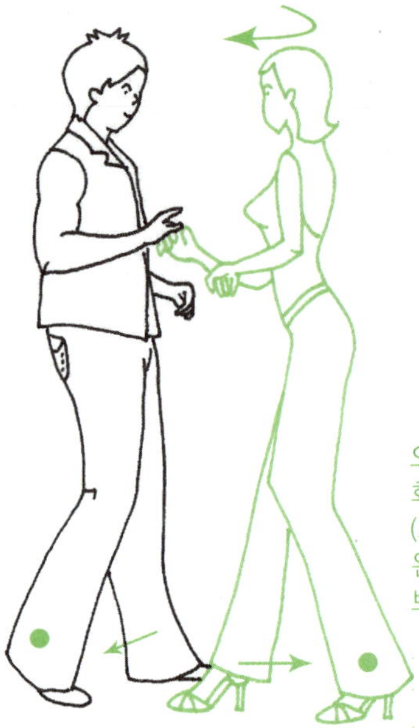

오른발 축으로 우로
회전하며 왼발 뒤
(회전하는 중이면
왼발 옆으로
보이기도 한다)

오른발 옆

❻ 오픈 브레이크

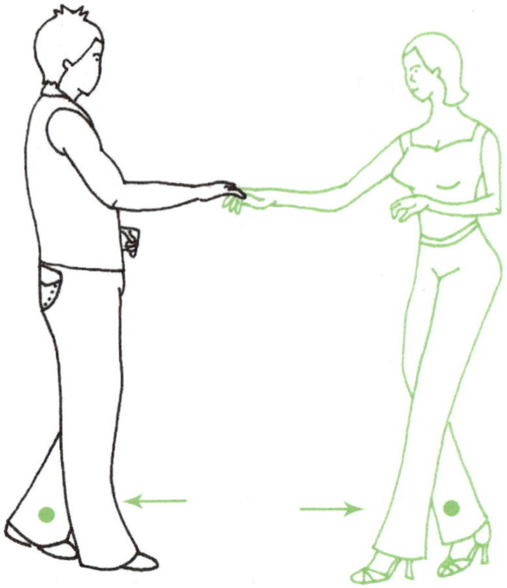

왼발
한걸음 뒤

오른발
한걸음 뒤

❼

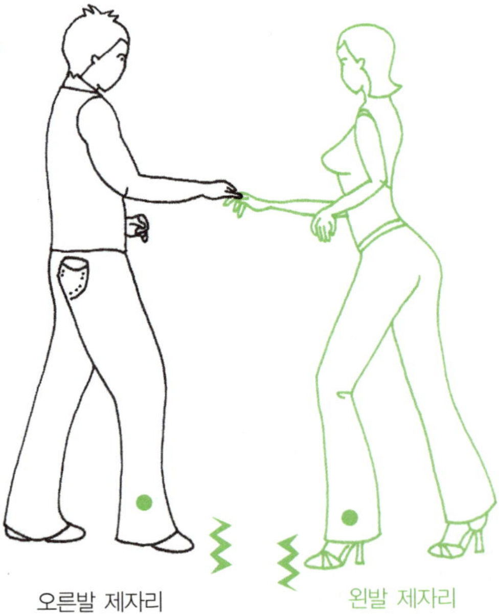

오른발 제자리   왼발 제자리

15 1과 ½ 좌회전(One and a Half Left Turn)
SALSA

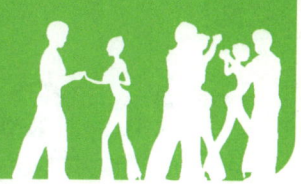

온원의 언더암 턴Under arm turn과 비슷한 동작으로(1권, 152쪽 참조) 꿈비아 턴Cumbia Turn이라고도 불린다. 인사이드 턴을 남성의 오른쪽으로 하는 것이라고 설명하기도 한다.

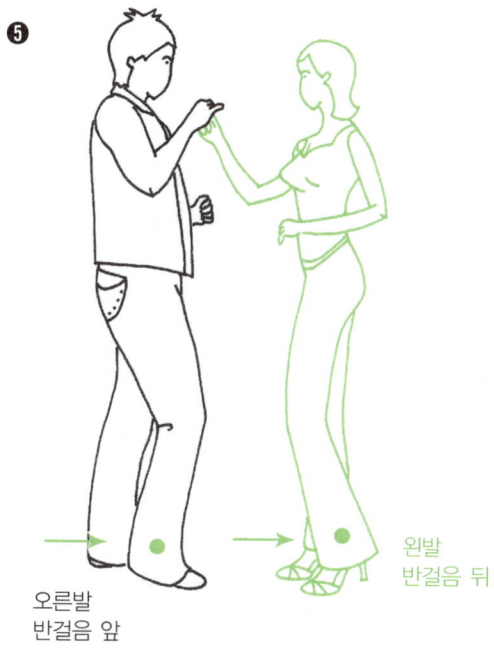

❺

오른발
반걸음 앞

왼발
반걸음 뒤

오픈 브레이크하며 마주 잡은 손을(R to R) 살짝 밀어 여성의 몸통이 우로 틀어지게 리드한다.

몸통이 우로 살짝 틀어져 좌로 회전할 준비가 된다.

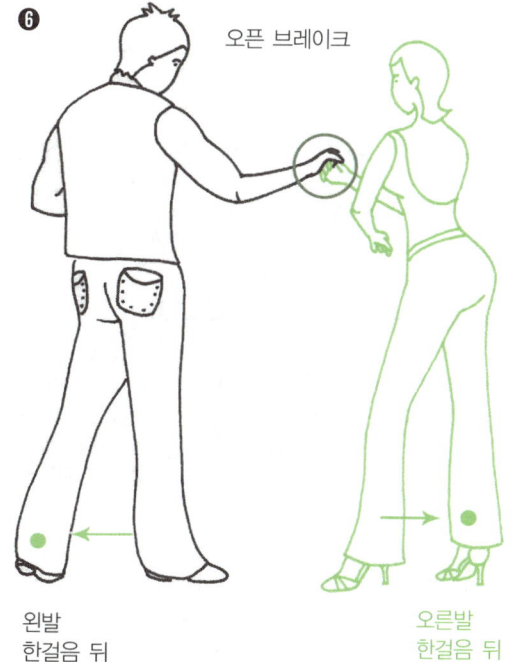

❻

오픈 브레이크

왼발
한걸음 뒤

오른발
한걸음 뒤

CHAPTER 02 | 뉴욕스타일 살사의 실제 **137**

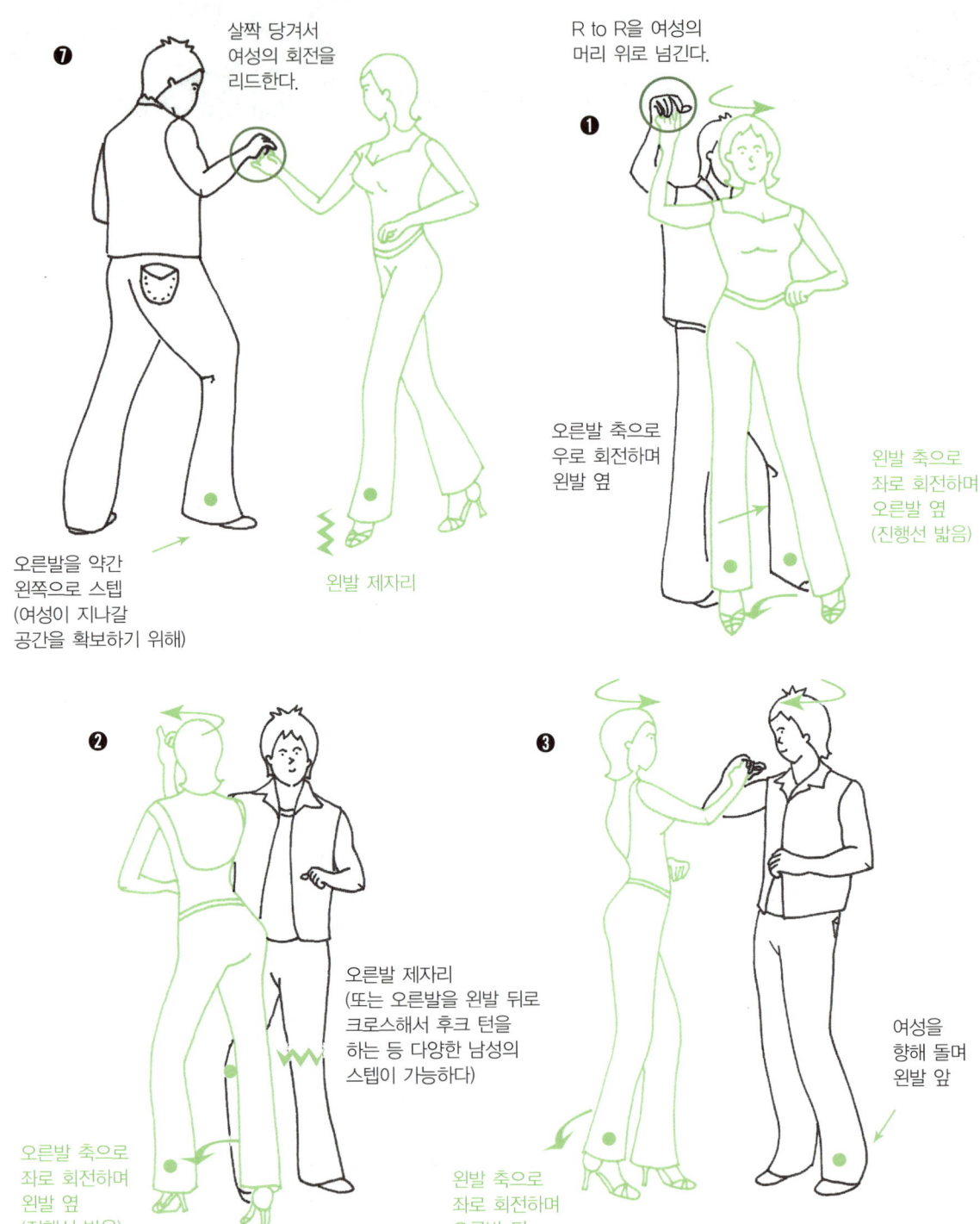

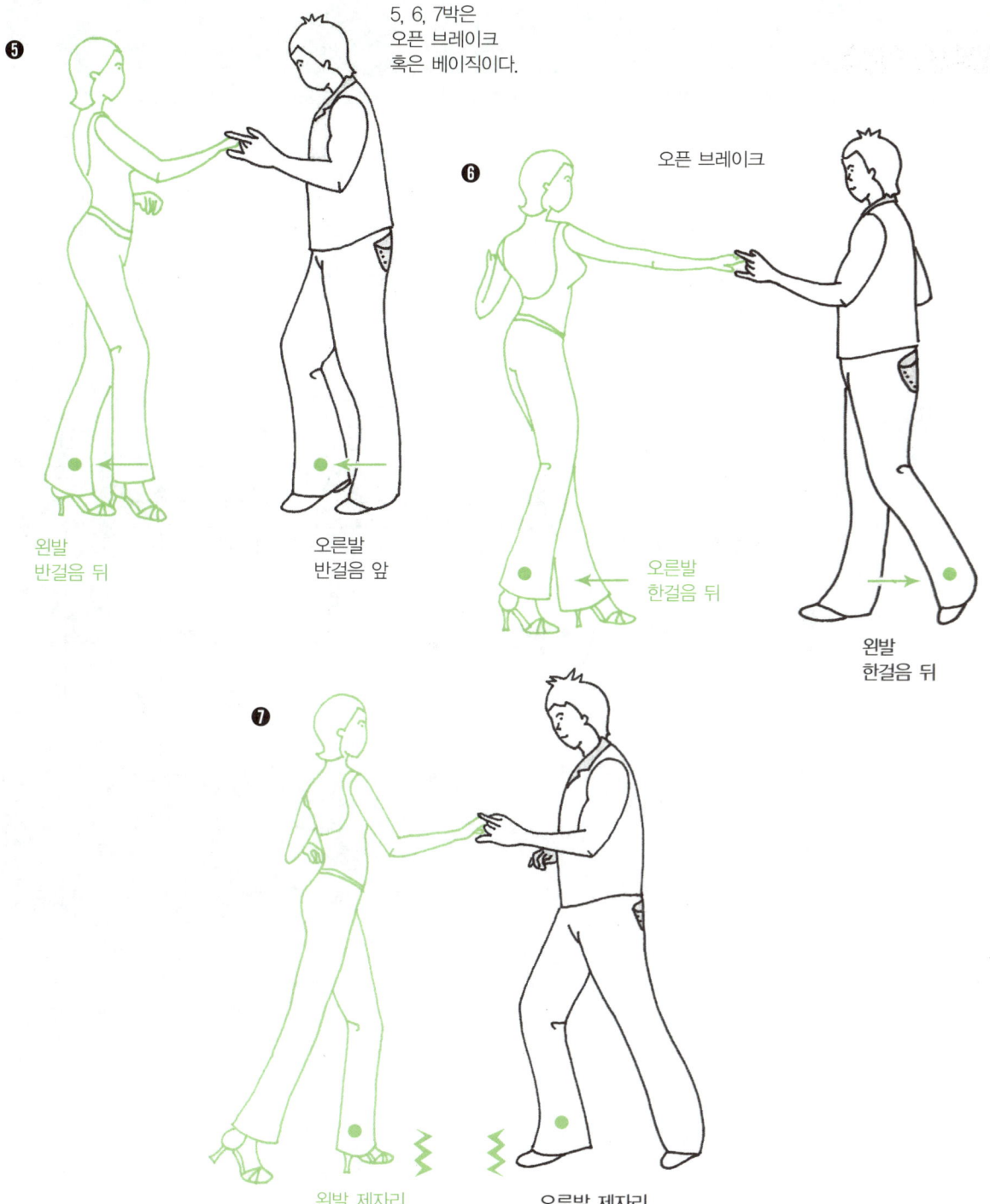

CHAPTER 02 | 뉴욕스타일 살사의 실제

16 인 앤 아웃 턴(In and Out turn)(=코파(Copa))
SALSA

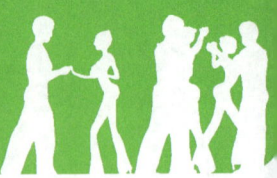

"인 앤 아웃 턴"은 "들어오고 나간다"는 의미를 가지는 턴이며 당겨져 들어오는(In) 여성을 막아서 다시 내보내는(Out) 것으로 코파 동작에 쓰이는 턴이다.

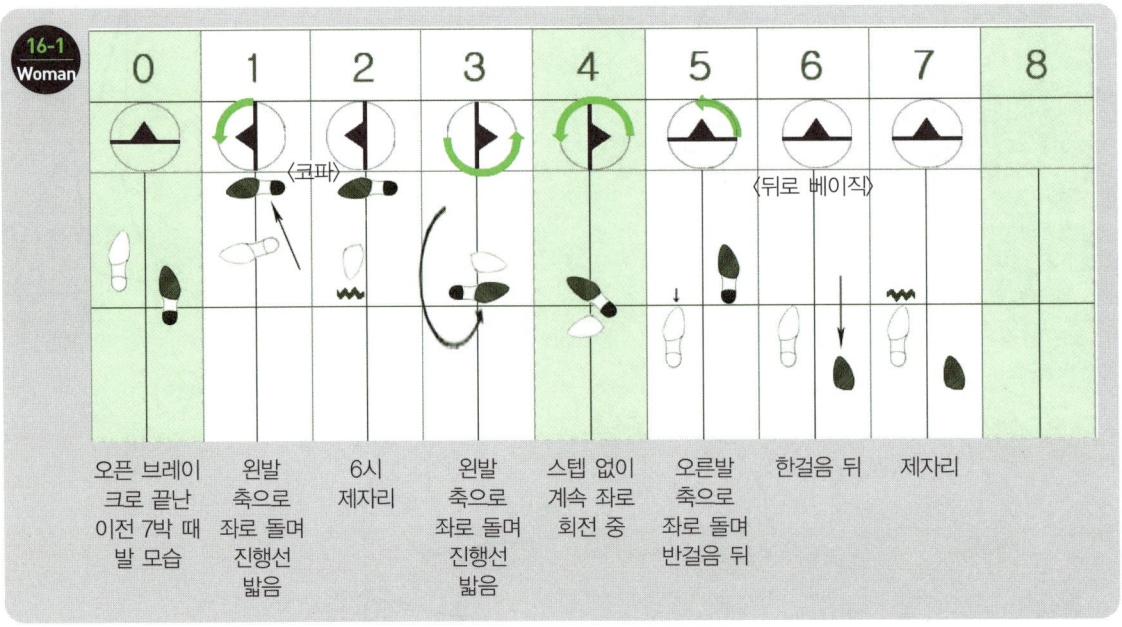

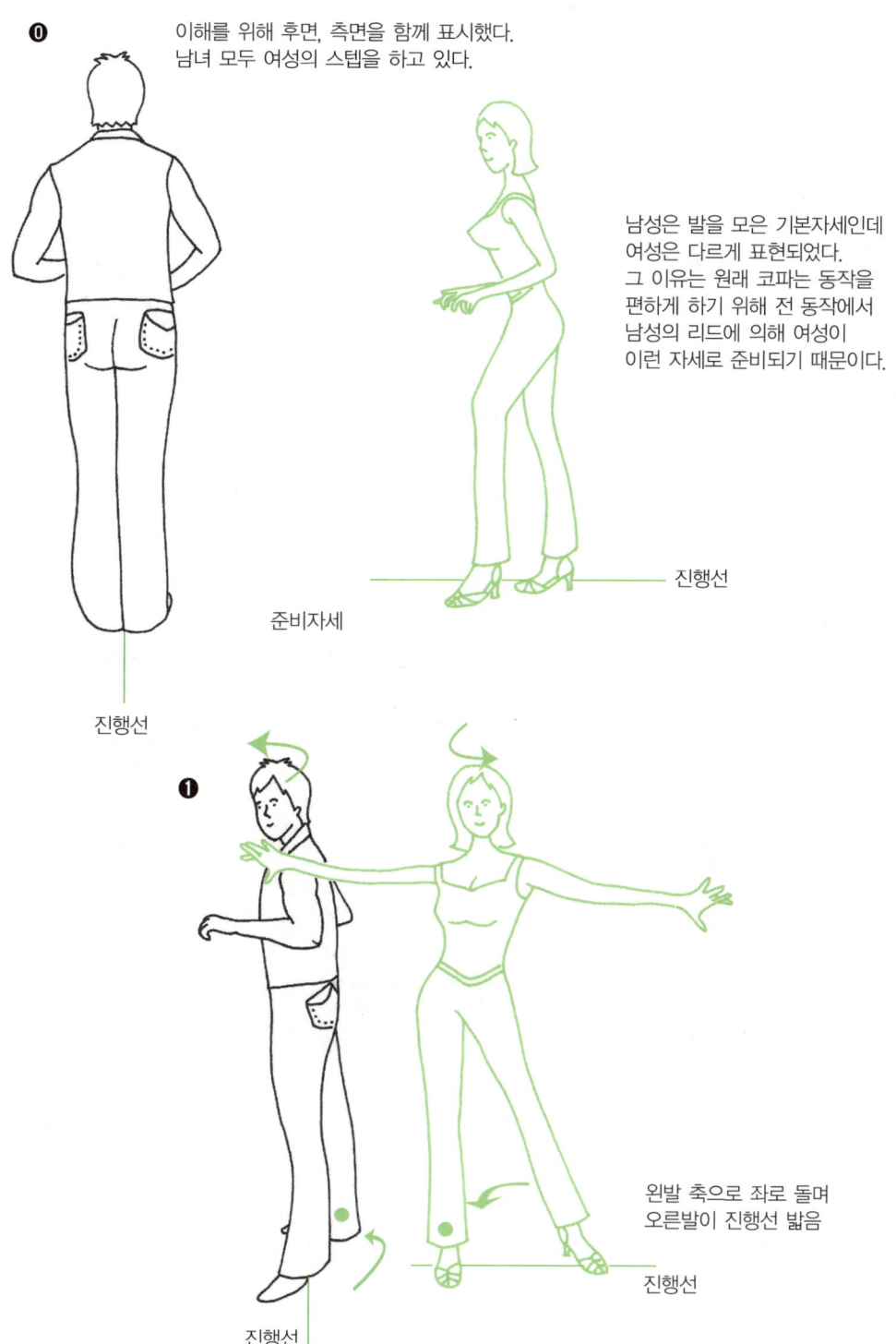

❶ 이해를 위해 후면, 측면을 함께 표시했다.
남녀 모두 여성의 스텝을 하고 있다.

남성은 발을 모은 기본자세인데
여성은 다르게 표현되었다.
그 이유는 원래 코파는 동작을
편하게 하기 위해 전 동작에서
남성의 리드에 의해 여성이
이런 자세로 준비되기 때문이다.

준비자세

진행선

진행선

❷

왼발 축으로 좌로 돌며
오른발이 진행선 밟음

진행선

진행선

CHAPTER 02 | 뉴욕스타일 살사의 실제 **141**

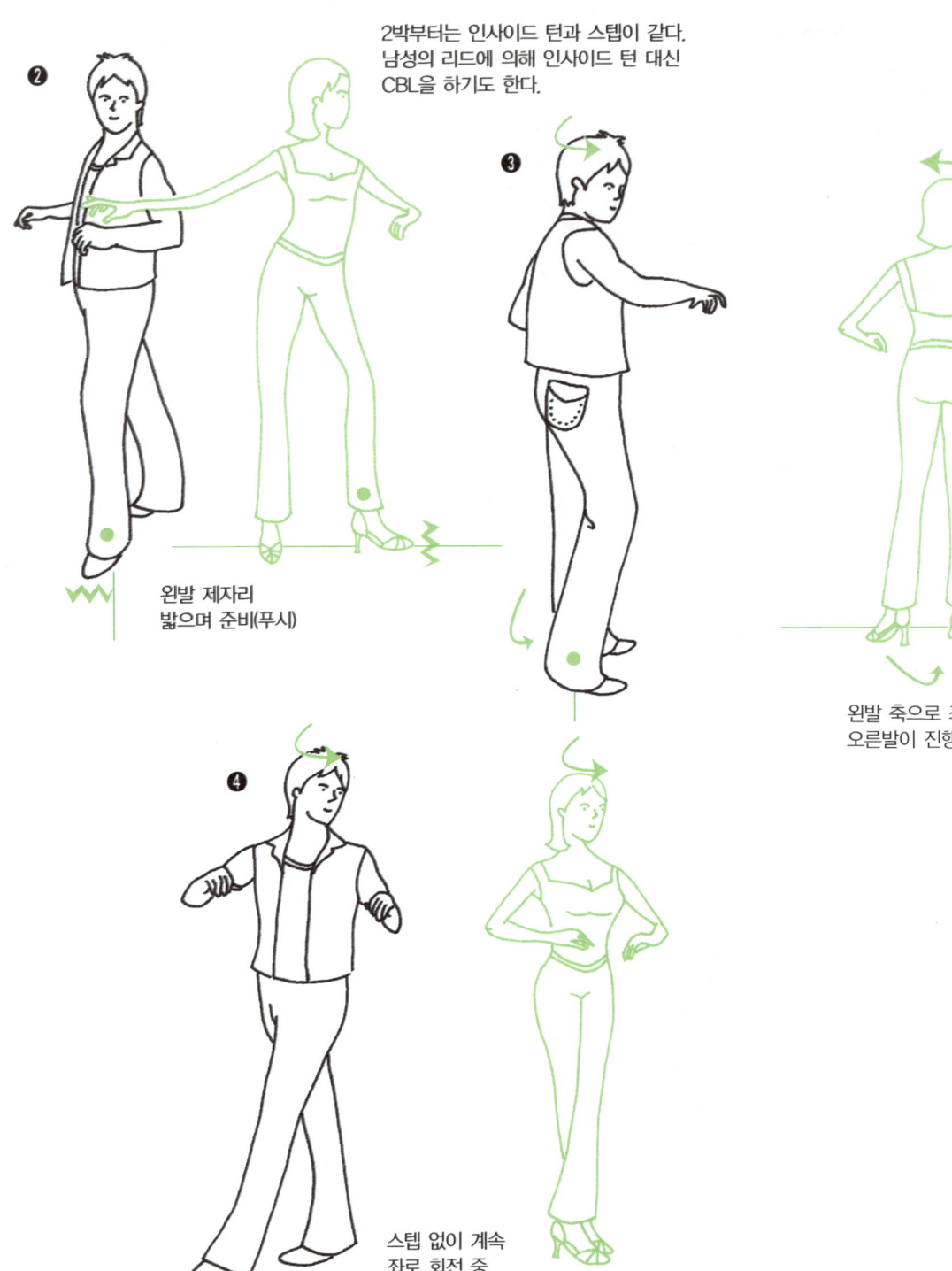

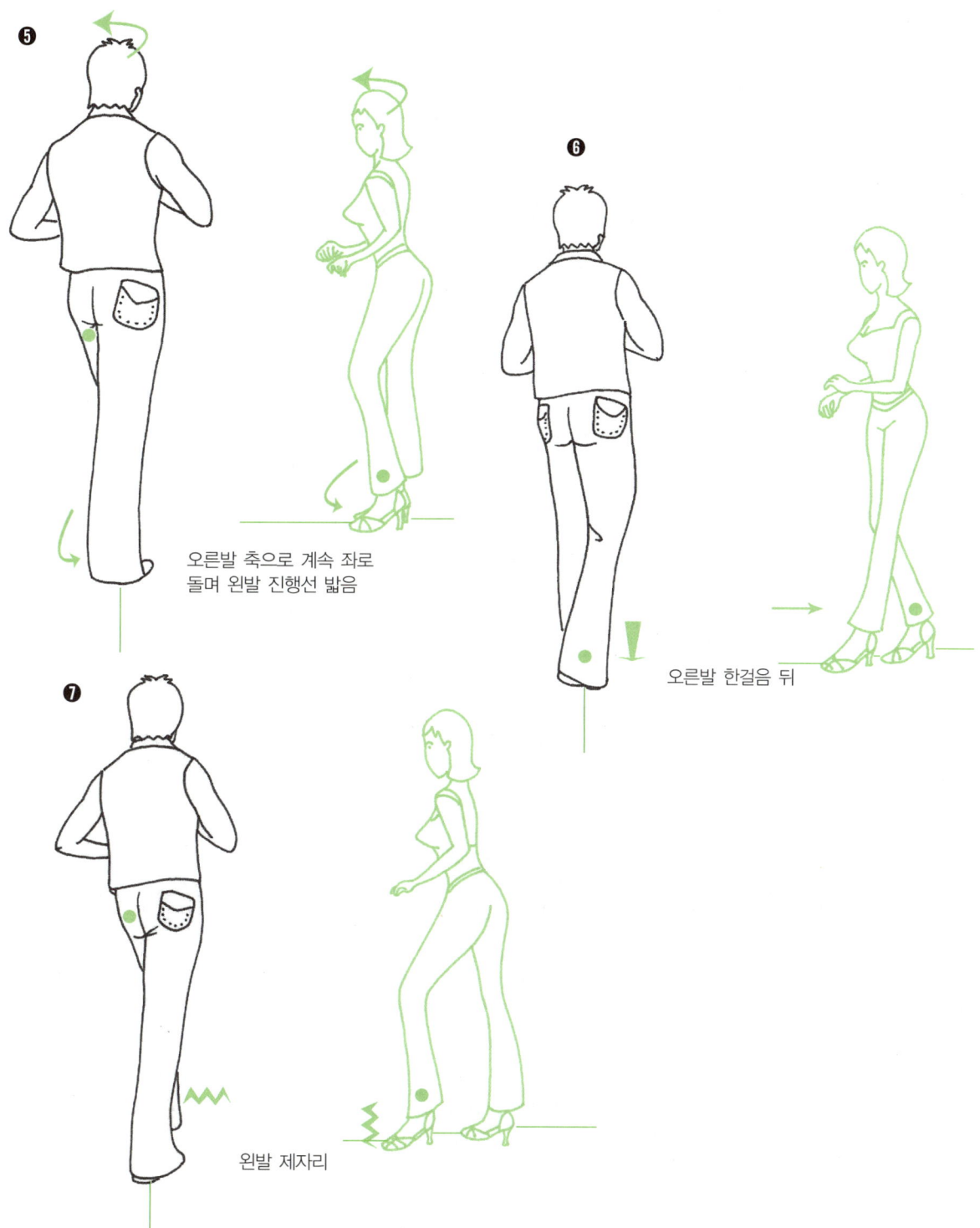

〈파트너와 함께〉

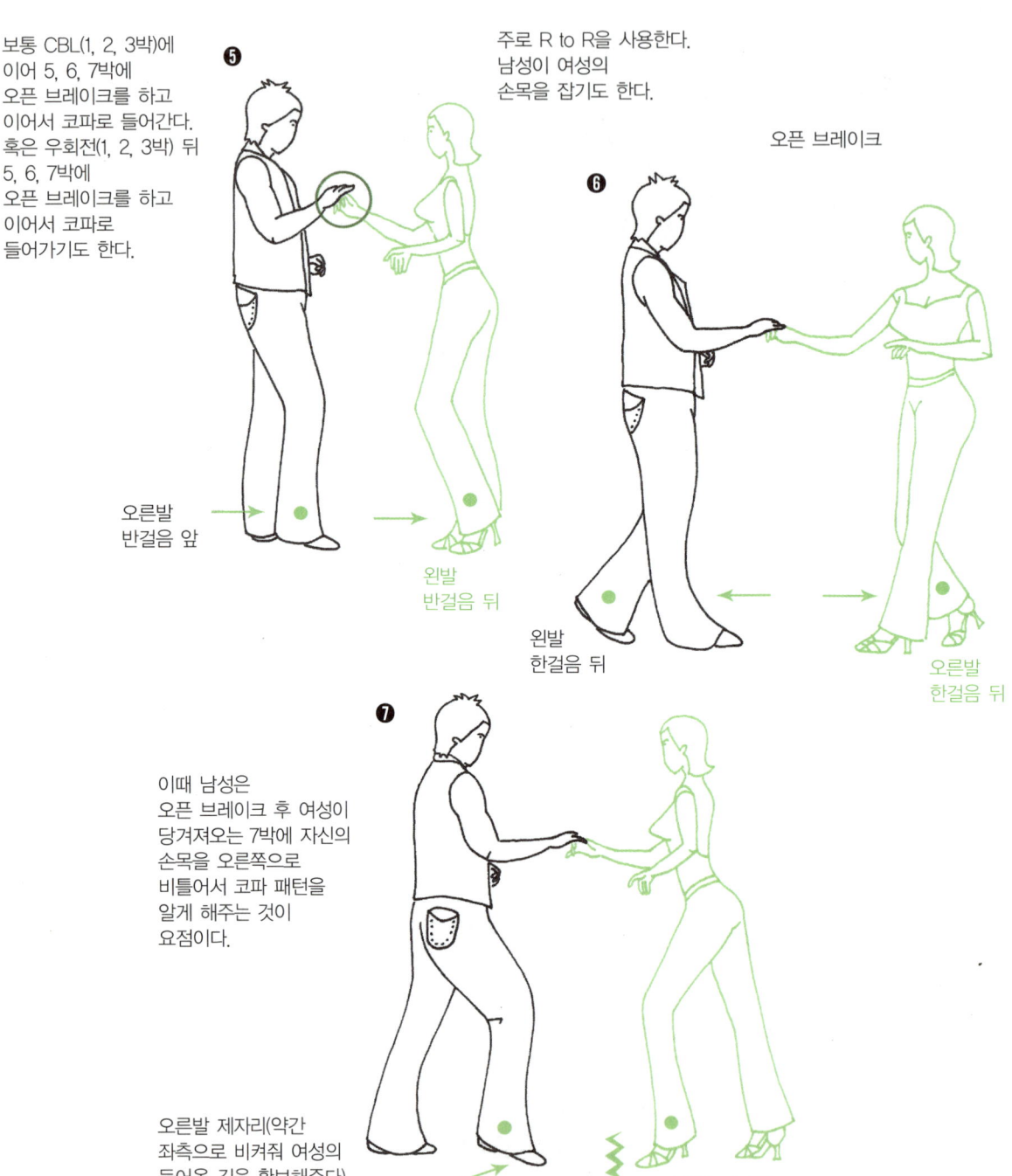

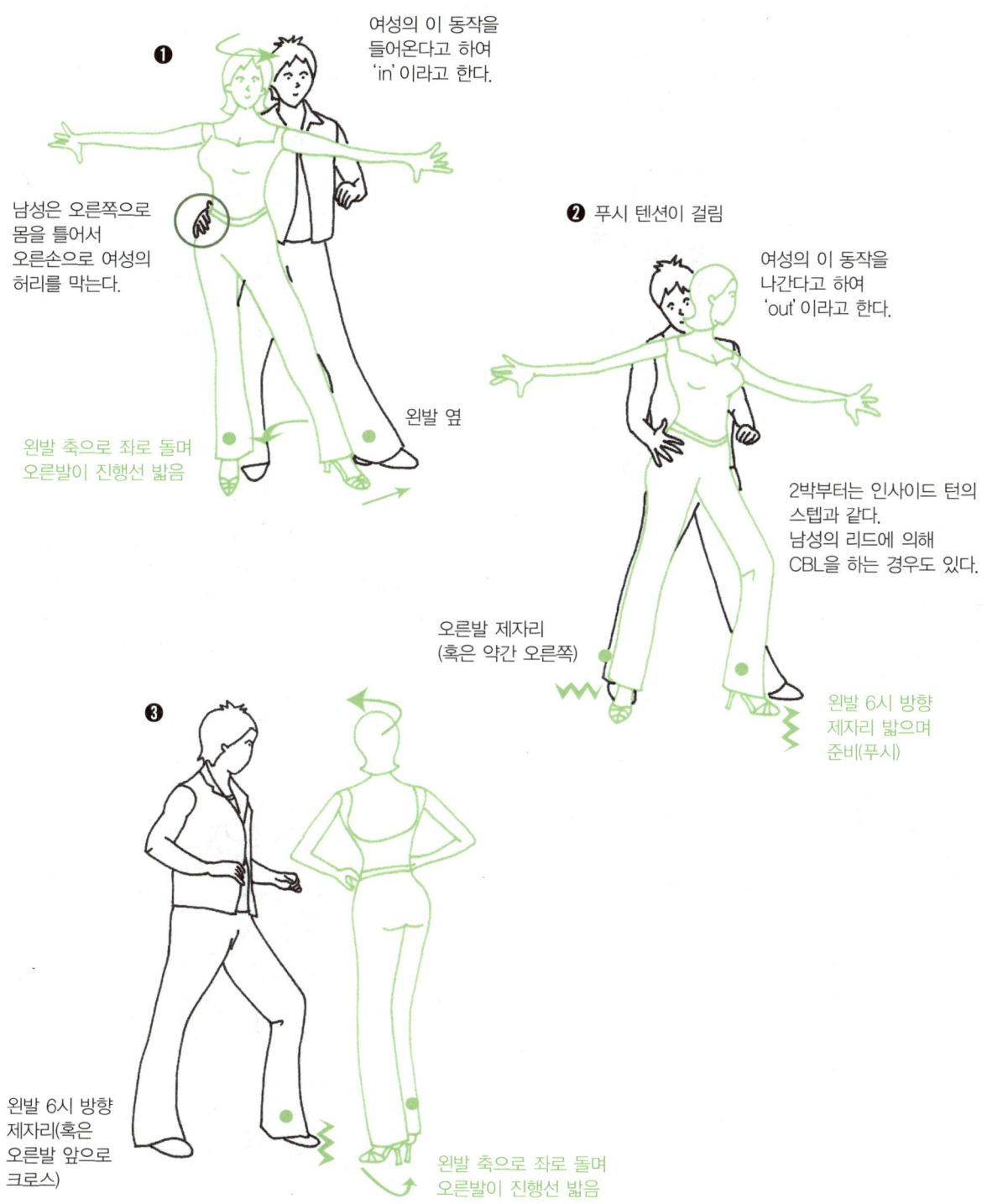

> **TIP**
> 5박때 혼자 할 때와 커플로 할 때의 스텝이 다르게 보이는데 이것은 같은 스텝이 회전력에 의해서 자연스럽게 그렇게 되는 것이다.

계속 회전 중

5, 6, 7박은 베이직 스텝이다. 혹은 오픈 브레이크를 사용해도 좋다.

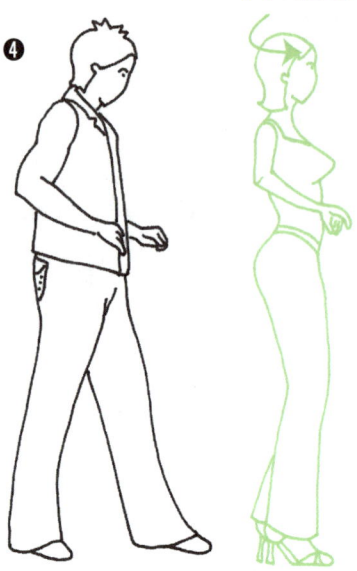

❹

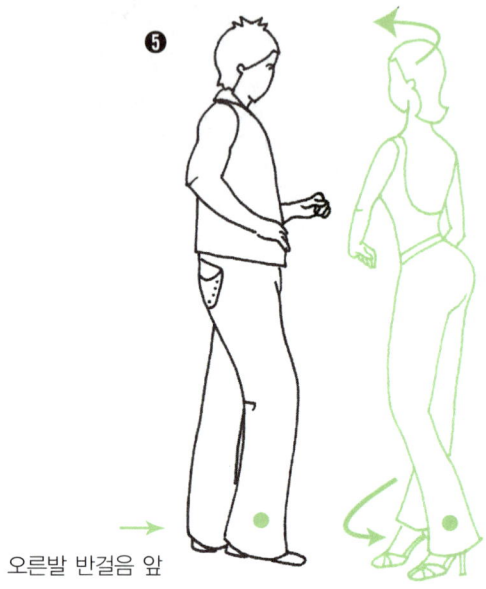

❺

오른발 반걸음 앞

오른발 축으로 계속 좌로 돌며 왼발 뒤

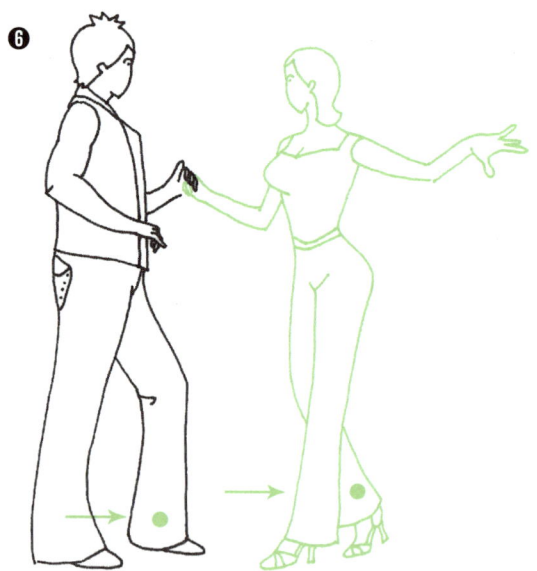

❻

왼발 한걸음 앞   오른발 한걸음 뒤

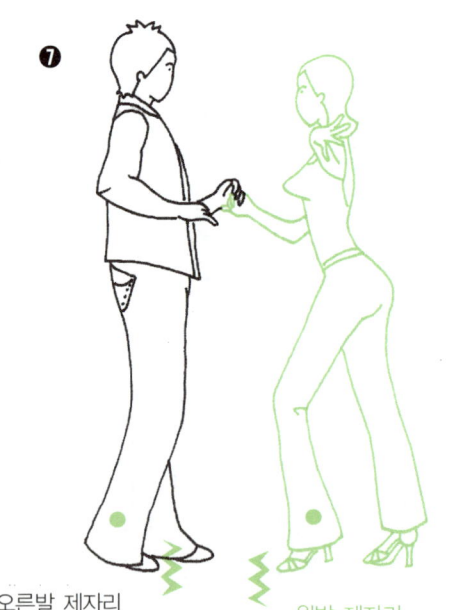

❼

오른발 제자리   왼발 제자리

17 베이직 스텝의 응용
SALSA

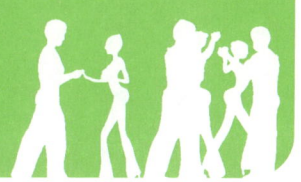

베이직 스텝의 응용은 매우 다양하지만 베이직 스텝 때와 똑같이 몸을 사용한다는 것이 중요하다. 여성만 표시했는데 남성은 반대이다.

❶ **백워드 베이직** Backward basic=Backward step=Back basic=Back step

2박, 6박 모두 뒤로 스텝을 한다.

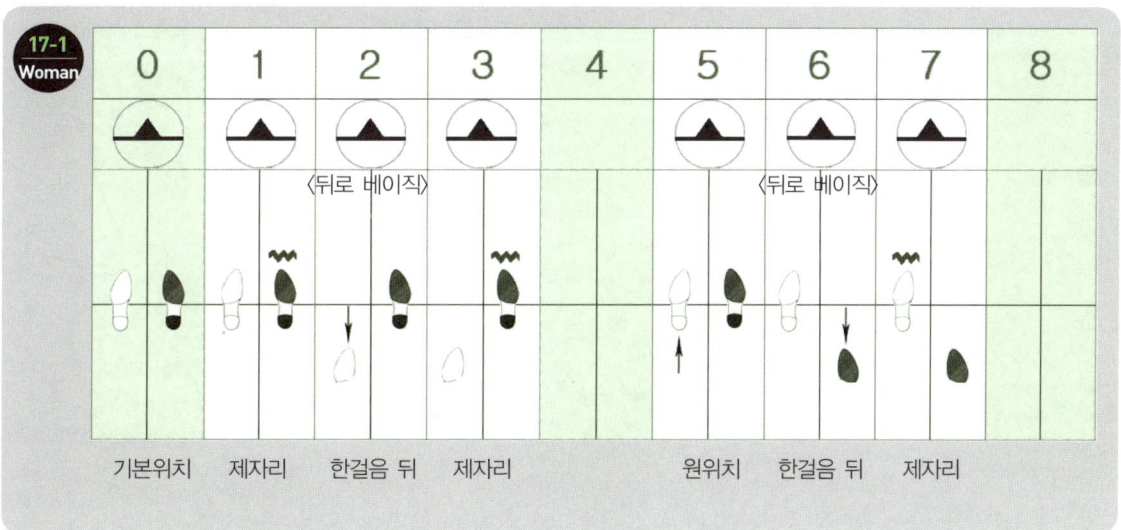

CHAPTER 02 | 뉴욕스타일 살사의 실제 **147**

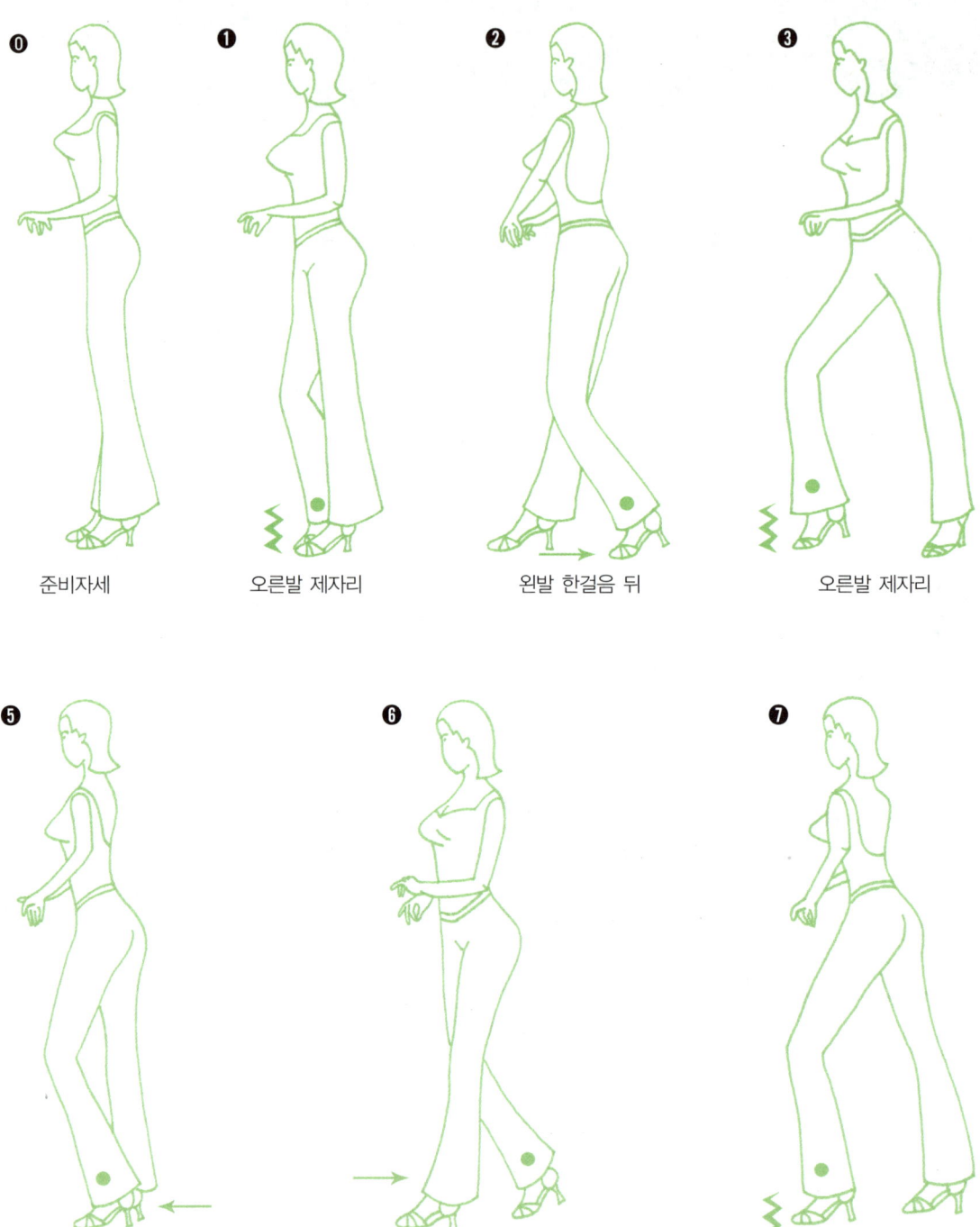

❷ 포워드 베이직 Forward basic=Forward step

2박, 6박 모두 앞으로 스텝을 한다.

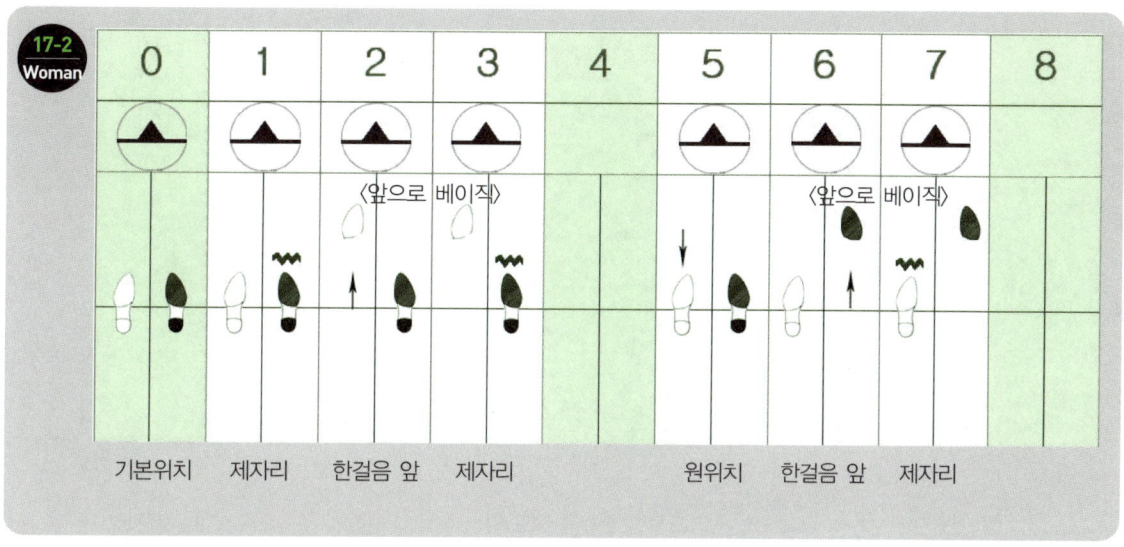

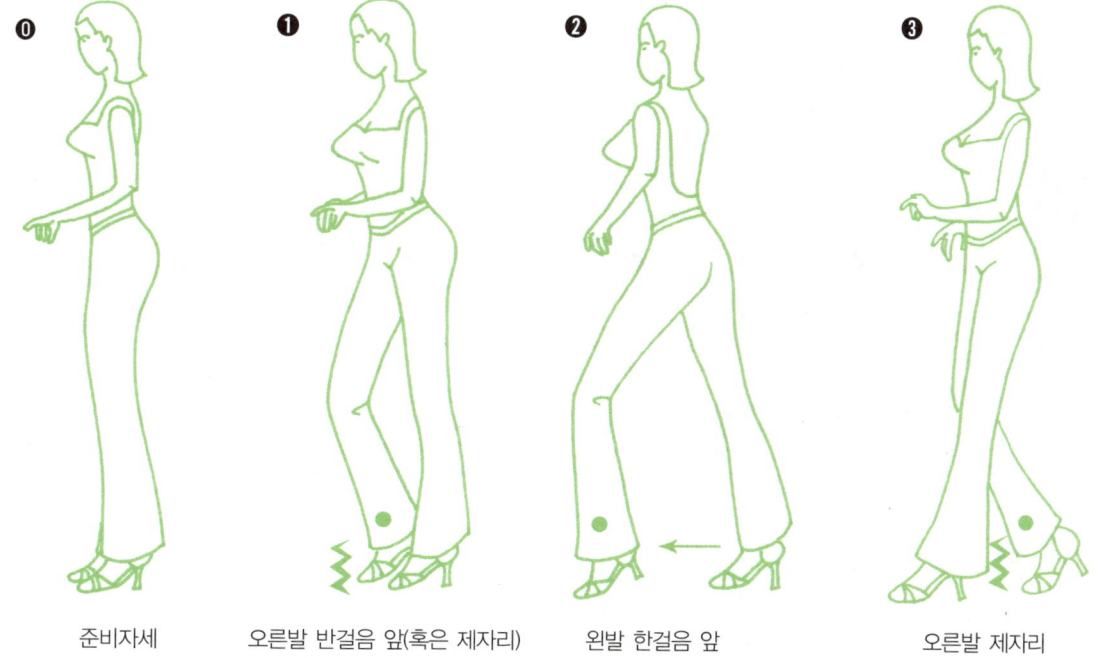

준비자세 　　오른발 반걸음 앞(혹은 제자리)　　왼발 한걸음 앞　　오른발 제자리

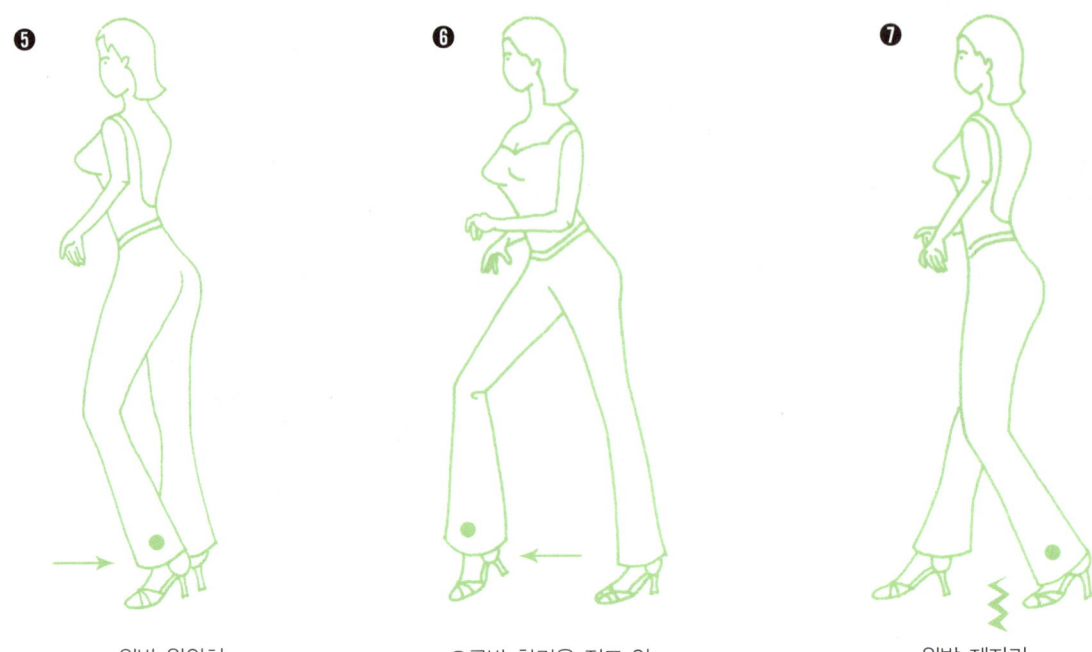

왼발 원위치   오른발 한걸음 정도 앞   왼발 제자리

❸ 사이드 베이직 Side basic=Side step

2박, 6박 모두 옆으로 스텝을 한다.

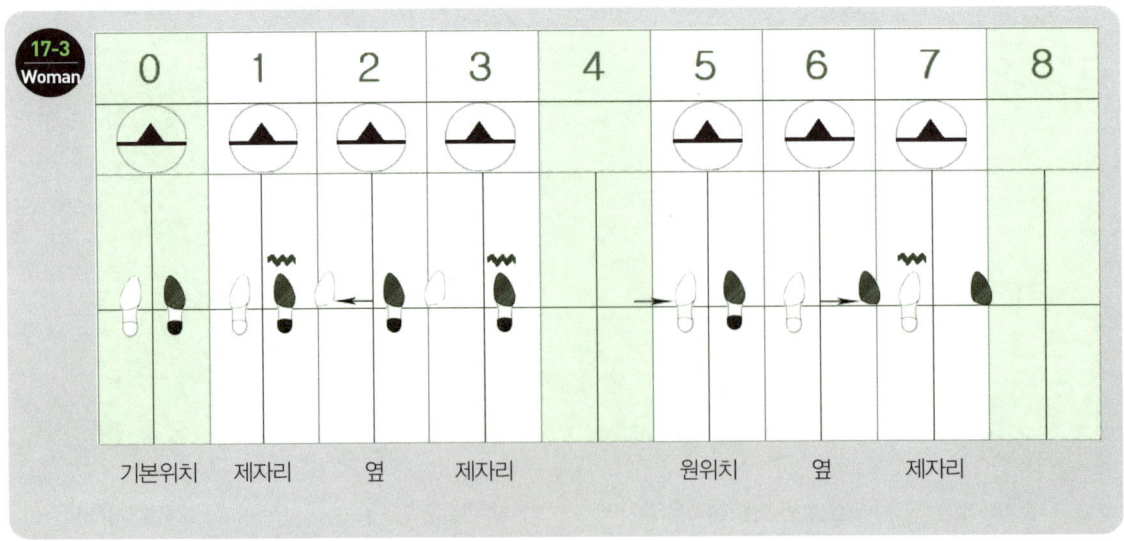

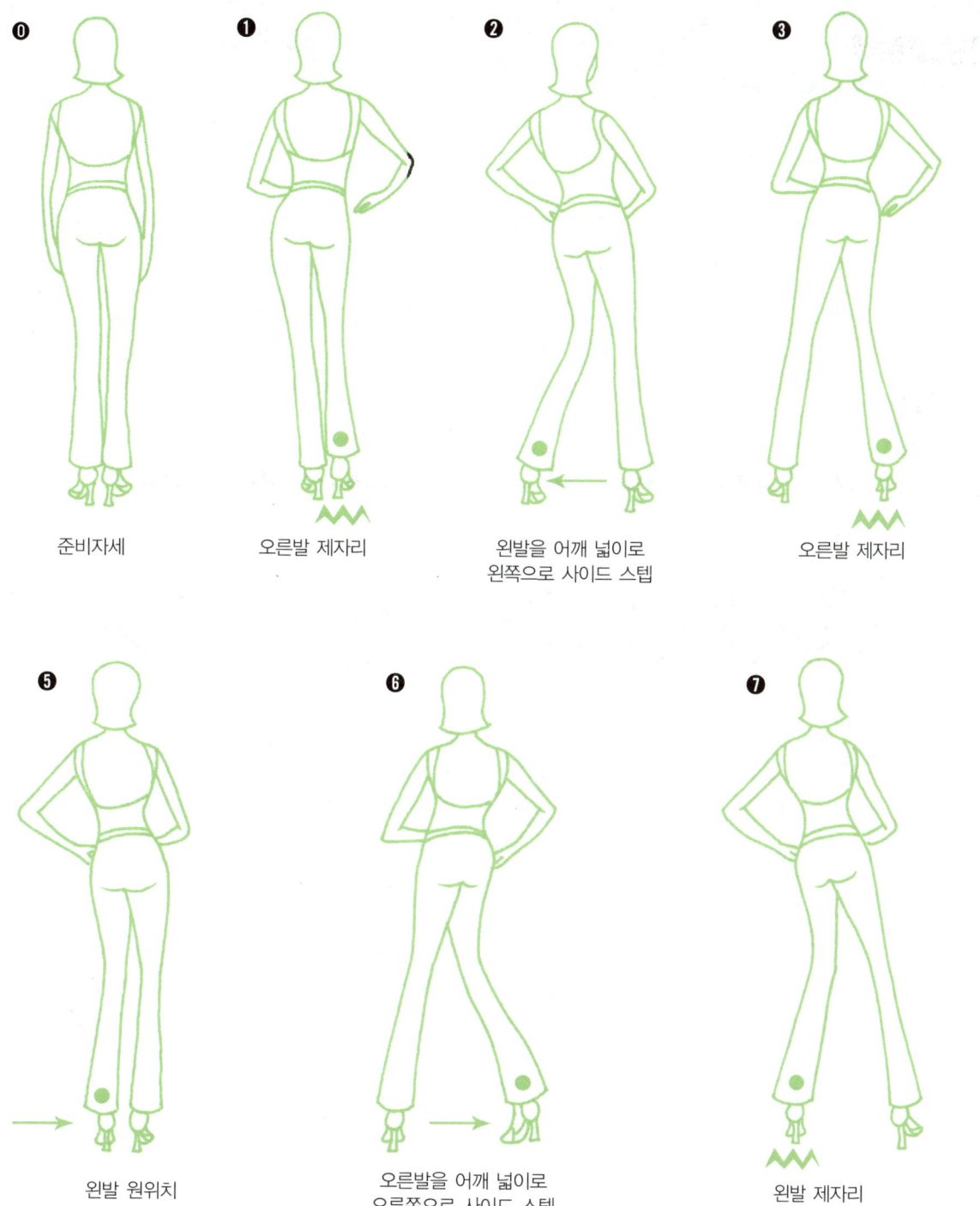

18 라운드 스텝(Round Step)(=다이아몬드 스텝(Diamond step))

SALSA

라운드 스텝(혹은 라운드 베이직)은 '포워드 앤 백워드 베이직'과 '사이드 베이직'이 결합되어 다이아몬드를 그리며 도는 베이직이다. 마치 원을 도는 것처럼 보이기도 해 라운드 스텝이라고도 불린다.

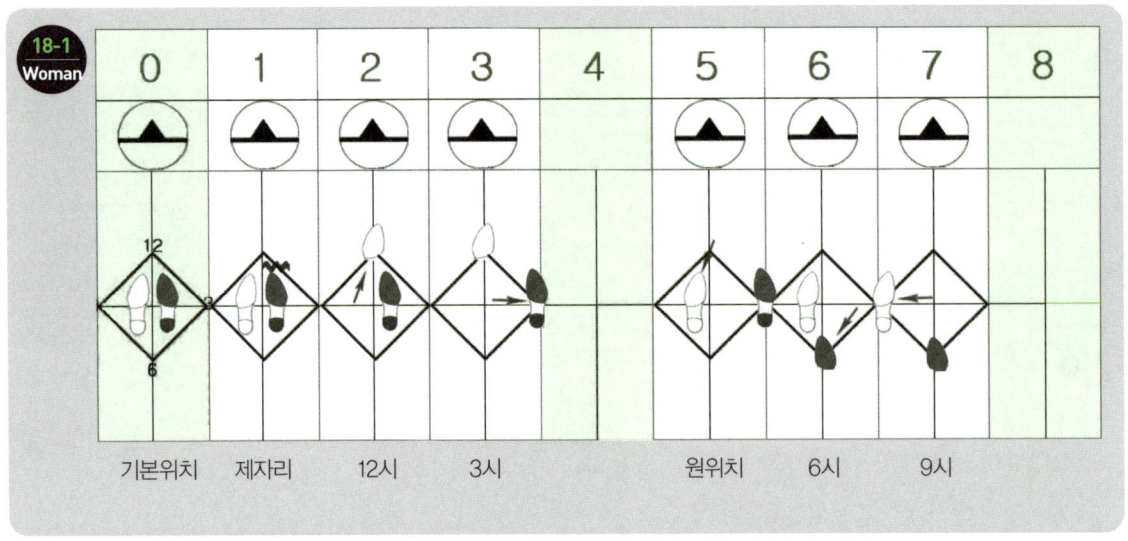

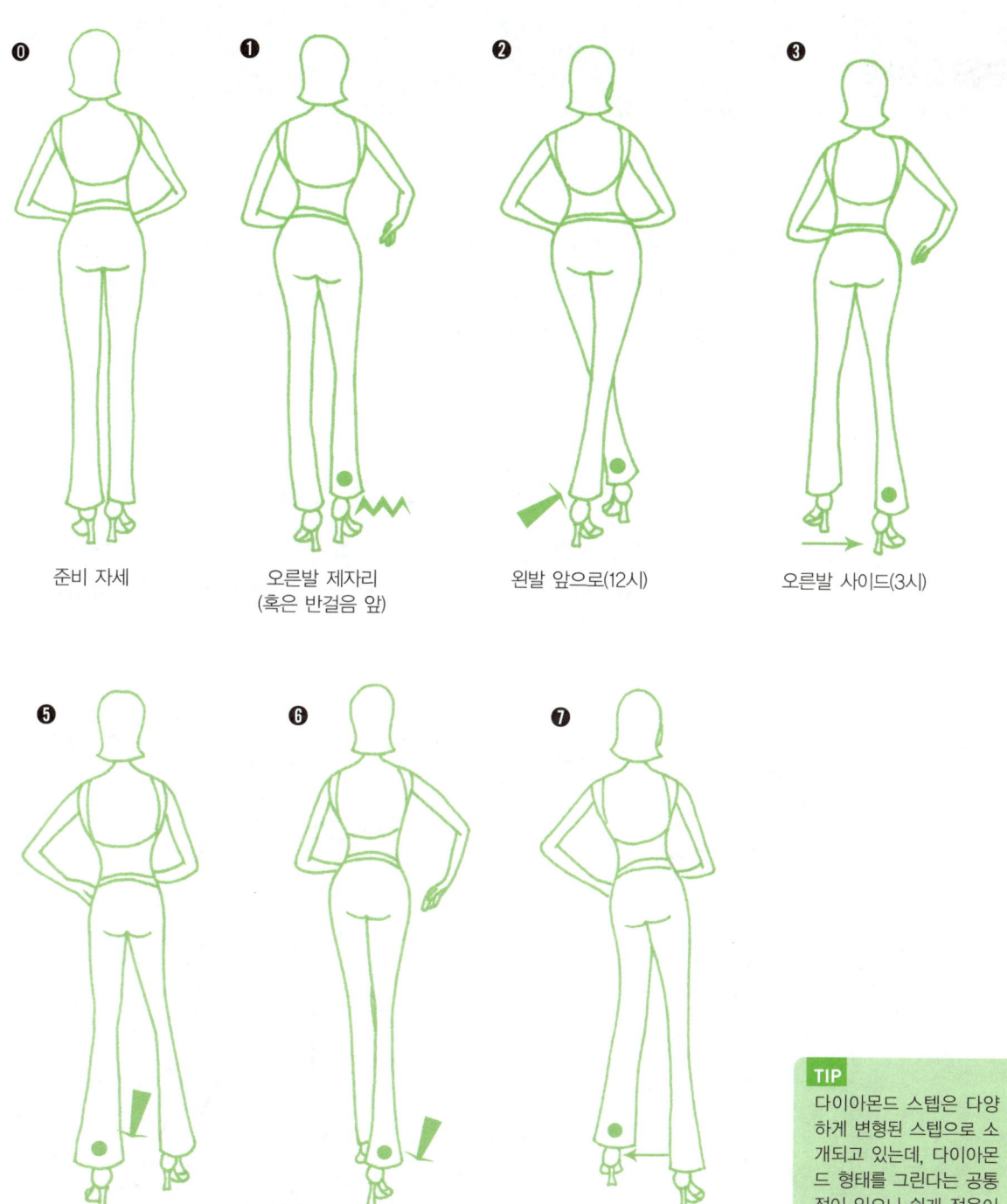

CHAPTER 02 | 뉴욕스타일 살사의 실제

19 섀도우(Shadow)
SALSA

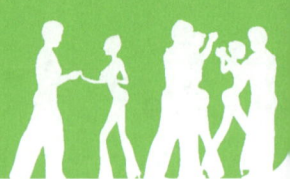

이 동작은 남성이 여성의 뒤에 그림자처럼 서 있다고 해서 섀도우Shadow라고 한다. 영화 '타이타닉'의 명장면과 비슷해 타이타닉이라고도 한다. 이 동작은 대부분 피벗 우회전Pivot Right turn으로 이어진다. 섀도우를 3부분으로 나누어 살펴보자.

❶ 인사이드 턴을 하다가 섀도우로 전환(1~5박)

여성은 섀도우를 미리 알고 동작을 하는 것이 아니라 인사이드 턴을 하다가 남성의 체크 동작에 의해 자연스럽게 섀도우로 변한다는 것이 중요하다.

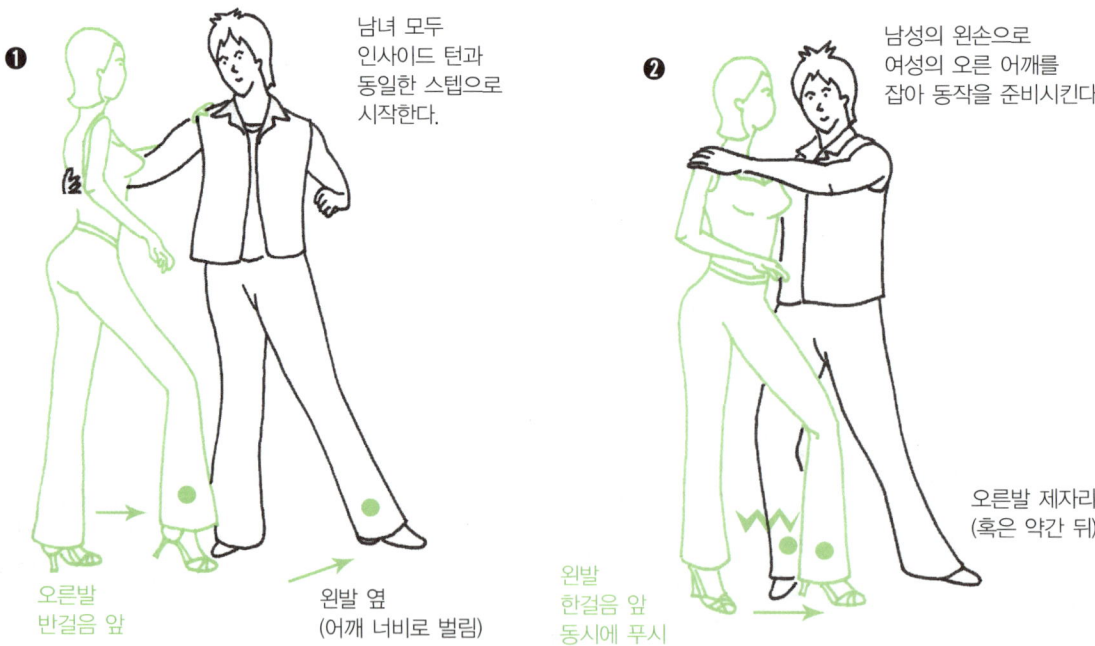

❶ 남녀 모두 인사이드 턴과 동일한 스텝으로 시작한다.
오른발 반걸음 앞
왼발 옆 (어깨 너비로 벌림)

❷ 남성의 왼손으로 여성의 오른 어깨를 잡아 동작을 준비시킨다.
왼발 한걸음 앞 동시에 푸시
오른발 제자리 (혹은 약간 뒤)

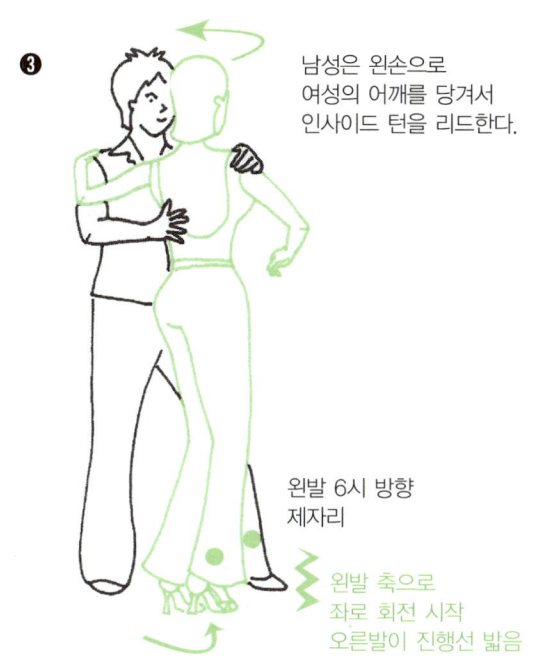

❸ 남성은 왼손으로 여성의 어깨를 당겨서 인사이드 턴을 리드한다.

왼발 6시 방향 제자리

왼발 축으로 좌로 회전 시작 오른발이 진행선 밟음

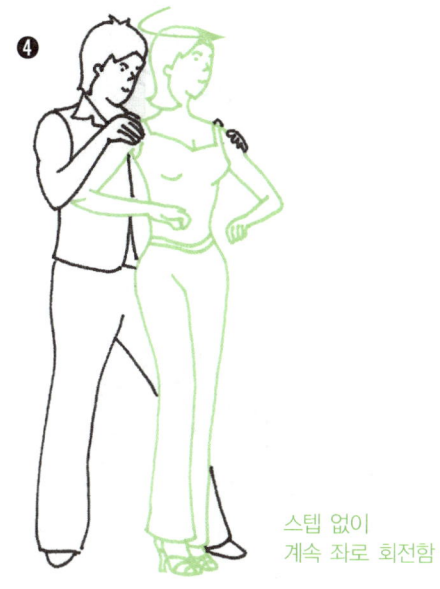

❹ 스텝 없이 계속 좌로 회전함

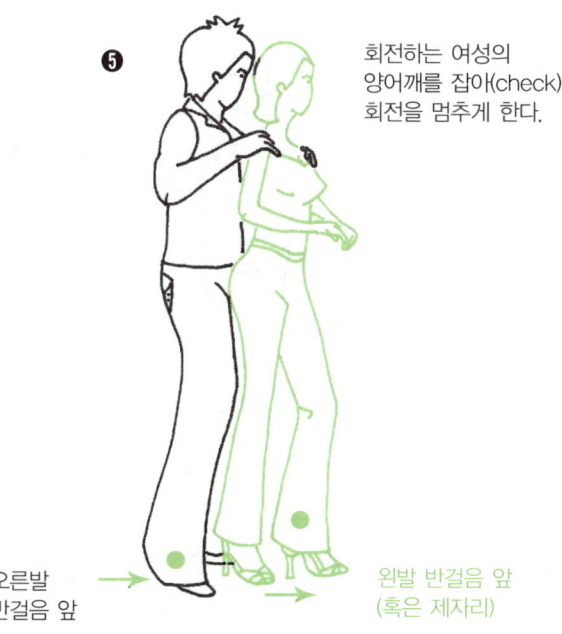

❺ 회전하는 여성의 양어깨를 잡아(check) 회전을 멈추게 한다.

오른발 반걸음 앞

왼발 반걸음 앞 (혹은 제자리)

❷ **회전을 준비Preparation하는 시간(6~8박) :
   두 가지 방법이 있다.**

1) 락 포워드(Lock Forward)
온원과 같은 방식의 섀도우로 온투에서는 많이 쓰이지 않는다. 6박에 여성의 발이 앞으로 나간다.

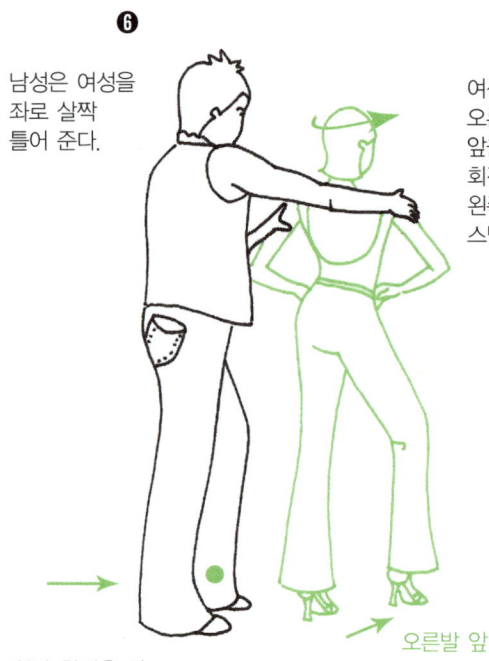

남성은 여성을 좌로 살짝 틀어 준다.

여성은 회전력에 의해 오른발이 자연스럽게 앞을 밟게 되는데, 회전력이 강할수록 왼쪽으로 치우쳐 스텝을 하게 된다.

오른발 앞

왼발 한걸음 앞
(여성의 발과 부딪힘을 피하기 위해 우측 사선 혹은 왼쪽 사이드 스텝을 하기도 한다)

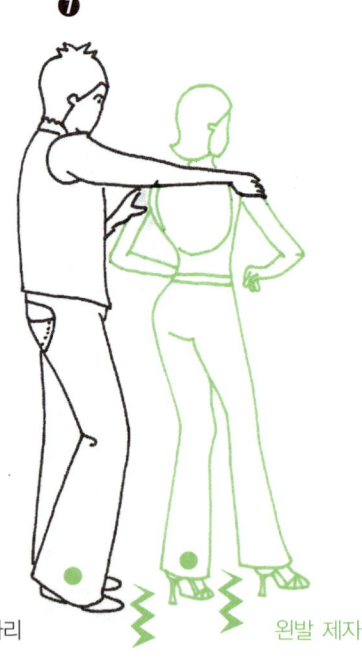

오른발 제자리   왼발 제자리

2) 스몰 락(Small Lock)

뉴욕스타일에서 주로 쓰이는 방법이다.

뉴욕스타일 특유의 회전을 준비하는 동작이다(161쪽, 피벗 턴 편 참조).

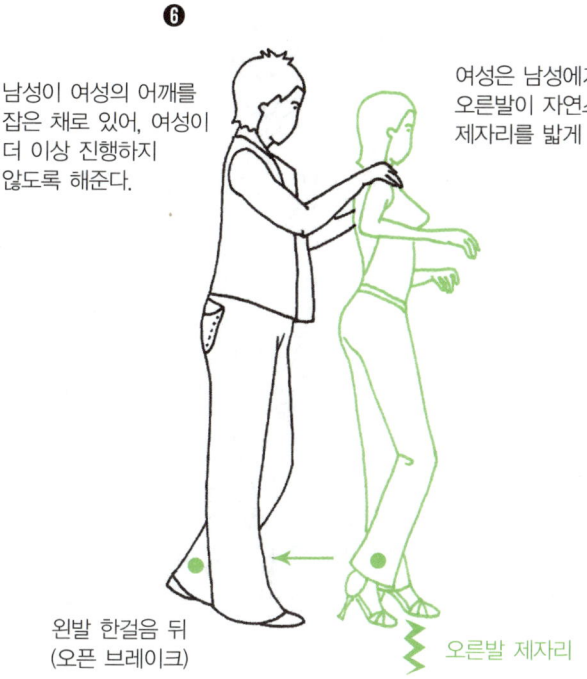

❻ 남성이 여성의 어깨를 잡은 채로 있어, 여성이 더 이상 진행하지 않도록 해준다.

여성은 남성에게 잡혀 있어, 오른발이 자연스럽게 제자리를 밟게 된다.

왼발 한걸음 뒤
(오픈 브레이크)

오른발 제자리

> **TIP**
> DVD에는 섀도우의 응용 동작인 인사이드 롤 체크(Inside Roll Check)라는 동작을 예로 들었다.

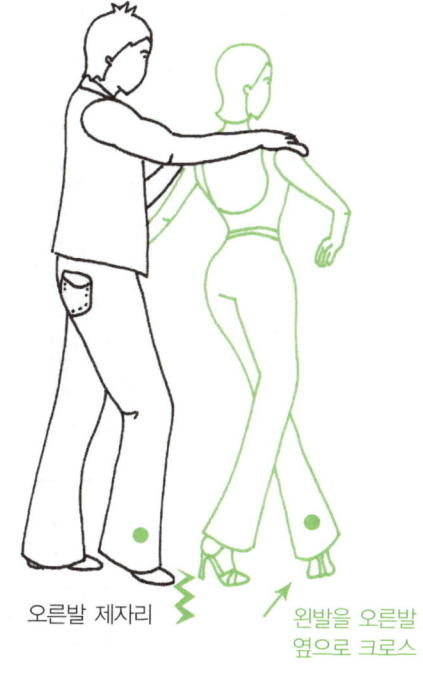

❼

오른발 제자리

왼발을 오른발 옆으로 크로스

CHAPTER 02 | 뉴욕스타일 살사의 실제 157

❸ 우회전(9~16박)

1) 통상적인 우회전(1회전)

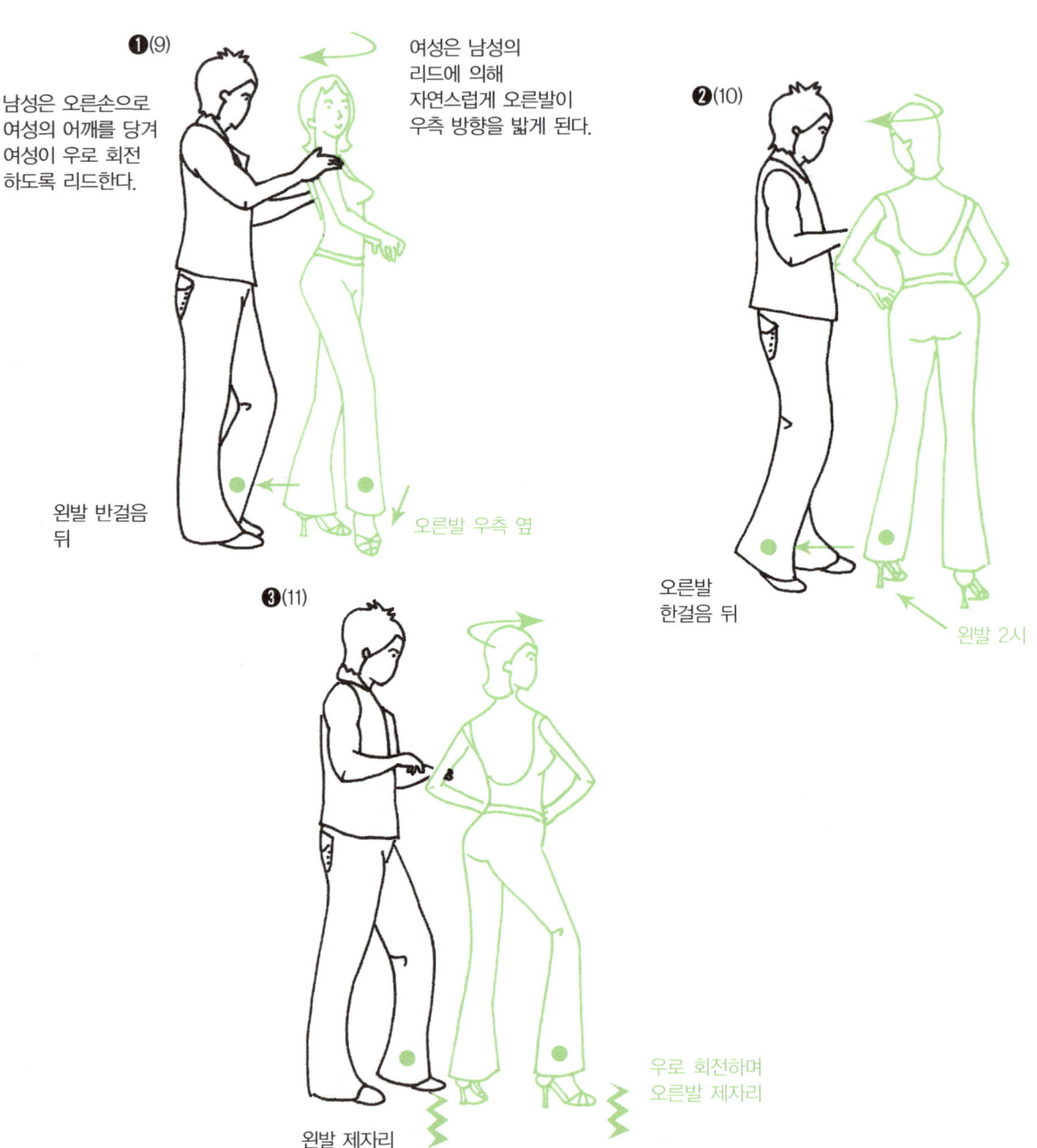

5, 6, 7박(13, 14, 15박)은 베이직 스텝이다.

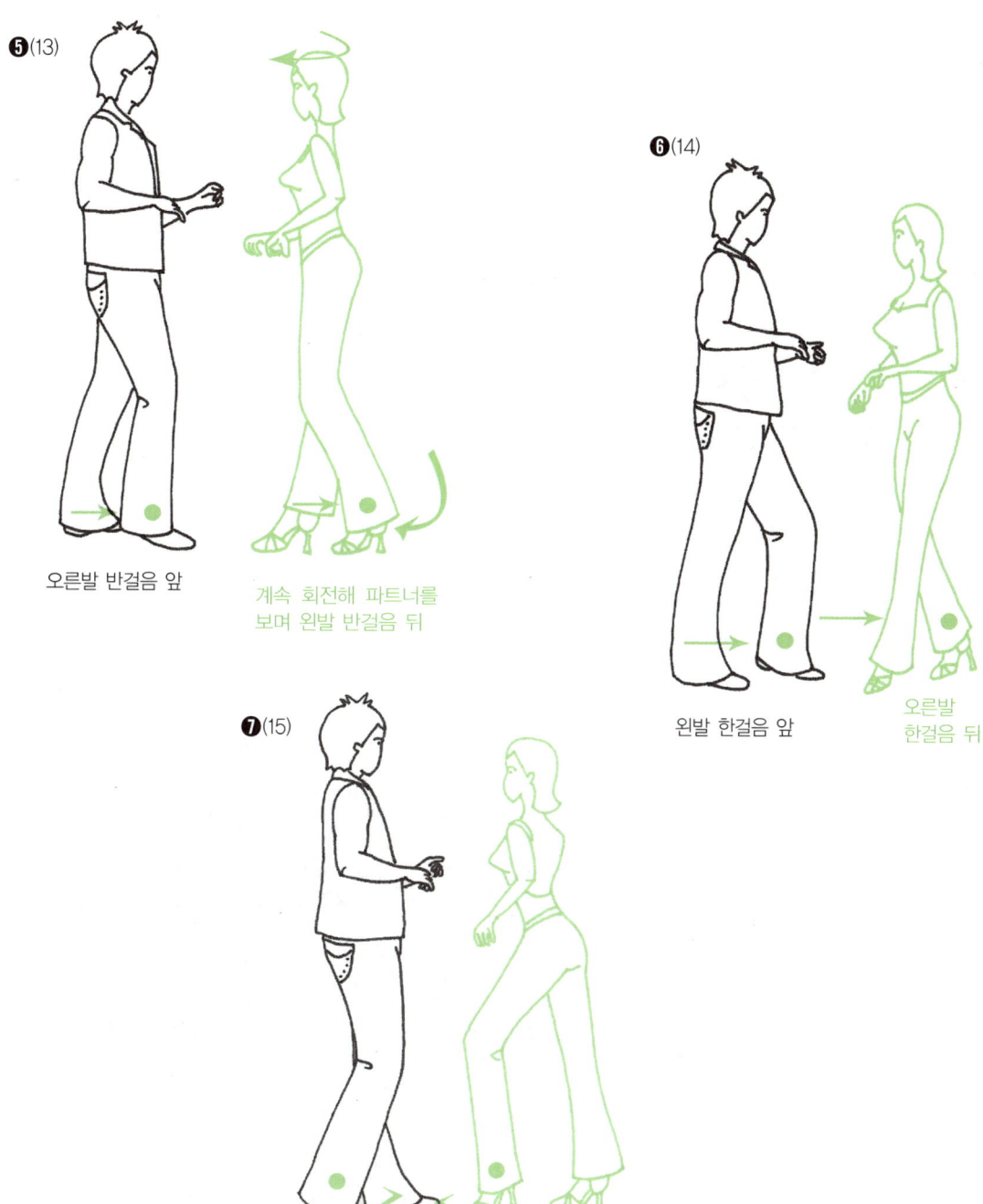

2) 멀티플 턴

스몰 락으로 준비한 뒤에는 대개 2회전 이상의 멀티플 턴을 한다.
이해를 위해 7박 준비자세부터 표시하였다.

멀티플 턴의 준비(이해를 위해 스몰 락의
7박부터 표시하였다)

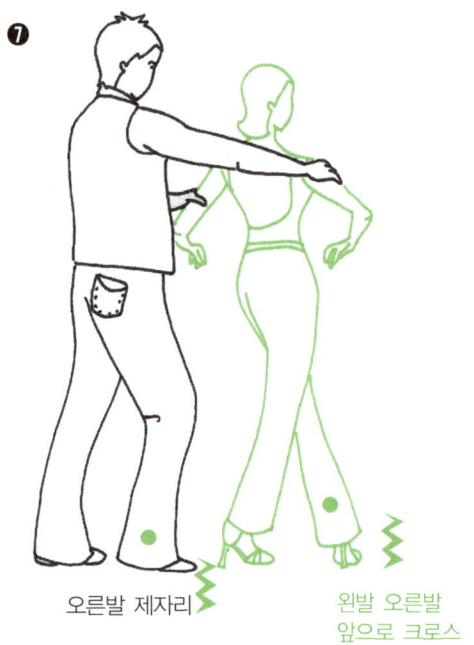

❼

오른발 제자리　왼발 오른발
　　　　　　　앞으로 크로스

남성은 여성의 우측 어깨를
당겨 8박부터 회전을 하도록
리드하고 여성은 8, 1, 2, 3, 4박의
다섯 박자를 이용해서 여유있는
멀티플 턴이 가능하다.
보다 많은 회전을 리드하려면
7박부터 회전시키면 된다.
하지만 이것은 여성이 상당한
수준일 경우에 가능하다.

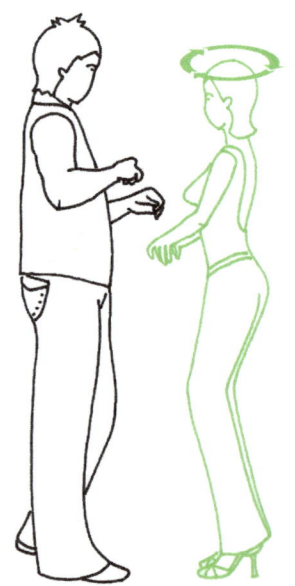

❽

우로 멀티플 턴

20 피벗 턴(Pivot Turn)

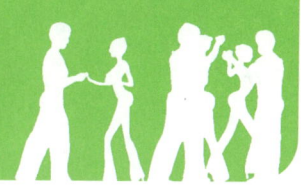

피벗 턴은 뉴욕스타일 살사에서 개발되어 지금은 LA스타일에까지 널리 쓰이고 있는 턴 테크닉이다.

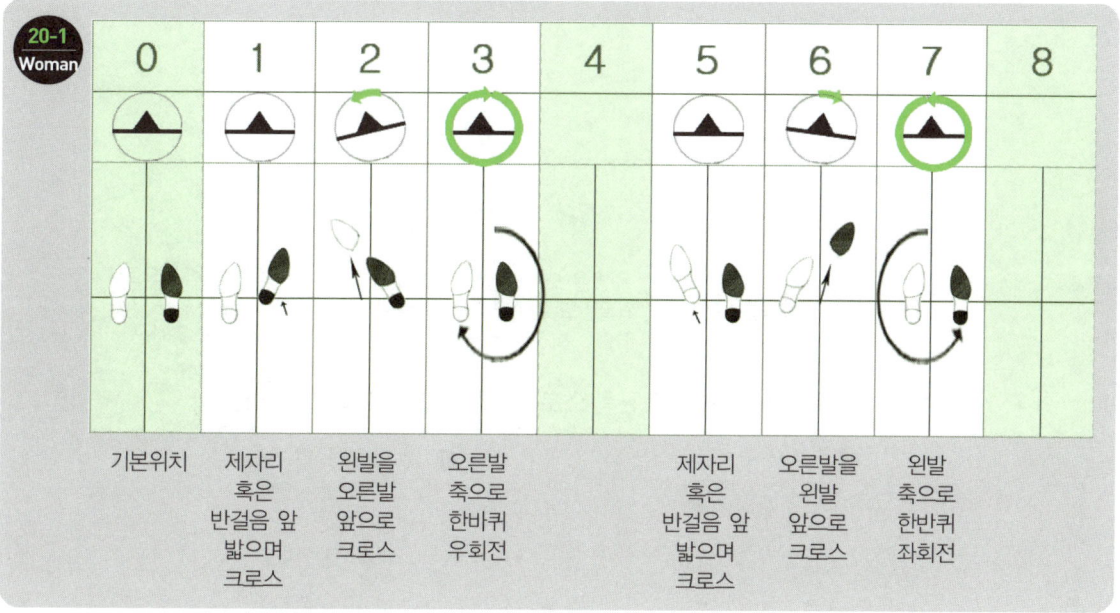

> **TIP**
> **피벗 턴(Pivot Turn)이란?**
> 피벗은 많은 분야에서 다양한 뜻으로 사용되는 단어인데, 댄스에서는 체중을 받치고 있는 한쪽 발을 축으로 하여 도는 동작을 의미한다.

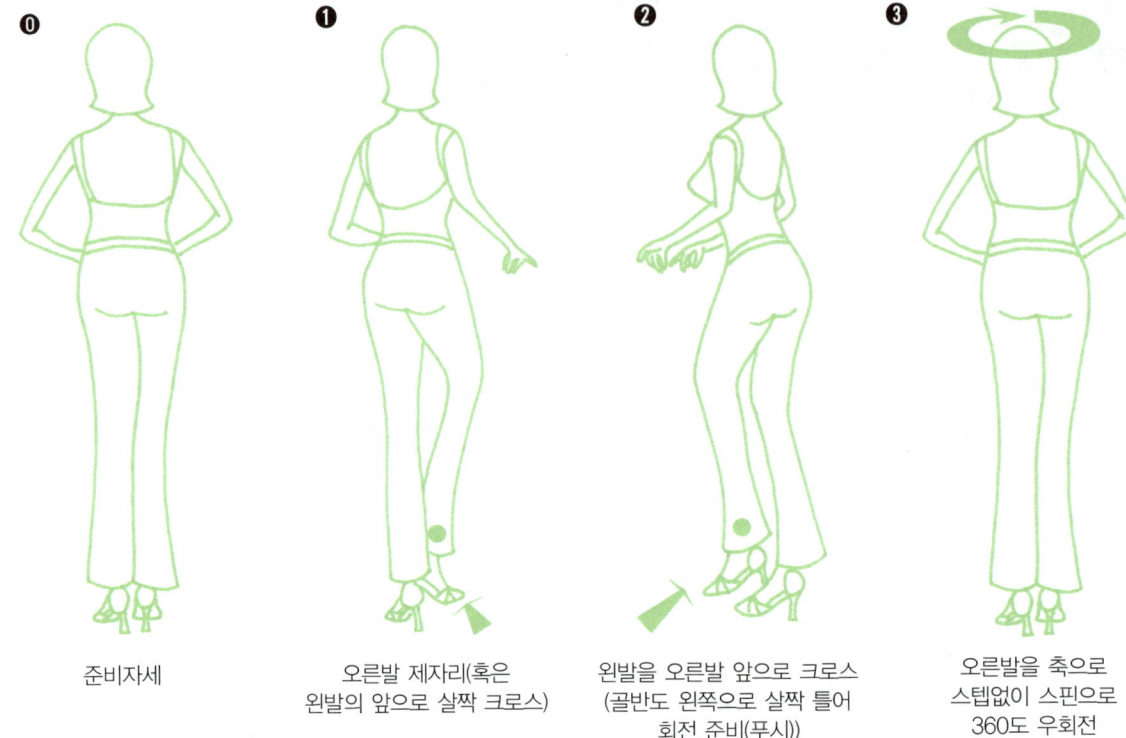

이어서 왼쪽으로 돈다. 오른쪽으로 돌때와 반대로 하면 된다.

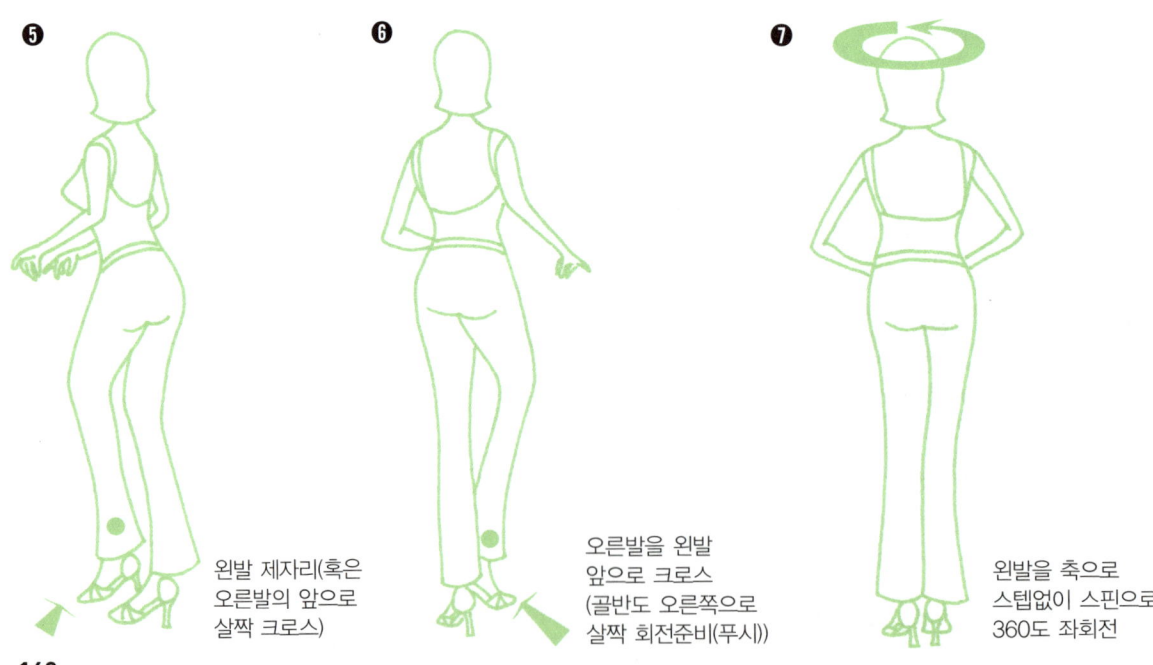

이렇게 좌우로 도는 피벗을 '양쪽 피벗'이라고 부르기도 한다.
턴을 연습할 때는 이처럼 오른쪽, 왼쪽을 번갈아가며 연습하는 것이 어느 한쪽만 집중적으로 연습하는 것보다 더 효과적이다.

〈파트너와 함께〉

1, 2, 3박은 CBL이다.

피벗 2회전은 이렇게 CBL에 이어 들어갈 때가 많다.

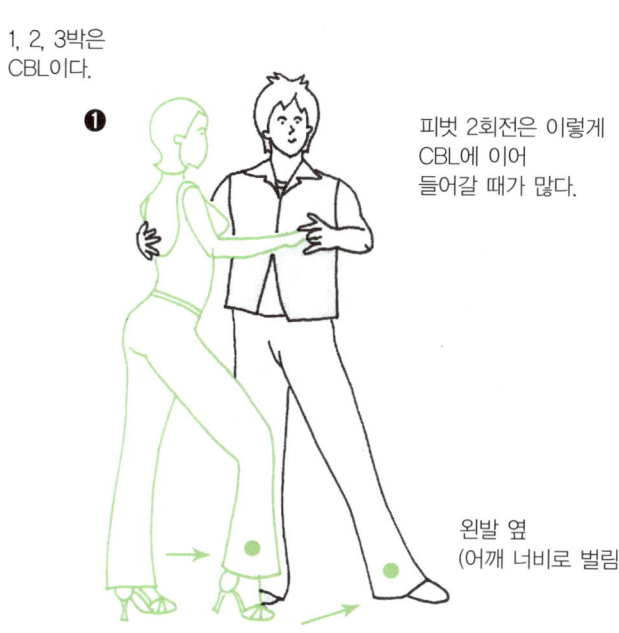

❶ 오른발 반걸음 앞 / 왼발 옆 (어깨 너비로 벌림)

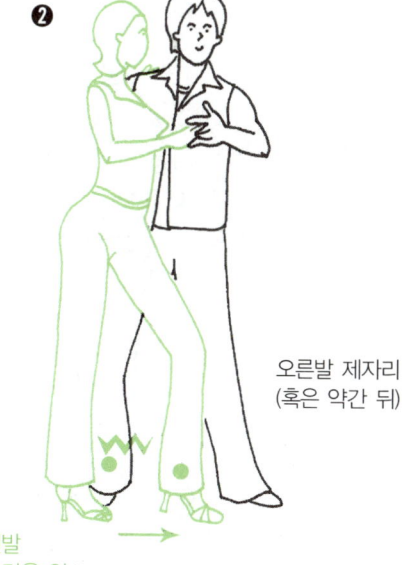

❷ 왼발 한걸음 앞 / 오른발 제자리 (혹은 약간 뒤)

CHAPTER 02 | 뉴욕스타일 살사의 실제 **163**

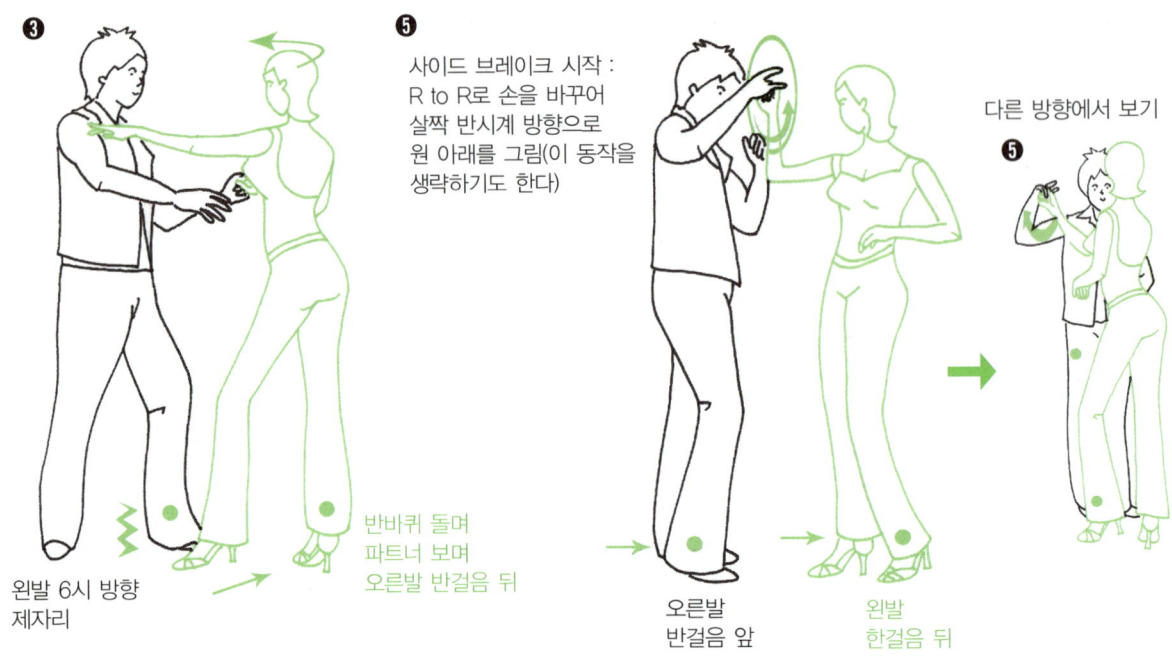
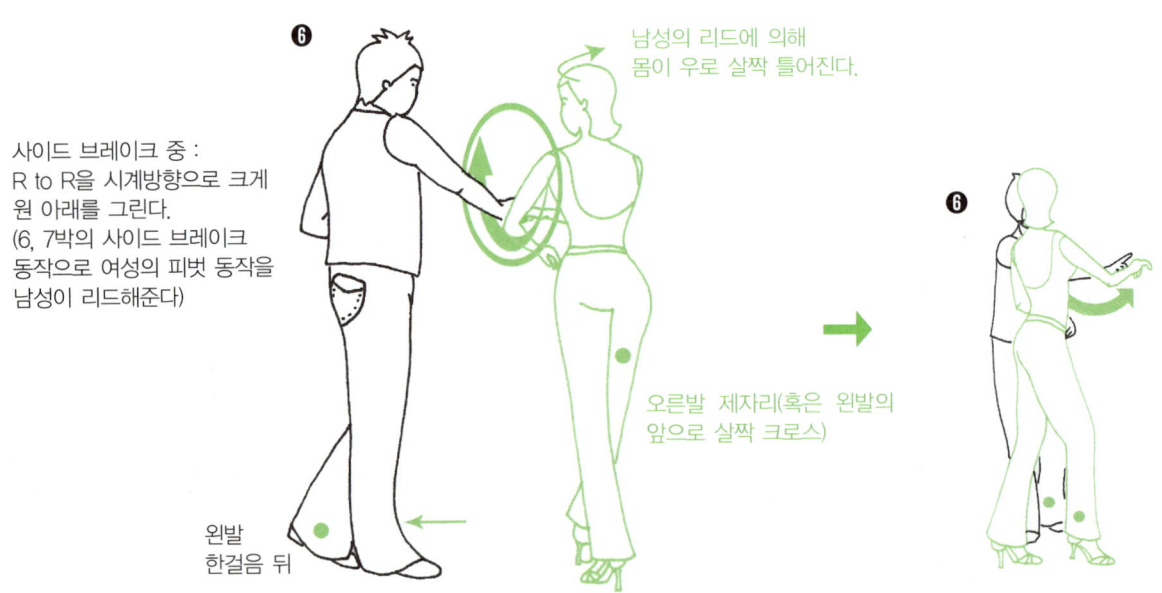

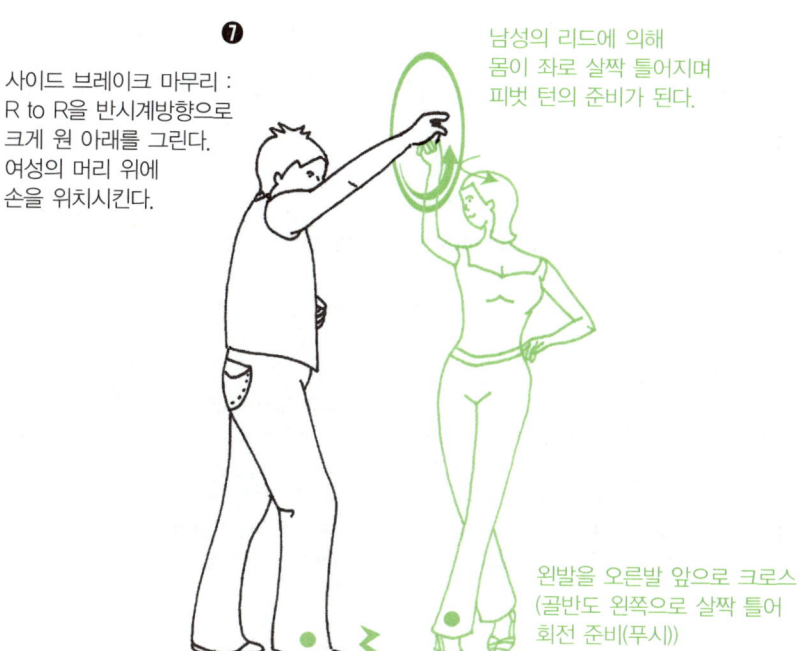

❼ 사이드 브레이크 마무리 :
R to R을 반시계방향으로
크게 원 아래를 그린다.
여성의 머리 위에
손을 위치시킨다.

남성의 리드에 의해
몸이 좌로 살짝 틀어지며
피벗 턴의 준비가 된다.

왼발을 오른발 앞으로 크로스
(골반도 왼쪽으로 살짝 틀어
회전 준비(푸시))

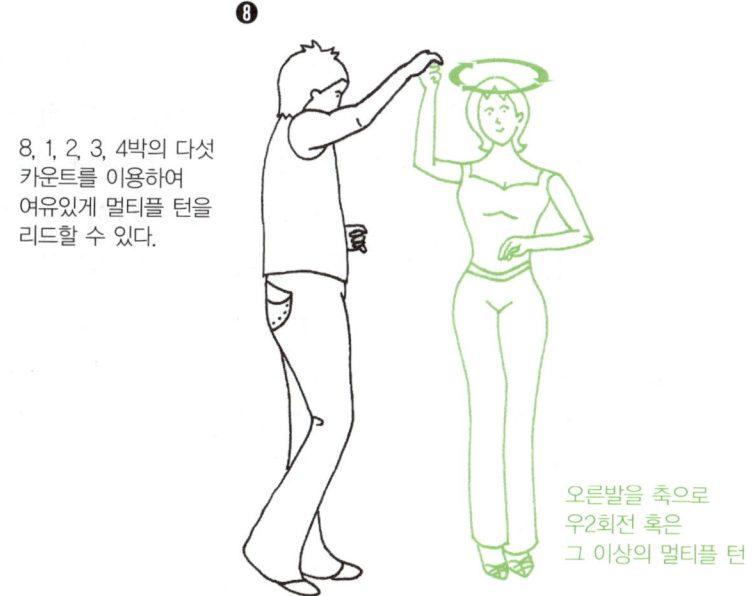

❽ 8, 1, 2, 3, 4박의 다섯
카운트를 이용하여
여유있게 멀티플 턴을
리드할 수 있다.

오른발을 축으로
우2회전 혹은
그 이상의 멀티플 턴

CHAPTER 02 | 뉴욕스타일 살사의 실제 165

피벗 턴의 리드는 큰 스마일이 편한데 실력이 늘면 굳이 큰 스마일을 하지 않아도 적절한 텐션만으로도 여성의 자세를 만들어 줄 수 있다(75쪽, 우회전 편 참조).

> **TIP**
>
> **On2에서 더블 턴(Double turn= 2 turn)등 멀티 턴이 더 편한 이유**
>
> 1) 리드
>   남성은 5, 6, 7박에 팔을 스윙해서 여자 몸의 피벗자세를 확실히 만들어준다.
>
> 2) 팔로우
>   여성은 6박 제자리스텝, 7박 피벗을 한다.
>   이후 8, 1, 2, 3, 4박 이 다섯 카운트 동안 턴을 할 시간이 주어지므로 더블 턴, 트리플 턴까지는 여유있게 돌 수 있다. 실제적으로는 이어지는 5박까지도 턴에 이용할 수 있으므로 더욱 여유가 생긴다.
>
> 3) 이 영향으로 On1에서도 뉴욕 턴이라는 스타일이 생겼다.
>   3, 4박에 스텝으로 피벗의 자세를 만들어 5카운트에서부터 돌거나 혹은 더 이른 박자부터 피벗 자세를 만들어 약간 일찍 도는 형태가 보이는 것도 온투 턴의 영향이라 할 수 있다.

〈인사이드 2턴, 아웃사이드 2턴〉

온원에서는 상당히 바쁜 동작에 속하는 인사이드 2턴과 아웃사이드 2턴도 온투에서는 좀더 여유있게 구사할 수 있다(98쪽, 인사이드 턴 편과, 113쪽, 아웃사이드 턴 편 참조).

1회전 때 2,3박의 2개의 스텝을, 2회전때는 2번 반복하여 4개의 스텝을 한다고 보면 되는데 남성의 리드에 따라 다양한 박자로 가능하다. &박자를 이용해서 2, &, 3, &에 스텝을 하는 것으로 주로 설명하지만 매우 빠른 동작이라 엄밀한 수학적인 계산은 의미가 없다. 스텝도 하나하나 밟아서는 스피드를 쫓아갈 수 없기에 다양한 테크닉을 사용한다. 설명은 복잡하지만, 직접 시도해서 몸으로 느끼는 것이 가장 쉬운 방법이다.

결론적으로 박자가 어떻든 어떤 스텝을 사용하든 또 몇 회전을 하든 '6박째에 여성의 오른발이 한걸음 뒤로 스텝' 한다면 맞는 것이다. 아웃사이드 턴의 경우도 마찬가지이다.

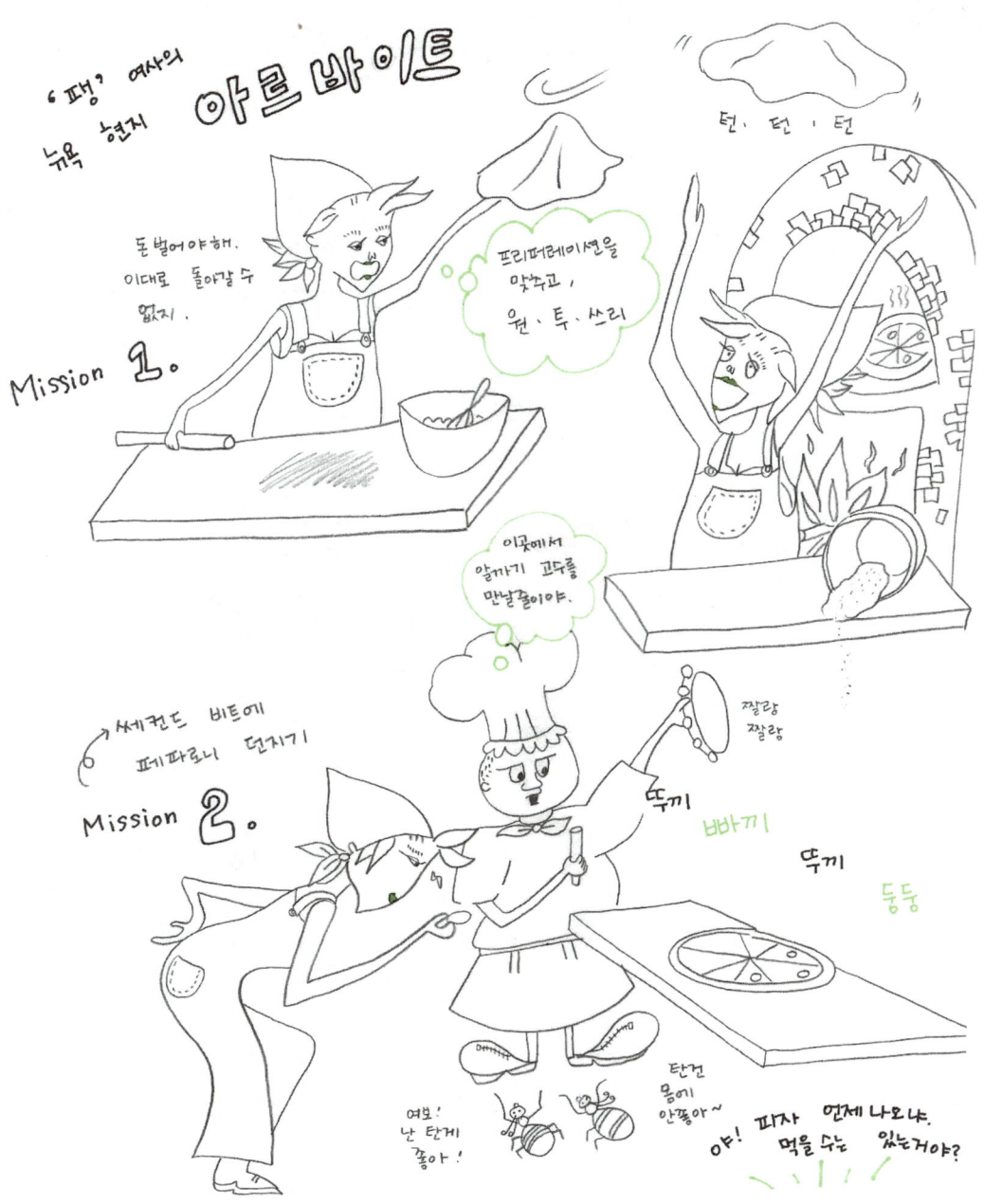

21 휘핑(Whipping)

SALSA

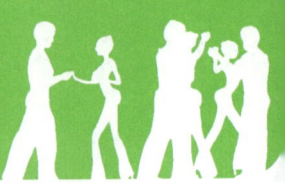

휘핑은 문자 그대로 '잡아채서 도는 것'이다. 남녀가 함께 시계 반대 방향으로 회전하는 것으로 스팟 턴(시계 방향으로 회전)과 반대되는 개념이다. 댄스스포츠의 리버스 턴Reverse Turn과 동작은 비슷하나 느낌은 상당히 다르다. 휘핑은 대부분 인사이드 턴, 인 앤 아웃, 좌회전 등 여성의 좌회전 패턴(특히 인사이드 턴 패턴)과 함께 쓰인다.

1, 2, 3박은 인사이드 턴 패턴이다.

남성은 오른손을 살짝 바깥쪽 10도 정도로 보내며 아래로 살짝 내려준다.

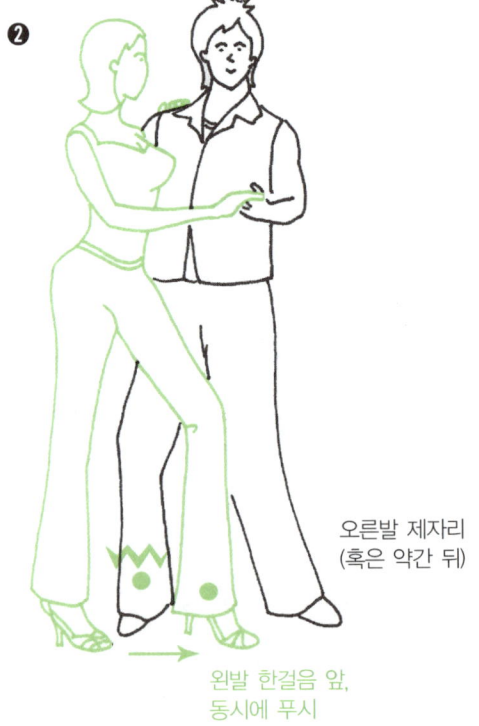

❶ 주로 인사이드 턴 패턴에 이어서 휘핑으로 들어간다.

오른발 반걸음 앞

왼발 옆 (어깨 너비로 벌림)

❷ 오른발 제자리 (혹은 약간 뒤)

왼발 한걸음 앞, 동시에 푸시

5, 6, 7박이 휘핑의 핵심동작이다.

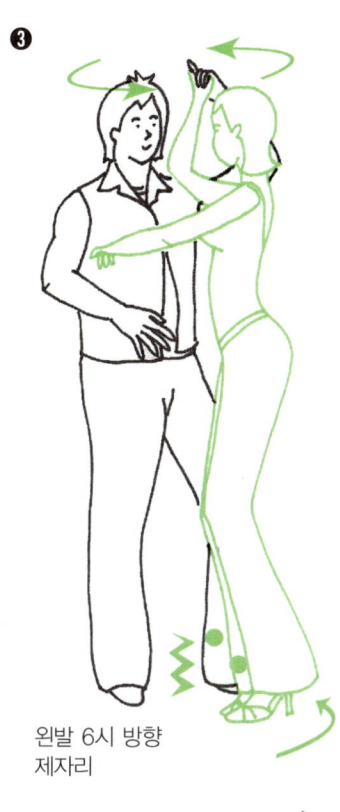

❸ 왼발 6시 방향 제자리

왼발 축으로 좌로 돌며 오른발이 진행선 밟음 4박 때는 스텝 없이 계속 좌로 회전함

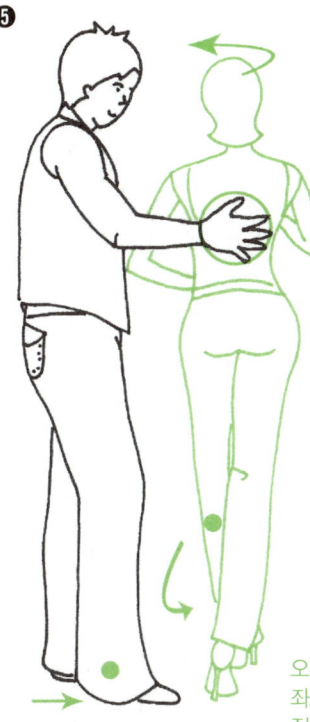

❺ 오른발 반걸음 앞

오른손 들어가며 클로즈드 포지션으로 전환

오른발 축으로 계속 좌로 돌며 왼발 진행선 밟음

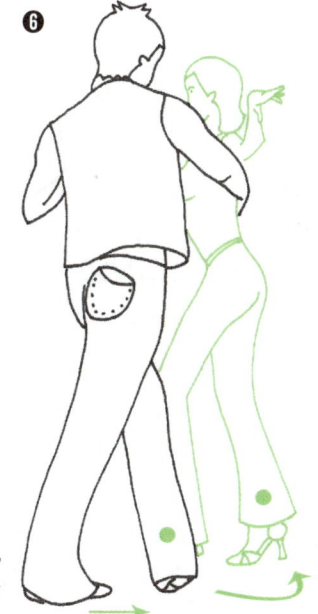

❻ 왼발 한걸음 앞 (또는 제자리 스텝, 혹은 오른발의 뒤로 크로스하기도 한다)

계속 좌로 회전하여 오른발 한걸음 뒤

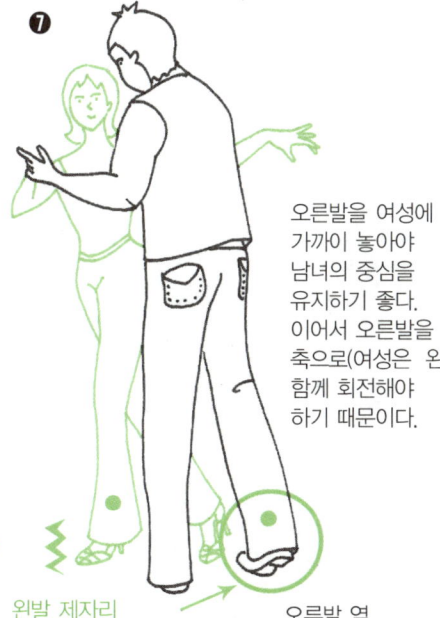

❼ 왼발 제자리   오른발 옆

오른발을 여성에 가까이 놓아야 남녀의 중심을 유지하기 좋다. 이어서 오른발을 축으로(여성은 왼발축) 함께 회전해야 하기 때문이다.

CHAPTER 02 | **뉴욕스타일 살사의 실제** 169

휘핑에 이어서
CBL 혹은
인사이드 턴
패턴으로
들어간다.

여기서는 CBL로 마무리했다.

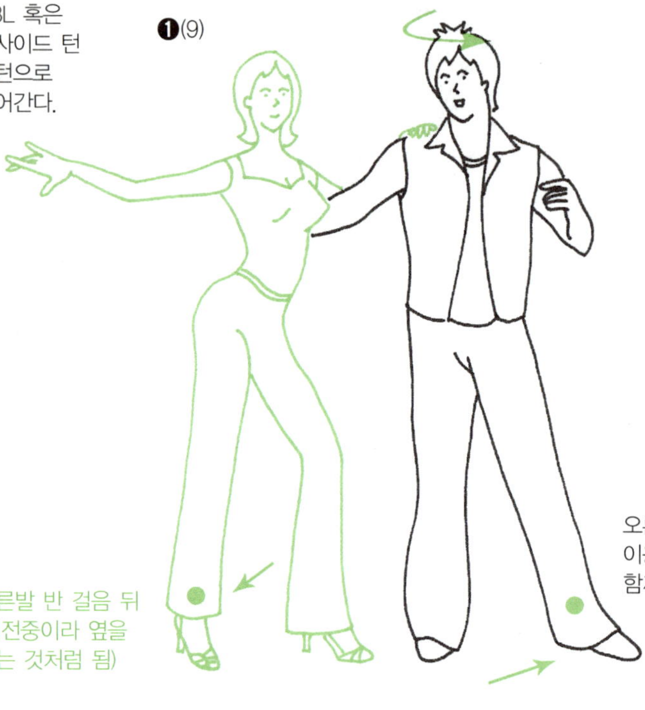

❶(9)

오른발을 축으로 원심력을
이용해 시계반대방향으로
함께 회전하며 왼발 옆

오른발 반 걸음 뒤
(회전중이라 옆을
밟는 것처럼 됨)

❷(10)

오른발 제자리
(혹은 약간 뒤)

왼발 한걸음 앞

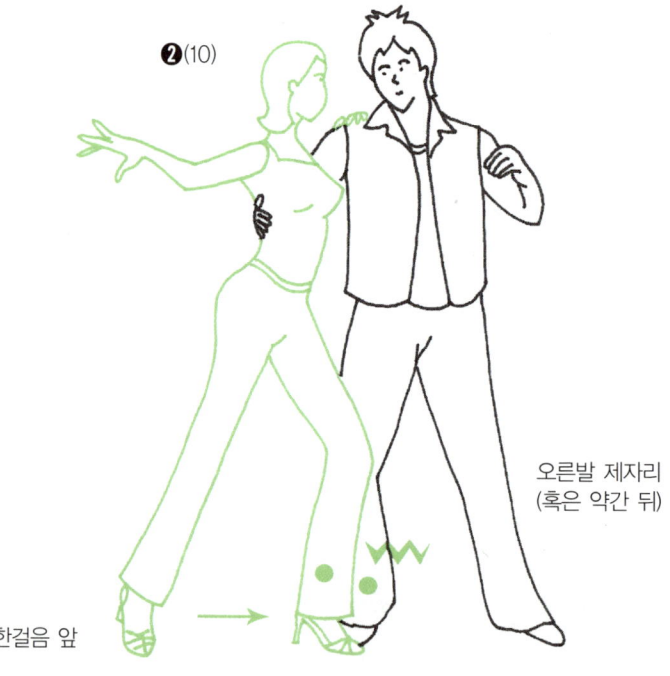

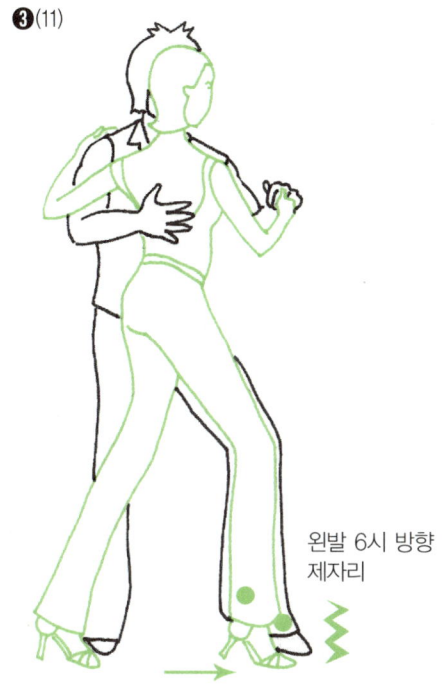

❸(11)

왼발 6시 방향
제자리

오른발을 앞으로 스텝하며 동시에
좌로 회전시작(CBL의 변형)

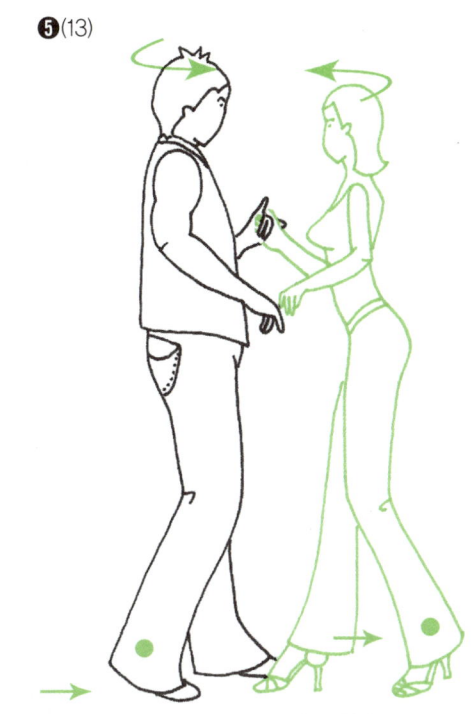

❺(13)

오른발 반걸음 앞

좌로 회전
계속하여 파트너 마주하고
왼발 반걸음 뒤

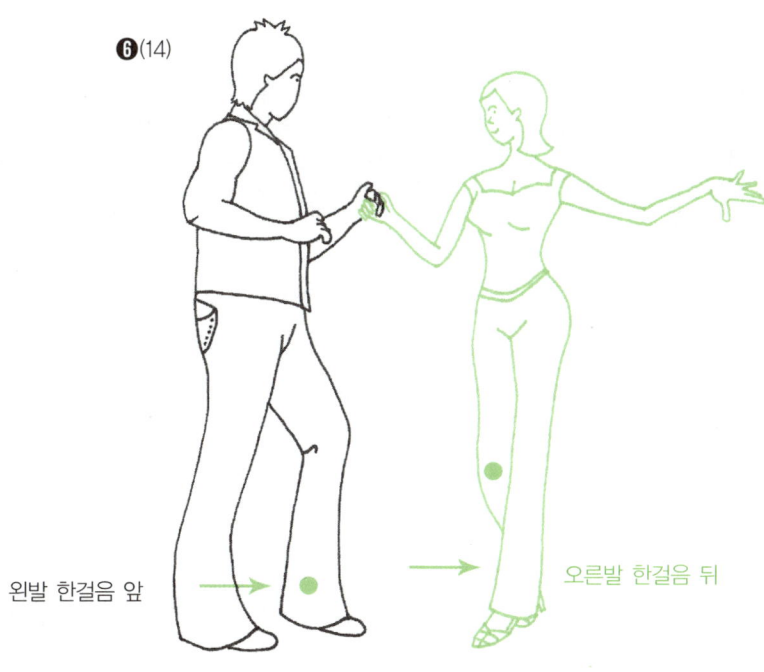

❻(14)

왼발 한걸음 앞

오른발 한걸음 뒤

CHAPTER 02 | **뉴욕스타일 살사의 실제** 171

❼(15)

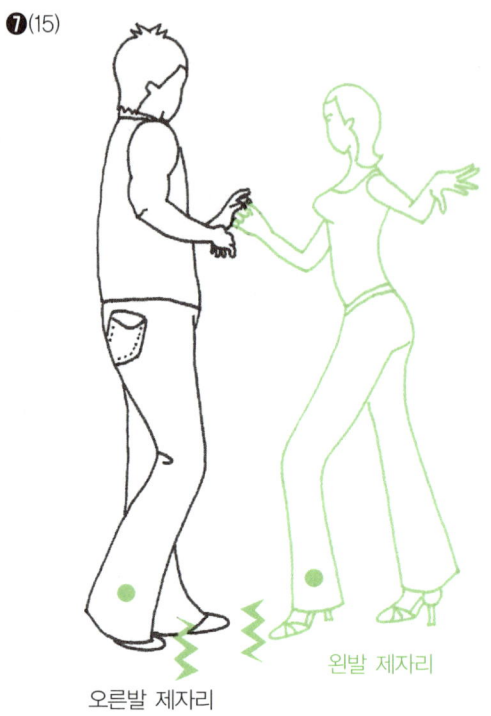

오른발 제자리   왼발 제자리

> **TIP**
> 위핑도 스팟 턴과 마찬가지로 '직선 움직임과 곡선 움직임이 섞인 동작' 이다. 곡선 움직임일 때는 중심을 남녀의 가운데에 두고 '원심력'을 이용해 함께 돈다는 것이 중요하다. 다양한 스텝의 구사가 가능하지만 남녀의 중심이 잘 맞으면 어떤 스텝을 사용해도 큰 무리가 없다.

〈DVD 인 앤 아웃 휘핑(In & Out Whipping) 편 참조〉

22 역코파(Reverse Copa)=리버스 턴(Reverse turn)

SALSA

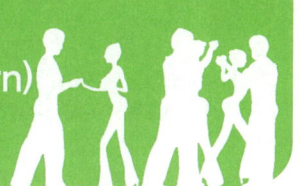

역코파는 인 앤 아웃과 마찬가지로, '들어 오고(In) 나가는(Out) 턴'이다. 나가는 턴을 코파 때는 인사이드 턴으로 하는데 반해 역코파는 아웃사이드 턴으로 한다.

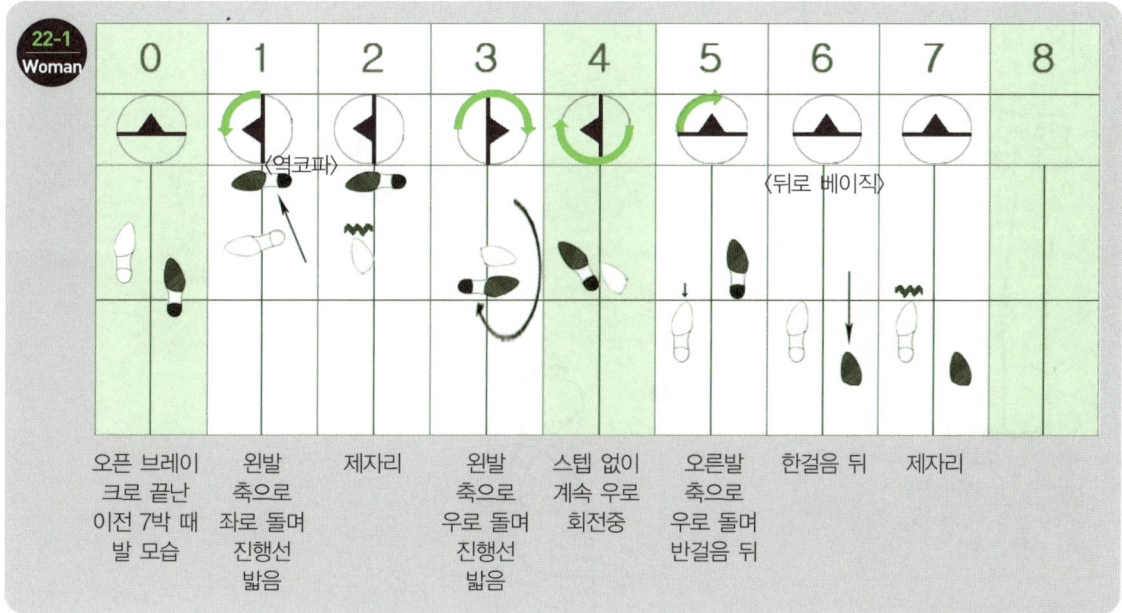

이해를 위해 후면, 측면을 함께 표시하였다.
남녀 모두 여성의 스텝을 하고 있다.

0 코파와 마찬가지로 다리를 앞뒤로 벌리고
있는 준비자세이다. 이후 동작을 편하게
하기 위해 전 동작에서 남성의 리드에 의해
여성이 이런 자세로 준비된다.
커플로 출 때의 이전 7박 자세이다(165쪽, 7박 그림).

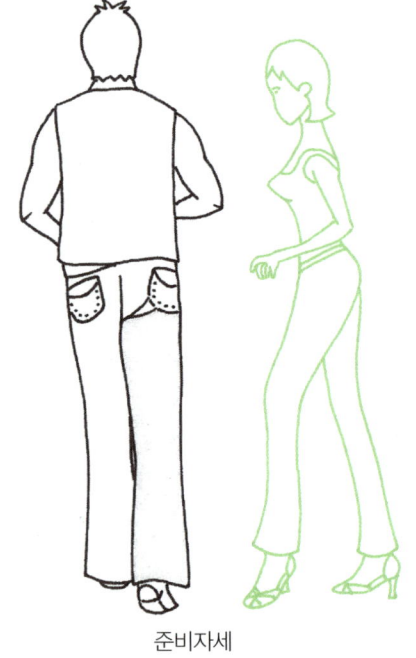

준비자세

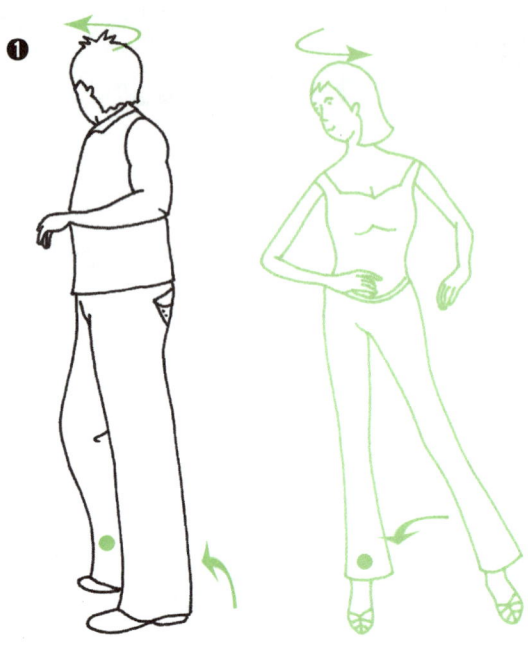

왼발 축으로 좌로 돌며
오른발이 진행선 밟음

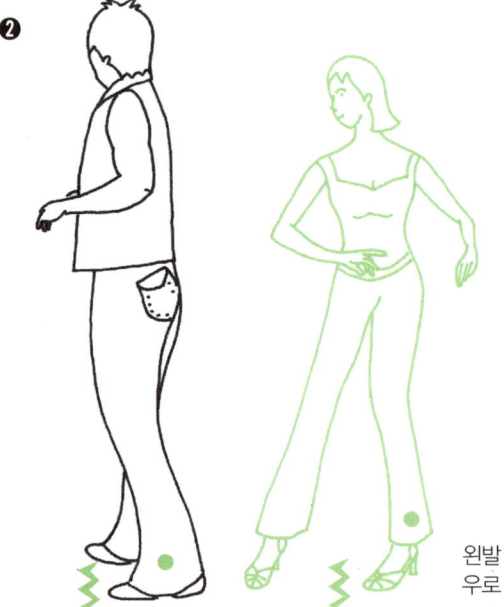

왼발 제자리 밟으며
우로 회전 시작

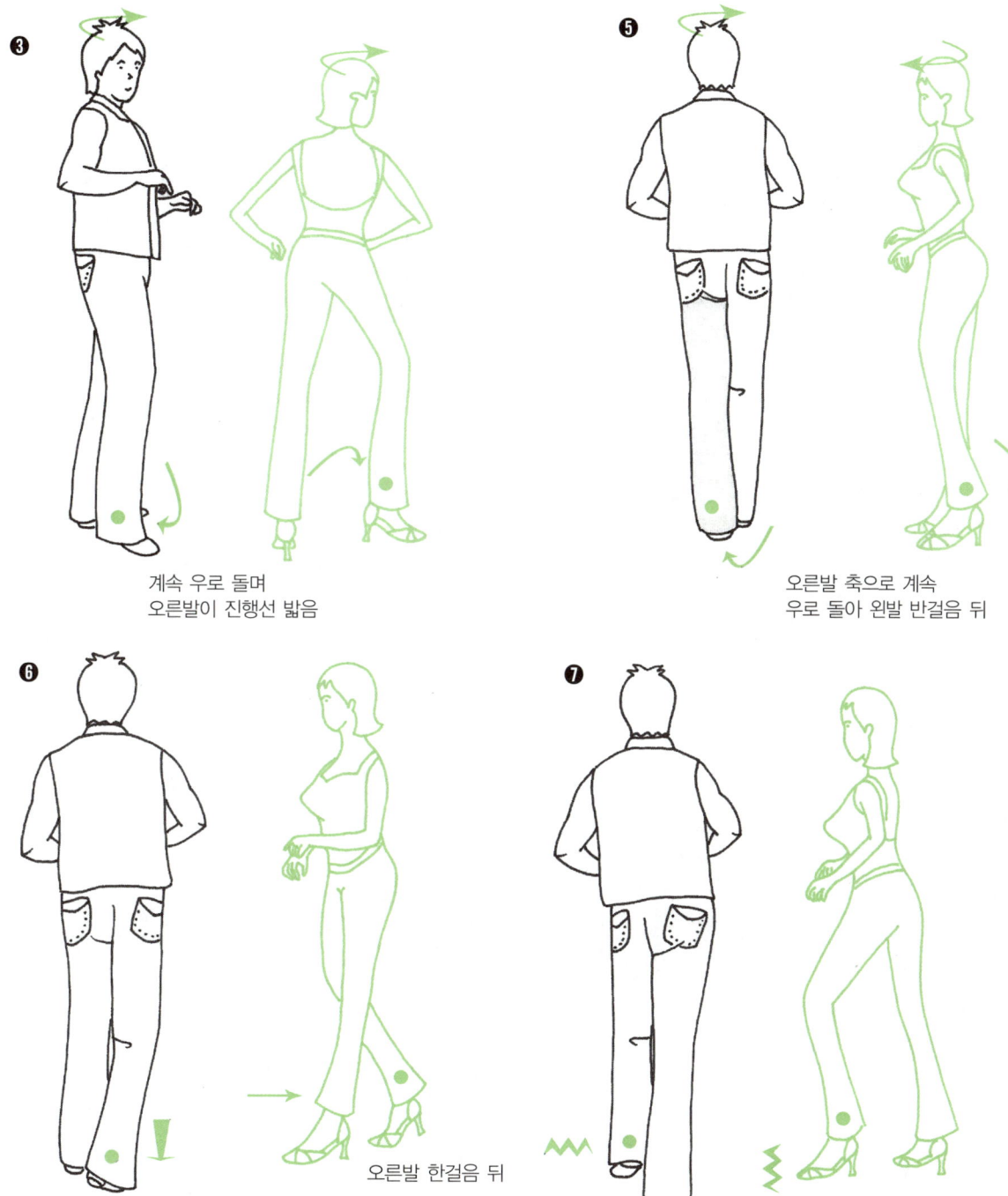

❸ 계속 우로 돌며
오른발이 진행선 밟음

❺ 오른발 축으로 계속
우로 돌아 왼발 반걸음 뒤

❻ 오른발 한걸음 뒤

❼ 왼발 제자리

결과적으로 2박부터는 아웃사이드 턴과 같다.

〈파트너와 함께〉

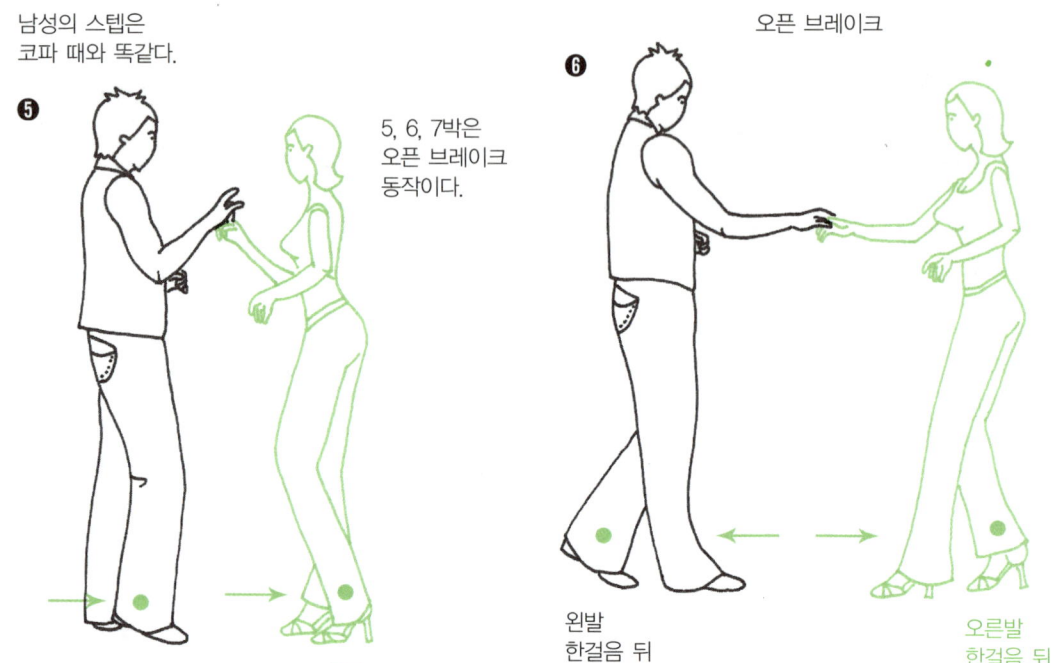

❺ 남성의 스텝은 코파 때와 똑같다.

5, 6, 7박은 오픈 브레이크 동작이다.

오른발 반걸음 앞
왼발 반걸음 뒤

❻ 오픈 브레이크

왼발 한걸음 뒤
오른발 한걸음 뒤

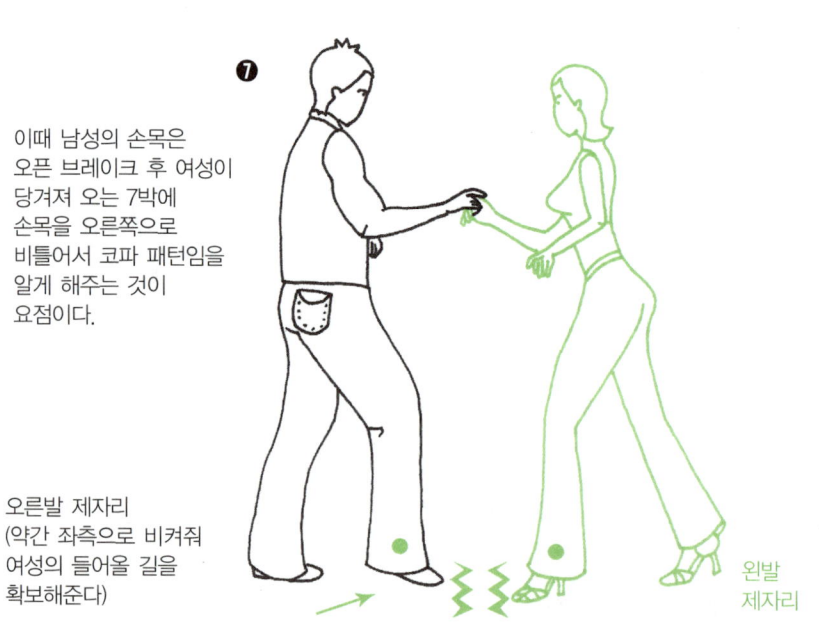

❼ 이때 남성의 손목은 오픈 브레이크 후 여성이 당겨져 오는 7박에 손목을 오른쪽으로 비틀어서 코파 패턴임을 알게 해주는 것이 요점이다.

오른발 제자리
(약간 좌측으로 비켜줘 여성의 들어올 길을 확보해준다)

왼발 제자리

남성은 오른쪽으로 몸을
틀어서 오른팔로
여성의 어깨를 막는다.
이 동작으로 인해 여성은
좌회전이 막혀 이후 우로
회전하게 된다.

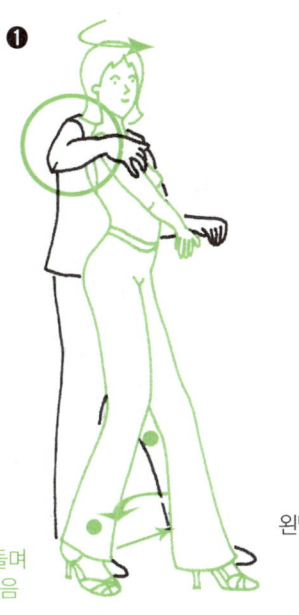

왼발 축으로 좌로 돌며
오른발이 진행선 밟음

왼발 옆

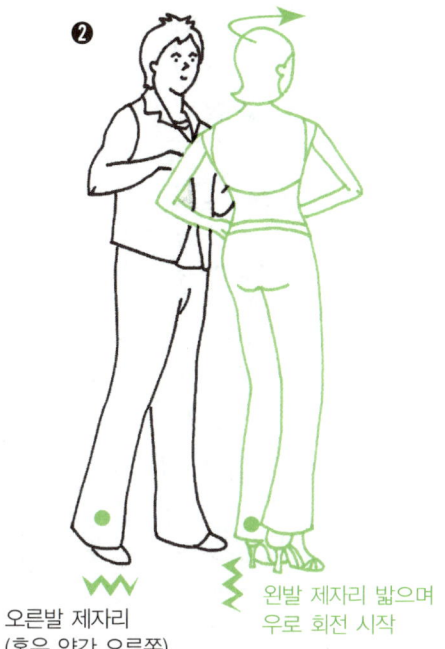

오른발 제자리
(혹은 약간 오른쪽)

왼발 제자리 밟으며
우로 회전 시작

남성의 리드에 의해 여성의 회전력이
달라져서 2, 3박 때 여성의 스텝이
혼자 돌 때와 달라보이는데,
같은 스텝이다.

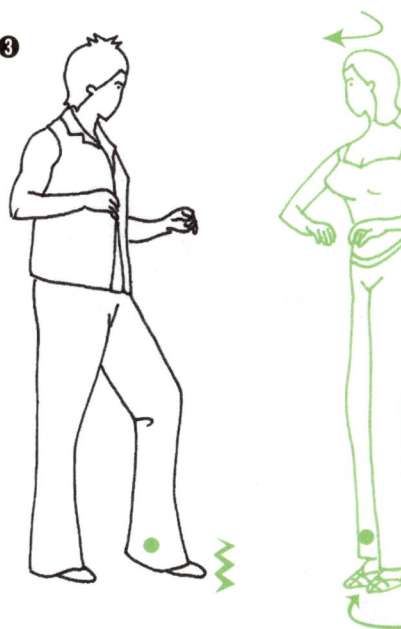

왼발 7시 방향
제자리

계속 우로 돌아
오른발이 진행선 밟음

CHAPTER 02 | 뉴욕스타일 살사의 실제

❺

5, 6, 7박은
베이직 스텝이다.

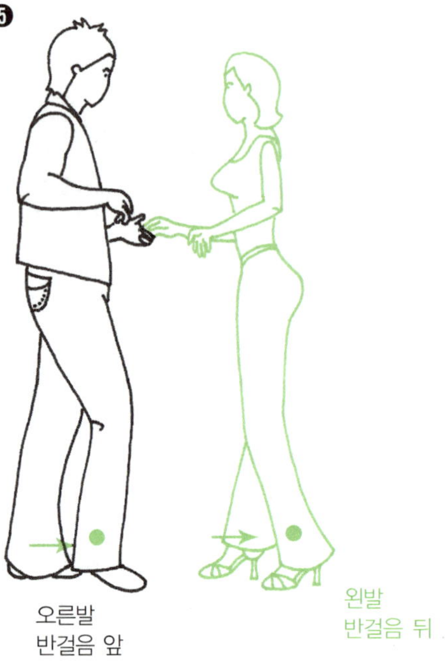

오른발
반걸음 앞

왼발
반걸음 뒤

❻

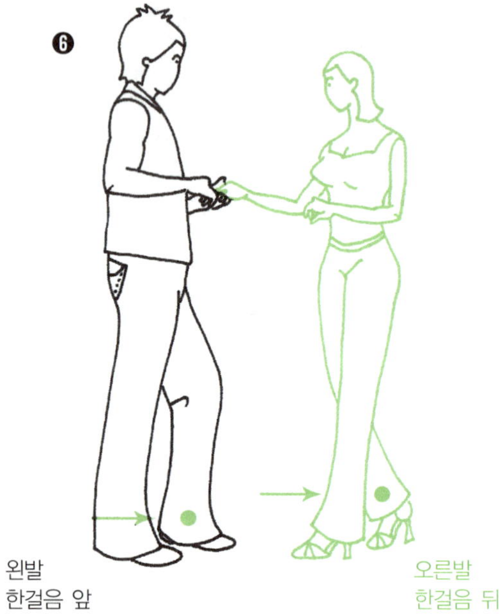

왼발
한걸음 앞

오른발
한걸음 뒤

❼

오른발 제자리

왼발 제자리

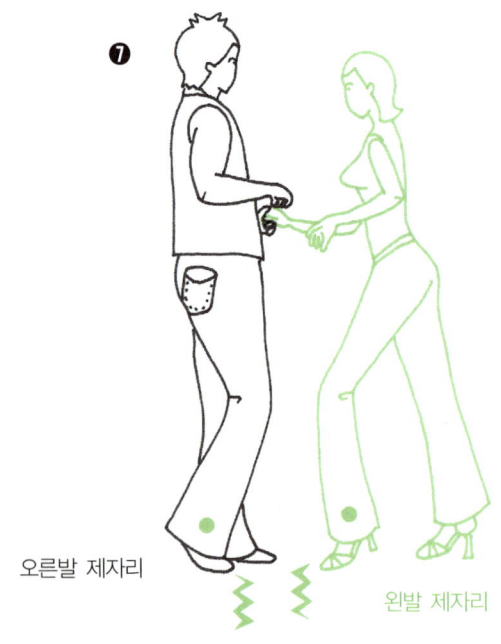

178

23 트레인(Train)

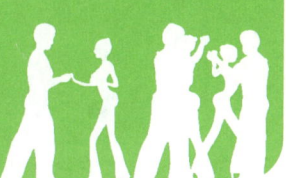

〈파트너와 함께〉

온원에서 많이 쓰던 윈드밀Windmill이 남성이 여성의 주위를 도는 느낌이라면, 트레인은 텐션에 의해 여자가 남자주위를 도는 느낌이다(작은 그림은 같은 동작을 다른 방향에서 본 것이다).

1, 2, 3박은 인사이드 턴과 스텝이 같다.

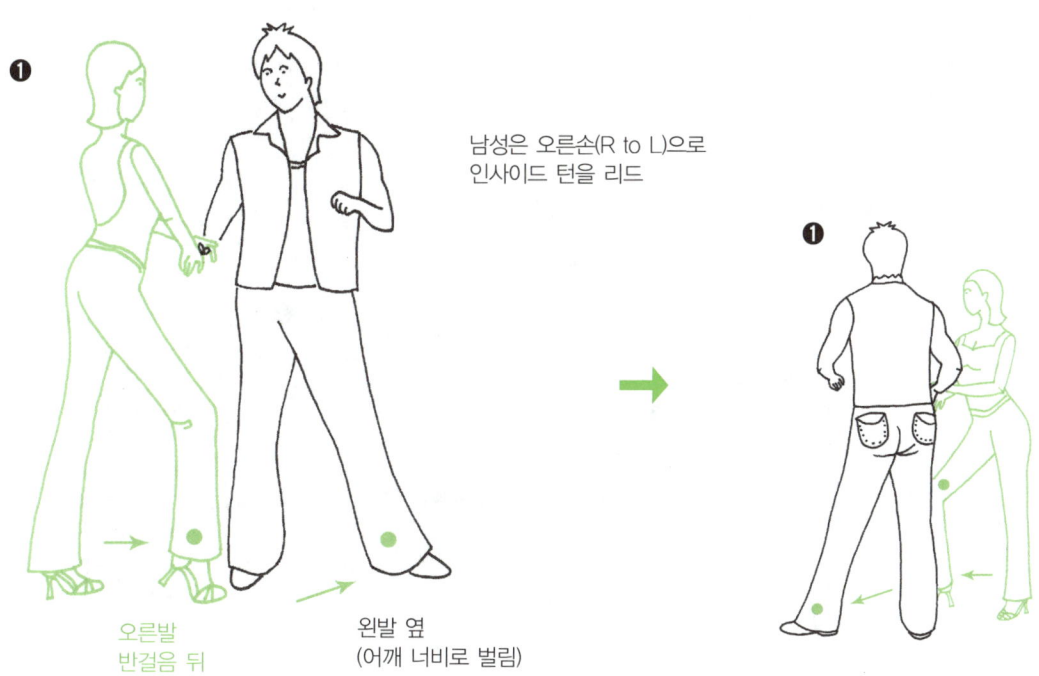

❶ 남성은 오른손(R to L)으로 인사이드 턴을 리드

오른발
반걸음 뒤

왼발 옆
(어깨 너비로 벌림)

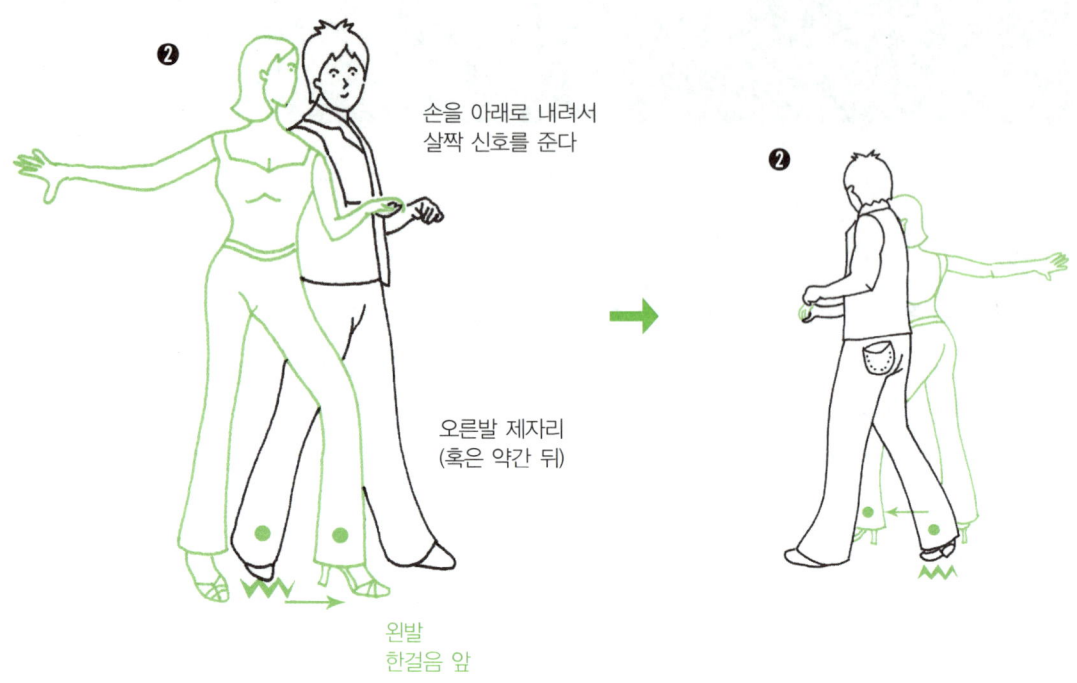
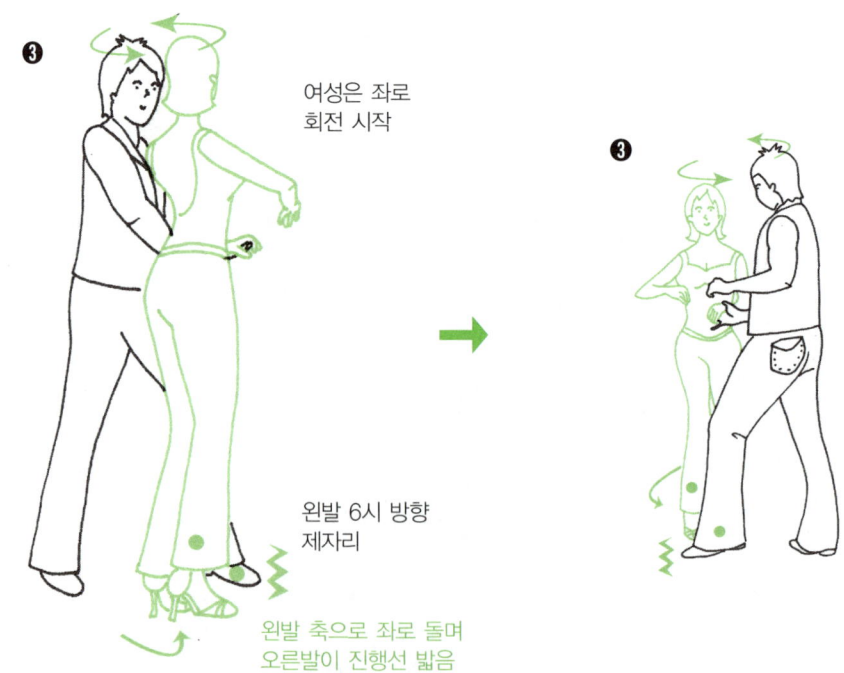

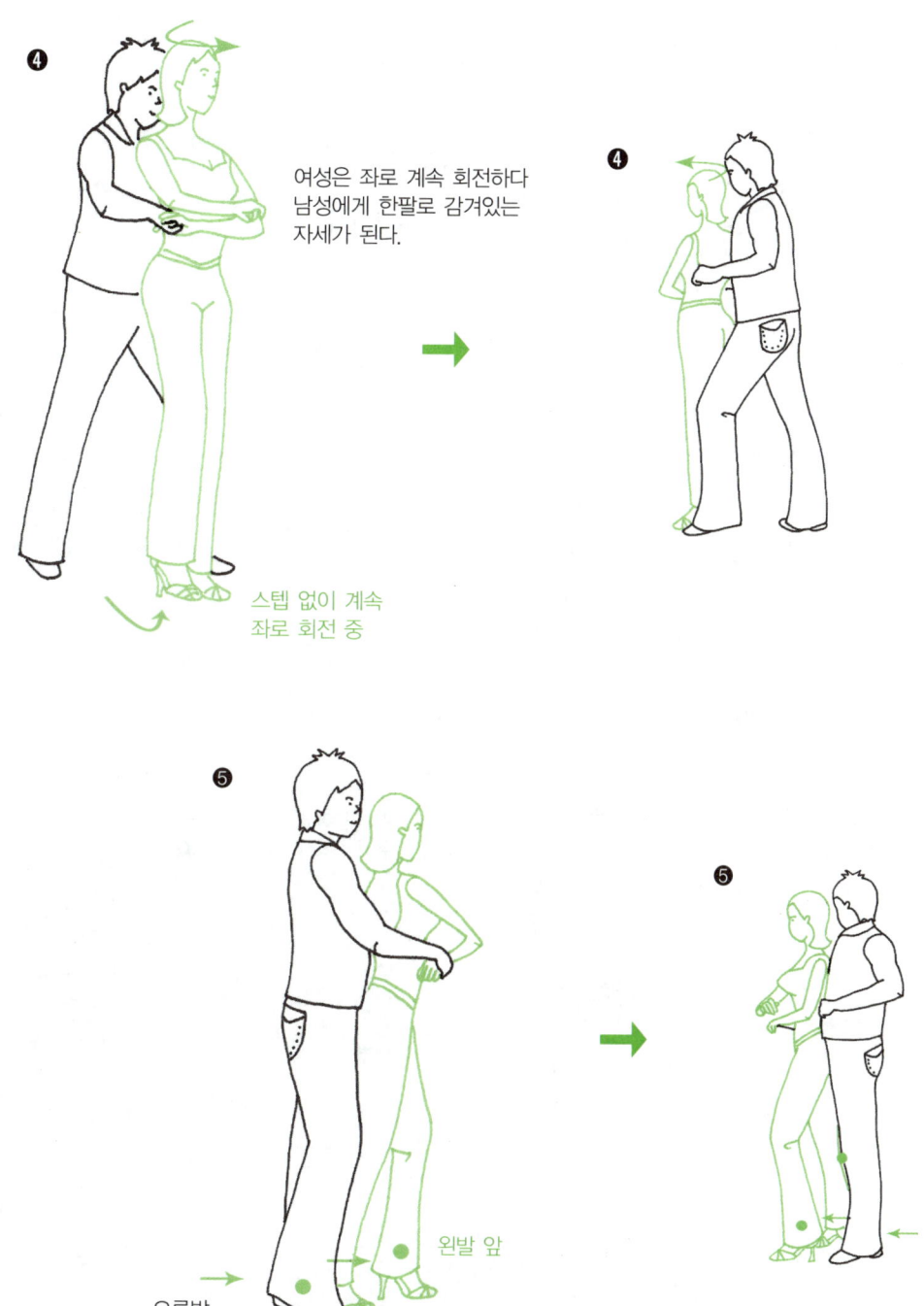

여성은 좌로 계속 회전하다 남성에게 한팔로 감겨있는 자세가 된다.

스텝 없이 계속 좌로 회전 중

왼발 앞

오른발 반걸음 앞

CHAPTER 02 | **뉴욕스타일 살사의 실제** 181

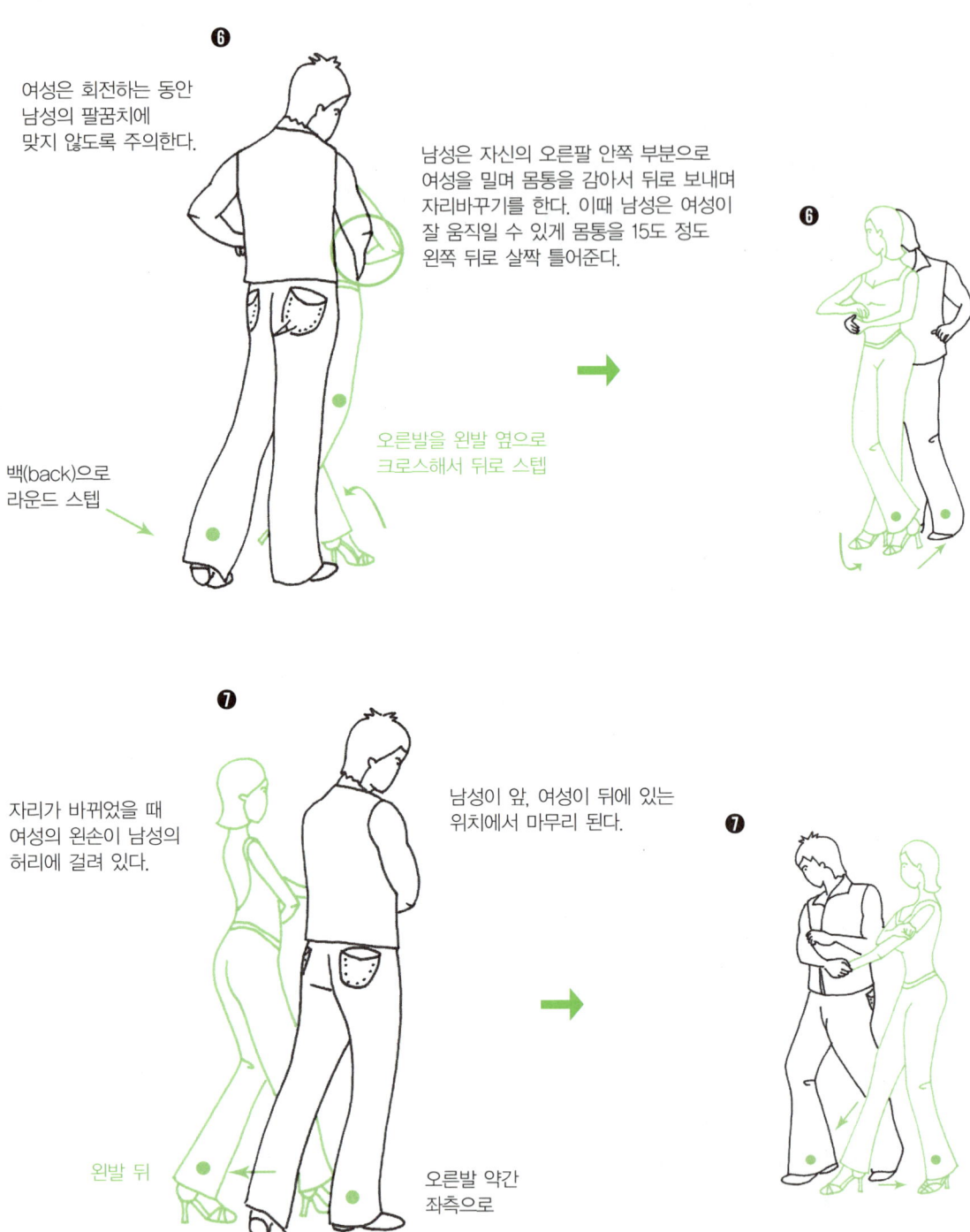

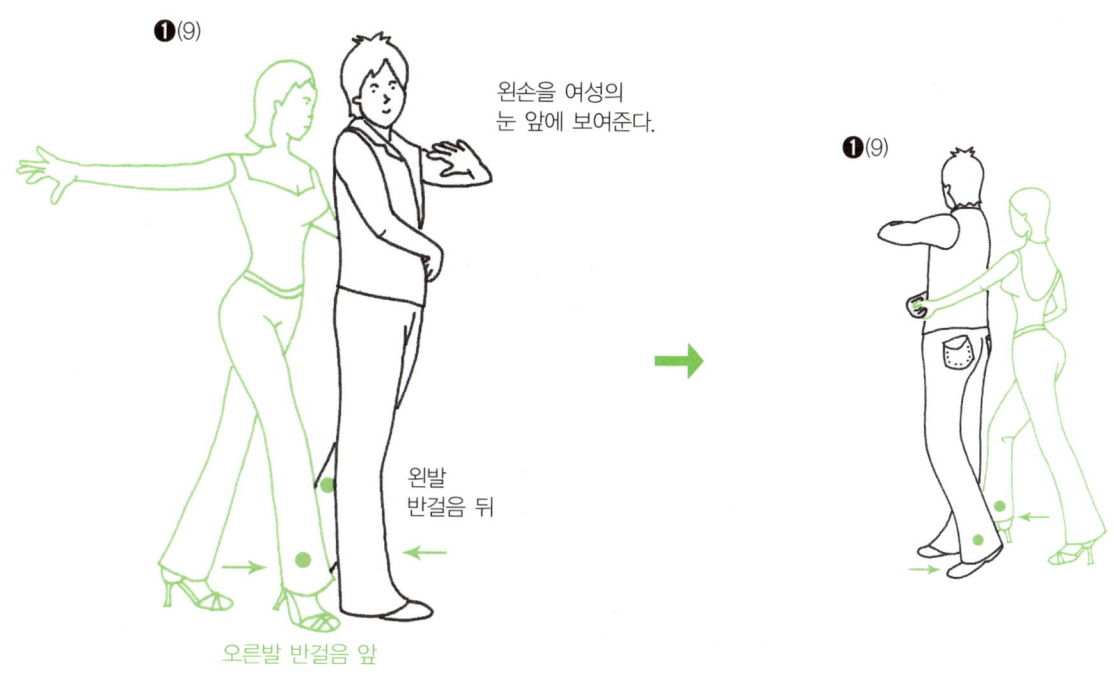

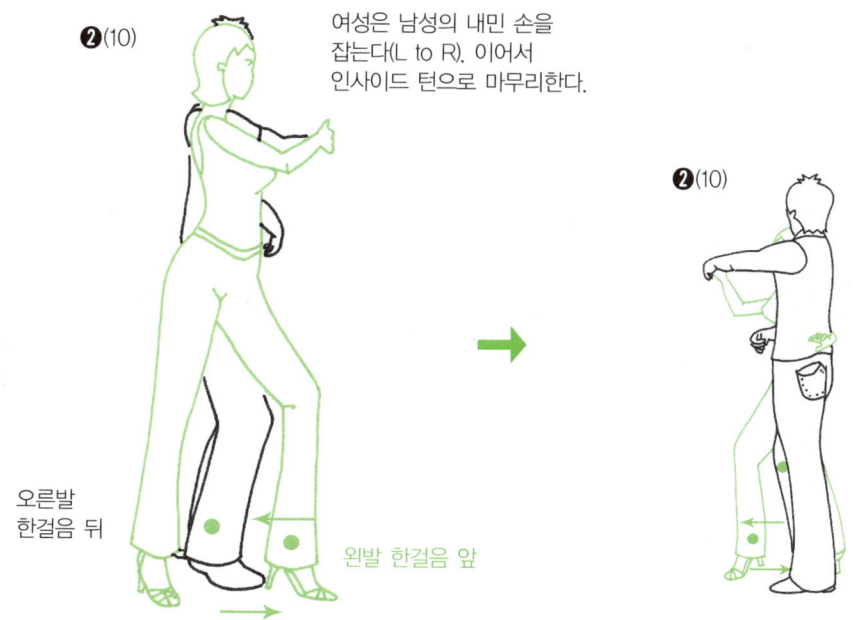

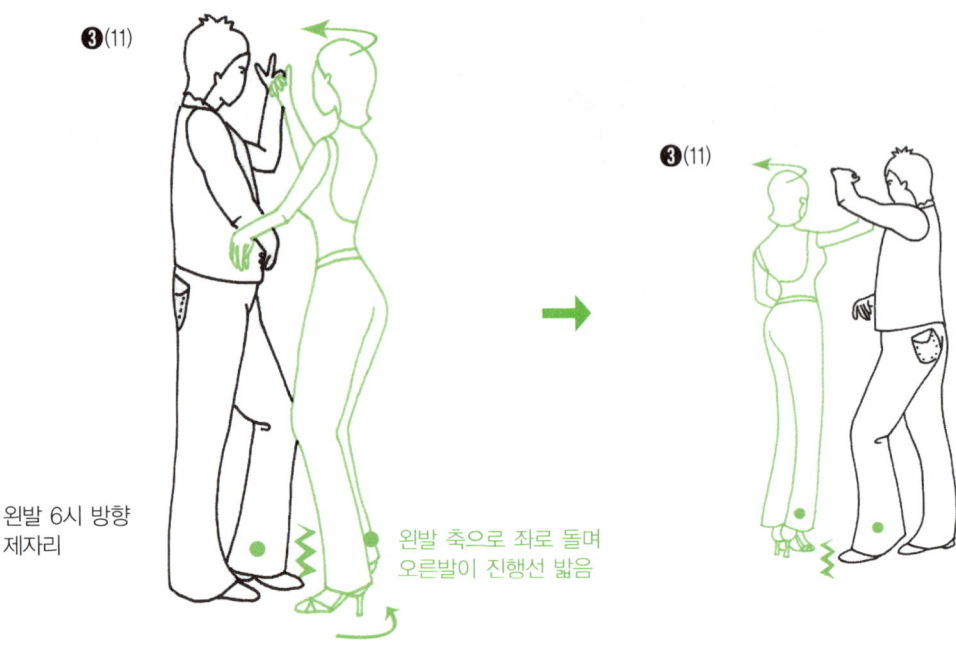

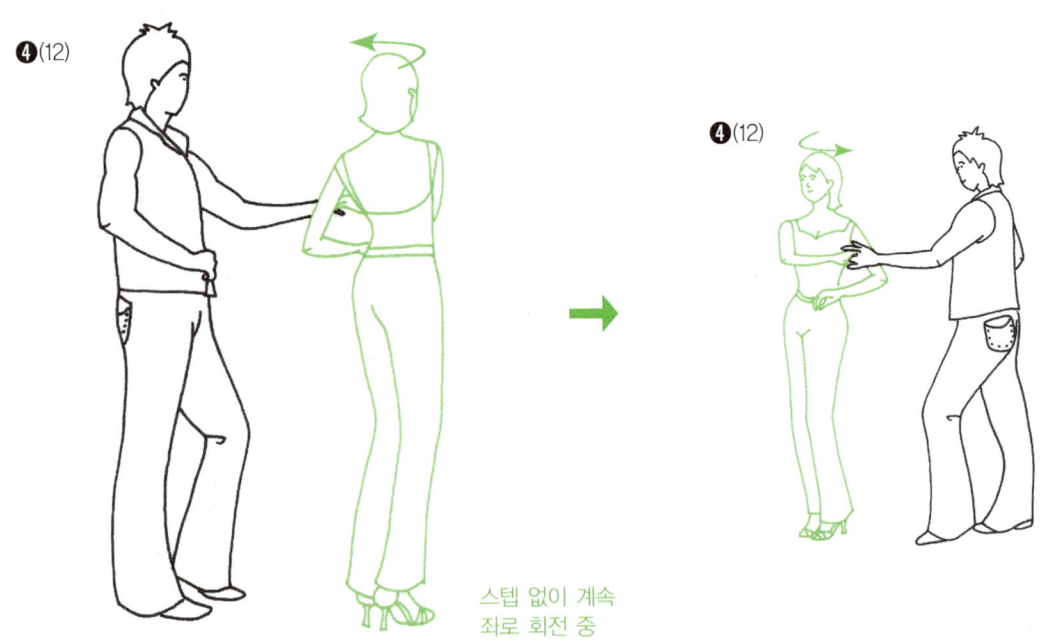

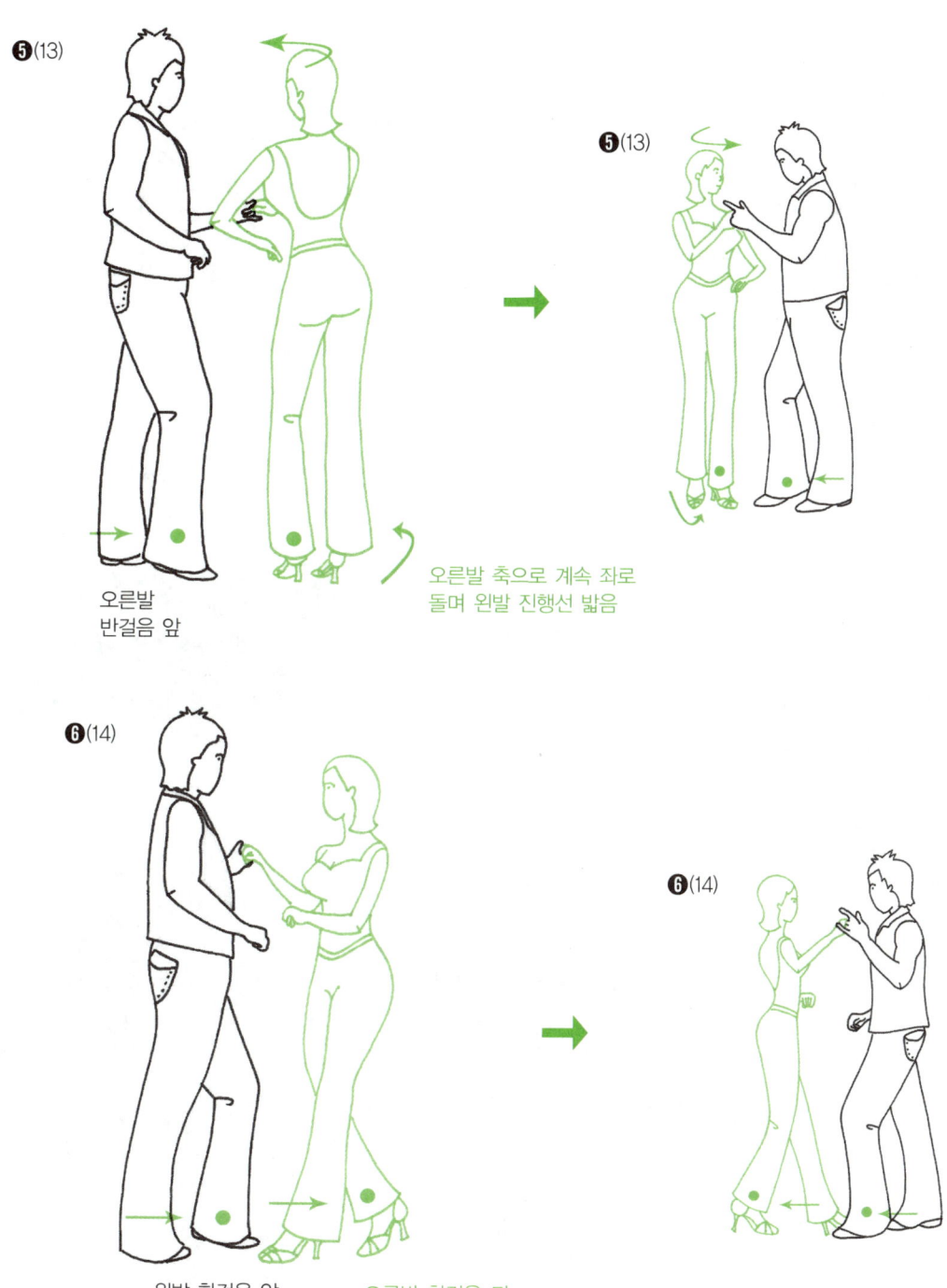

❺(13) 오른발 반걸음 앞 　　오른발 축으로 계속 좌로 돌며 왼발 진행선 밟음

❻(14) 왼발 한걸음 앞 　　오른발 한걸음 뒤

❼(15)

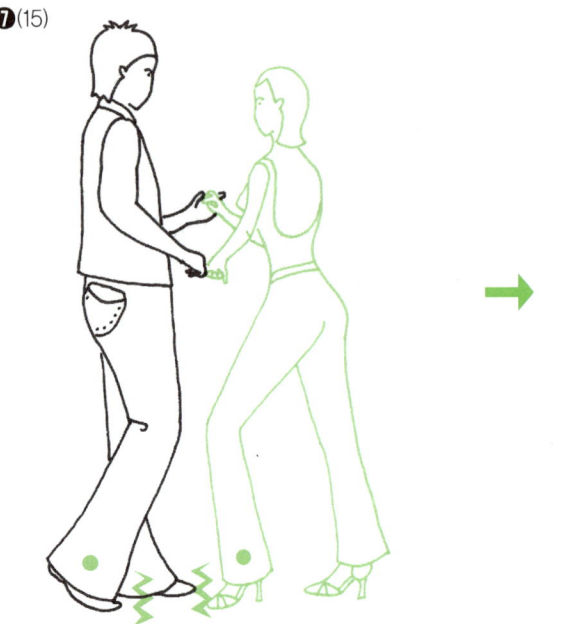

오른발 제자리   왼발 제자리

❼(15)

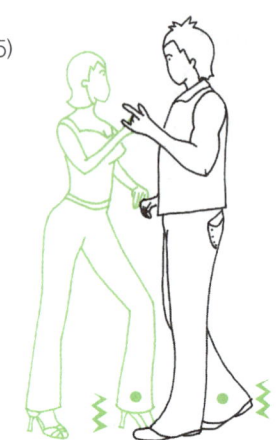

> **TIP**
> 자리를 바꾸는 5, 6, 7박에 남성은 왼손을 들어도 되고 내리고 있어도 된다. 단, 손을 올릴 때는 왼손을 번쩍 들어 여성이 남성의 팔꿈치에 맞지 않게 주의해야 한다.

> **TIP**
> **질식사 주의!!**
> 암내 예방을 위해 데오드란트(deodorant)를 꼭 뿌려주기를~^^
> 데오드란트는 가까운 편의점에서~

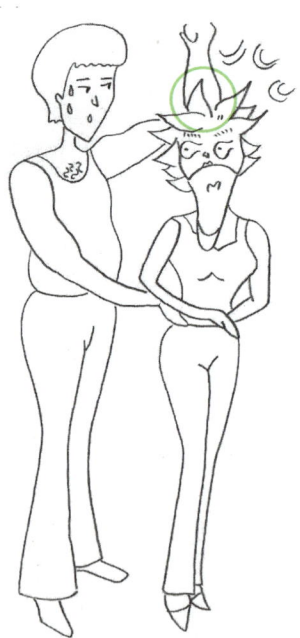

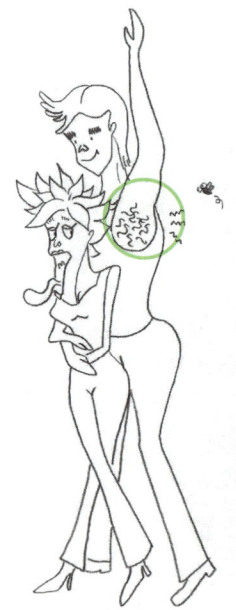

186

23 풀 & 체크(Pull & Check)
SALSA

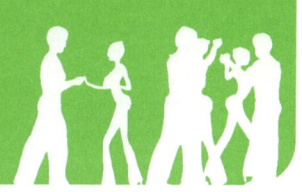

풀 앤 체크 역시 온투에서 많이 쓰이는 동작으로 매우 화려한 패턴이다. 말 그대로 '당겨서 체크를 한다'는 의미이다. 당길 때 손목을 비틀어주는 인 앤아웃과 달리 그대로 당겨서 여성이 회전하지 않고 똑바로 앞으로 진행할 수 있게 한다(작은 그림은 같은 동작을 다른 두 방향에서 본 것이다).

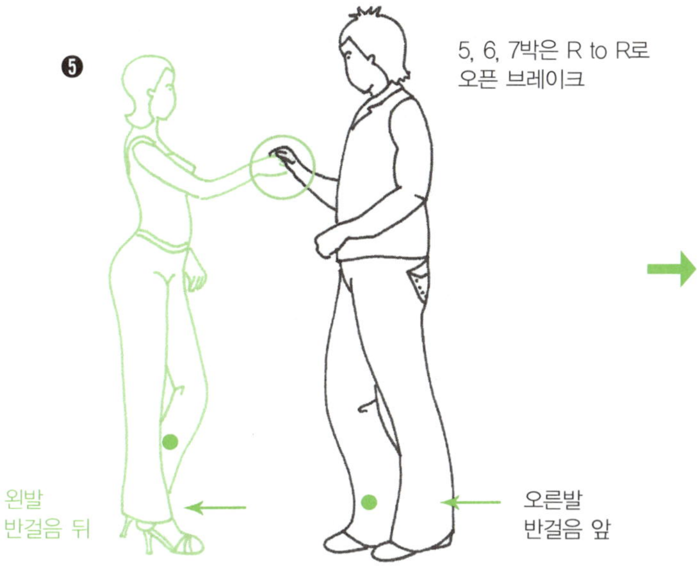

❺ 5, 6, 7박은 R to R로 오픈 브레이크

왼발 반걸음 뒤   오른발 반걸음 앞

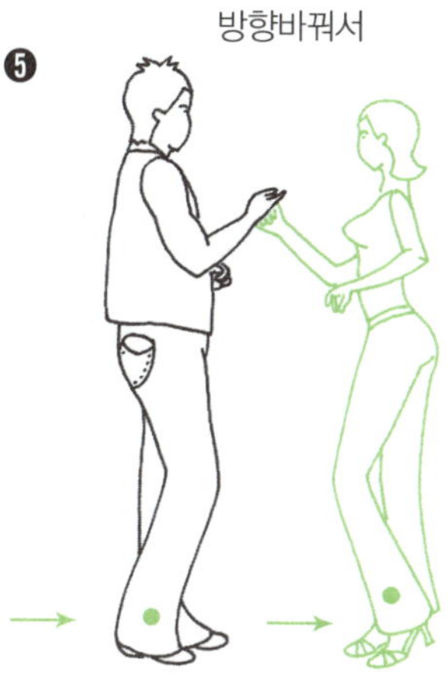

❺ 방향바꿔서

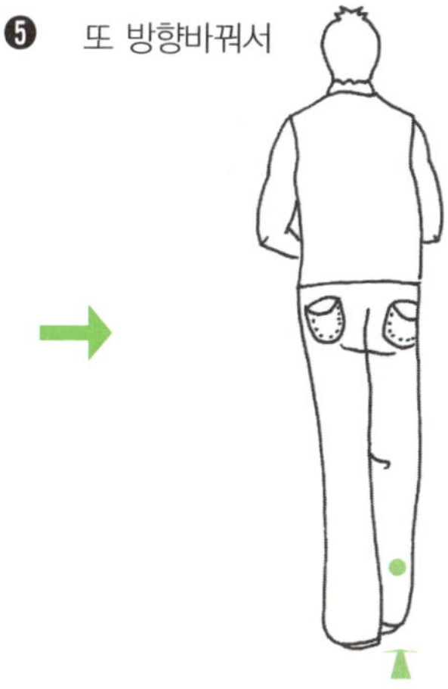

❺ 또 방향바꿔서

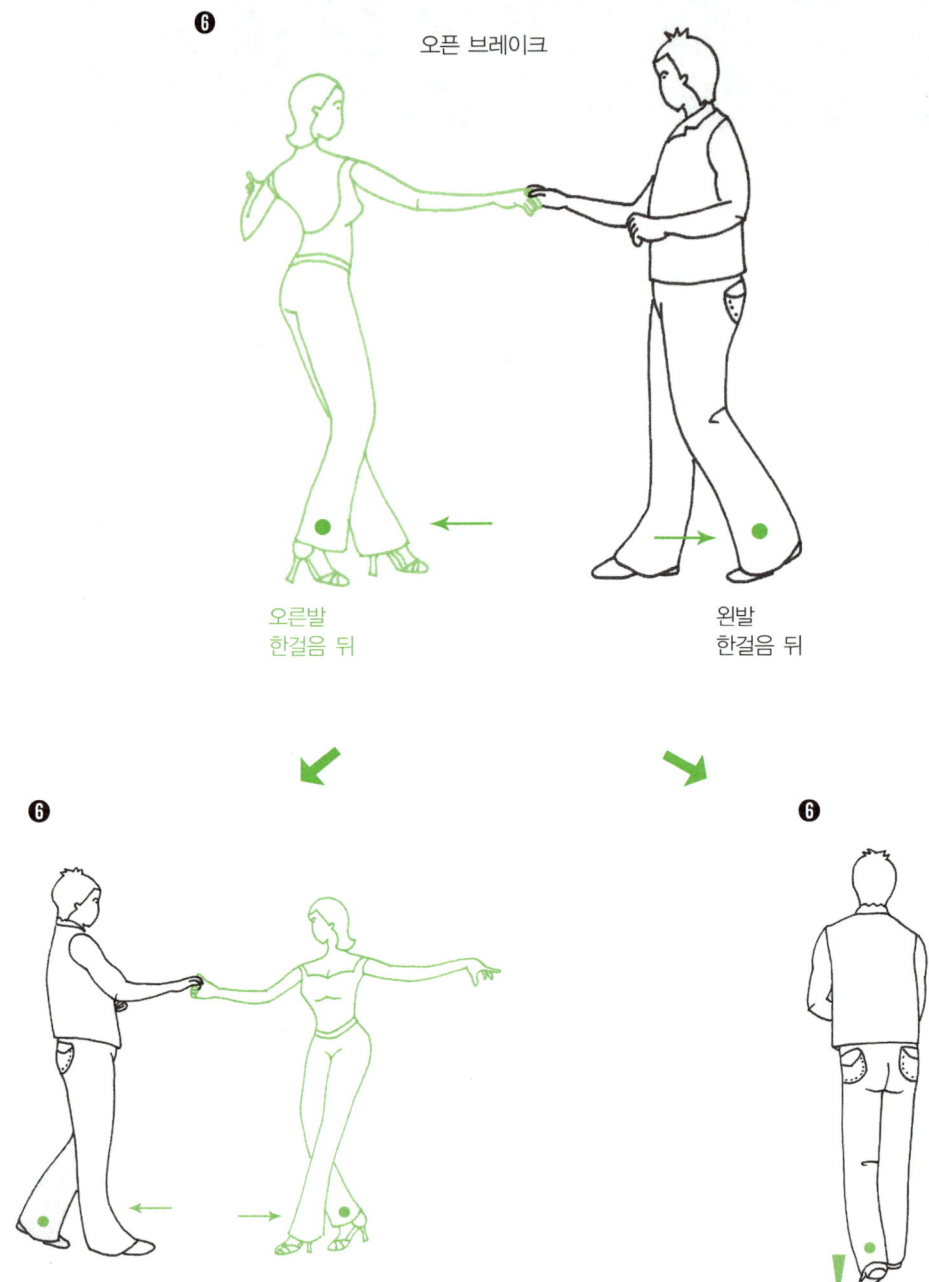

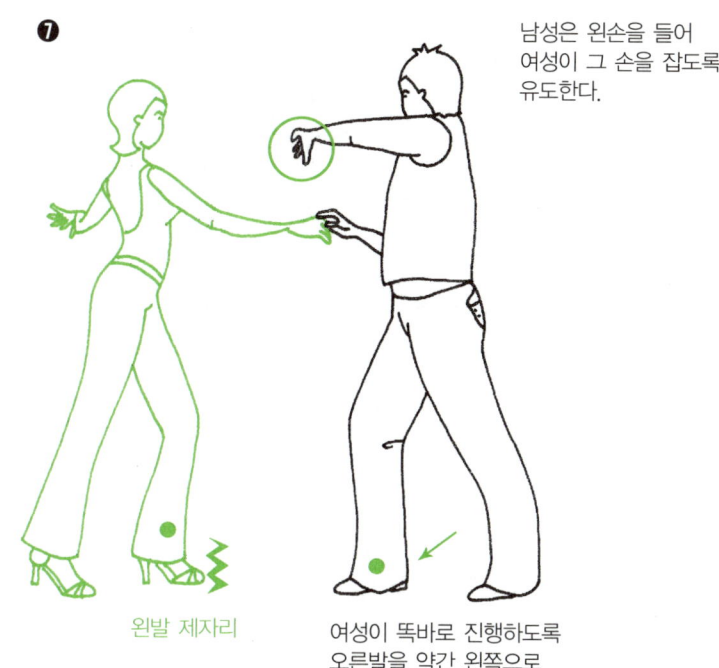

남성은 왼손을 들어 여성이 그 손을 잡도록 유도한다.

왼발 제자리

여성이 똑바로 진행하도록 오른발을 약간 왼쪽으로

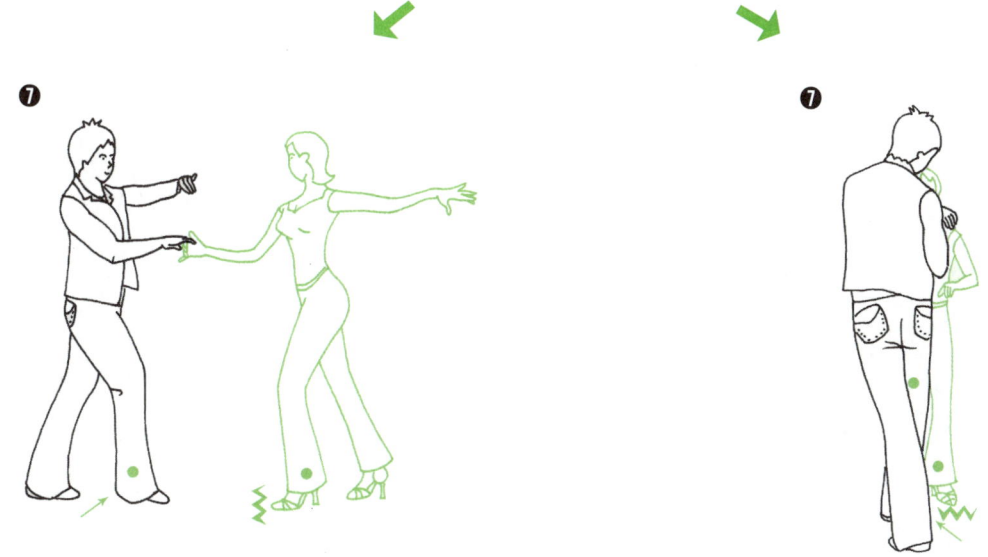

CHAPTER 02 | 뉴욕스타일 살사의 실제 189

❶ 여성이 똑바로 올 수 있게 유도하며 남성의 왼손으로 여성의 왼손을 잡는다.

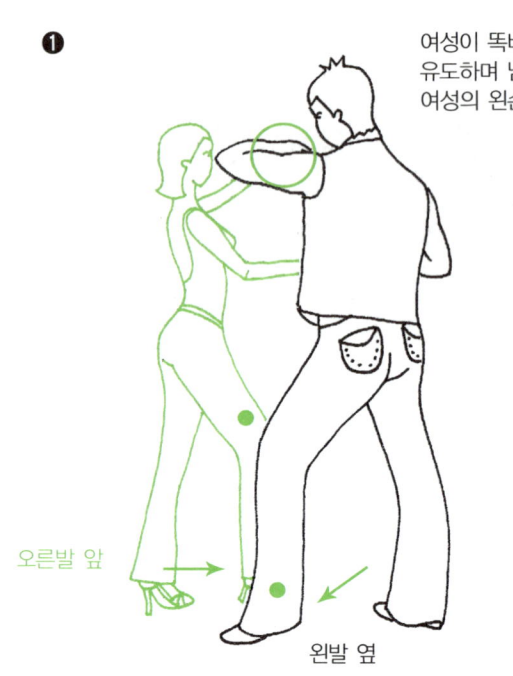

오른발 앞

왼발 옆

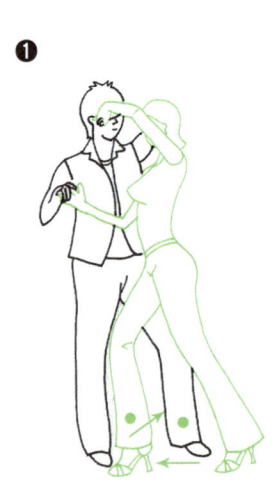

❶

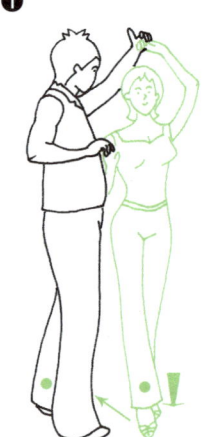

❶

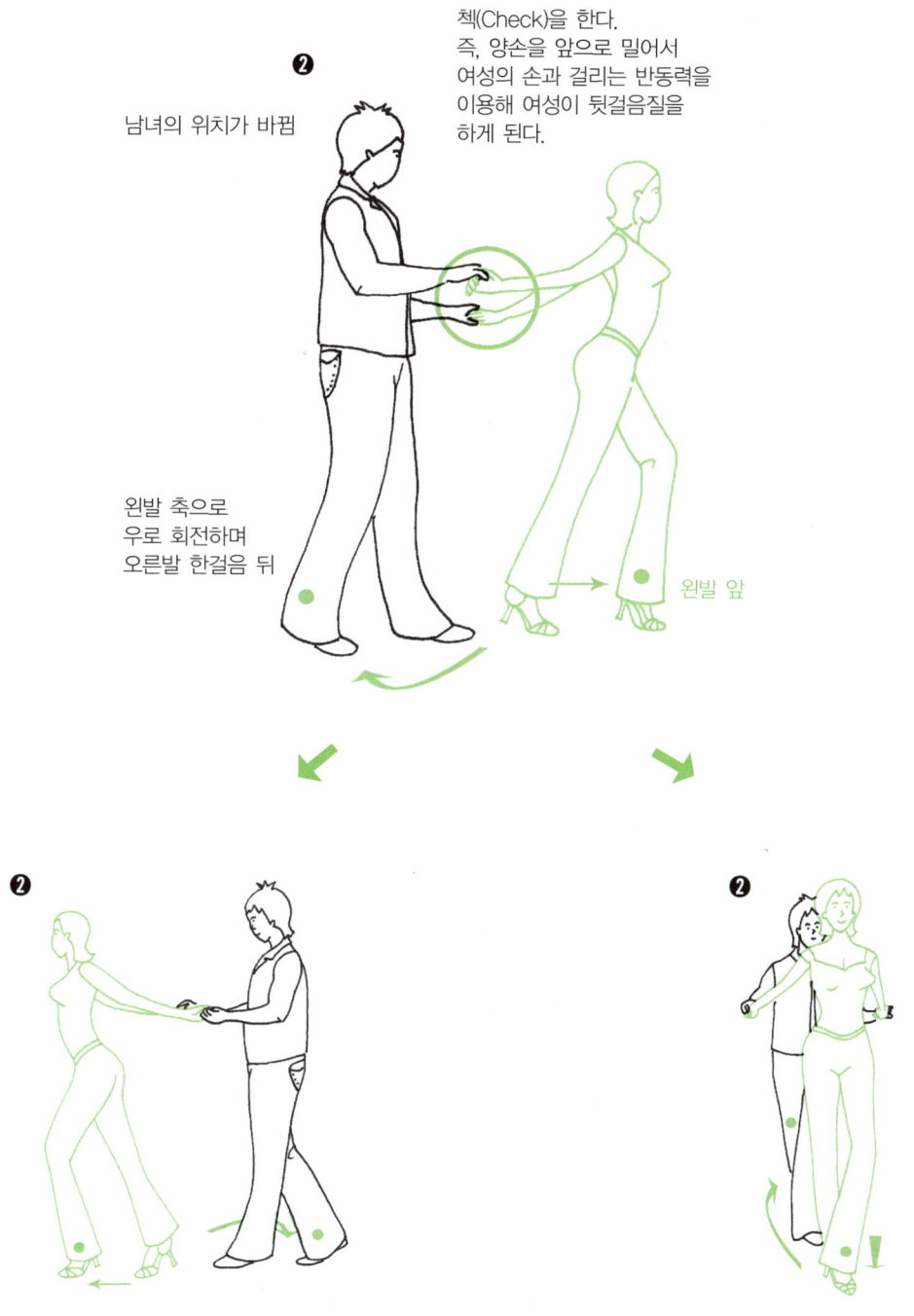

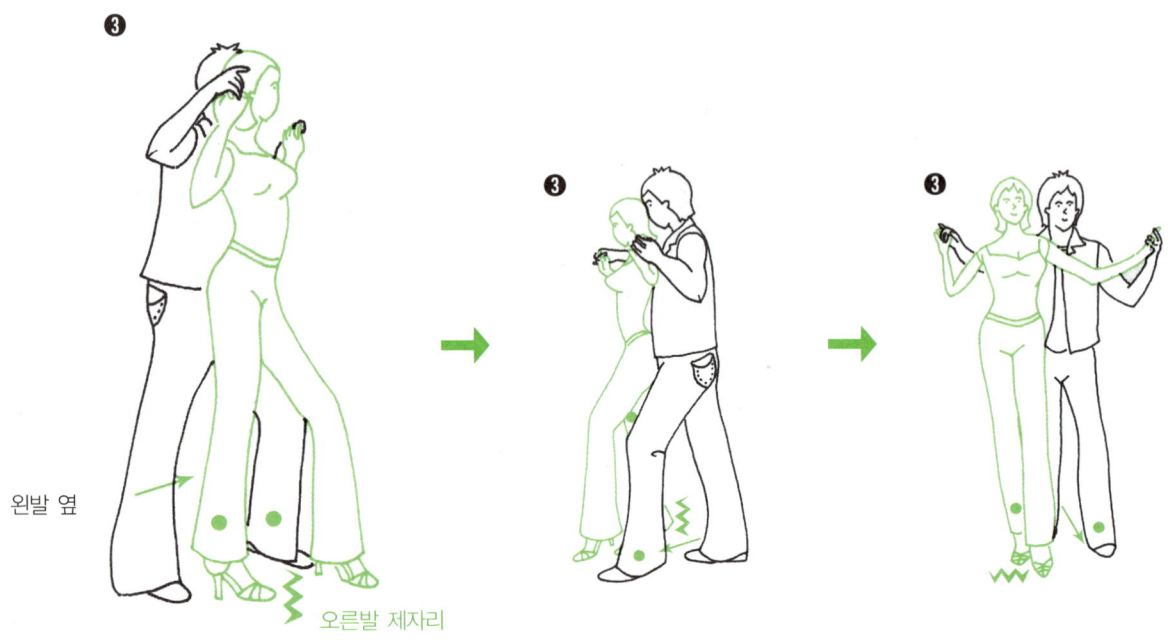
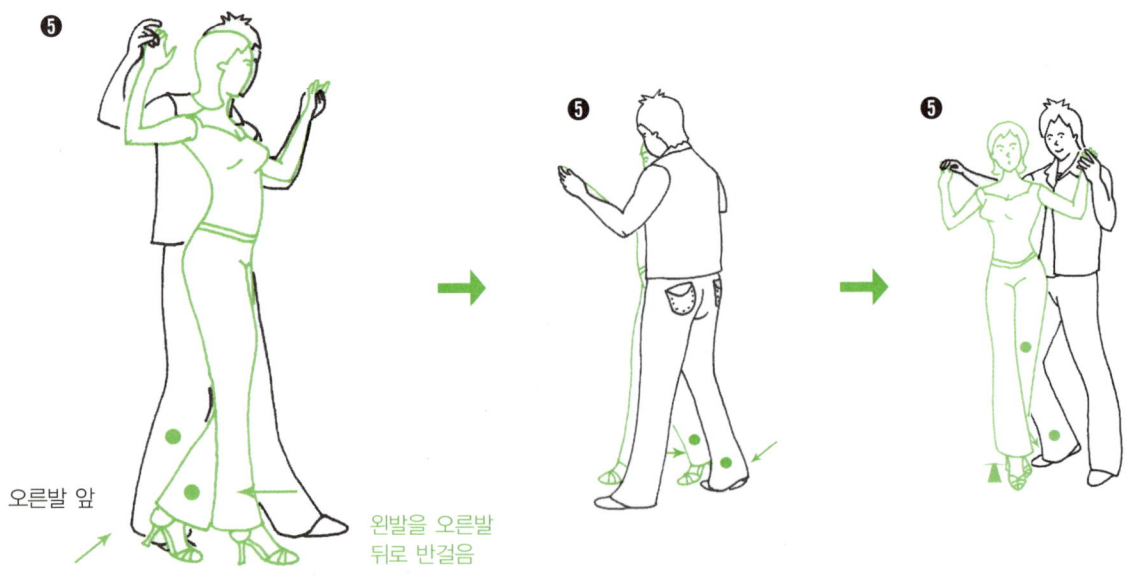

다시 첵을 걸어
여성을 우로 틀며,
이어지는 1, 2, 3박에
인사이드 프리 스핀
등으로 마무리한다.

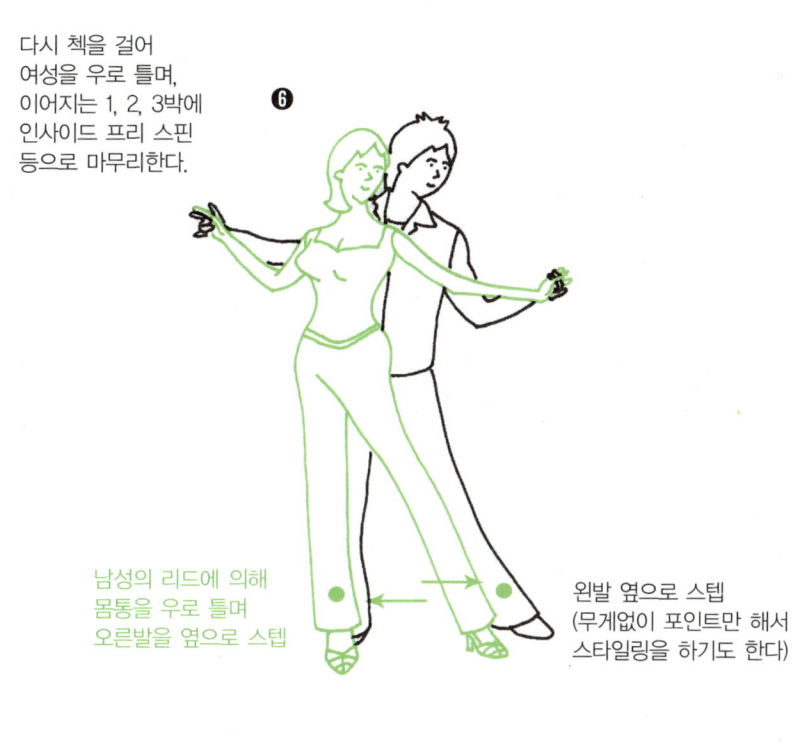

남성의 리드에 의해
몸통을 우로 틀며
오른발을 옆으로 스텝

왼발 옆으로 스텝
(무게없이 포인트만 해서
스타일링을 하기도 한다)

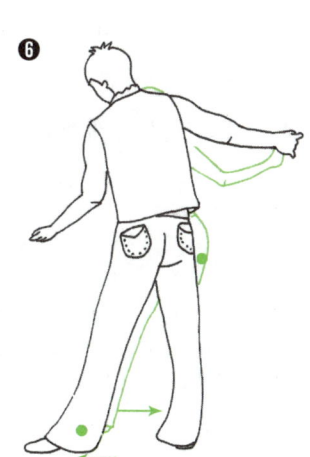

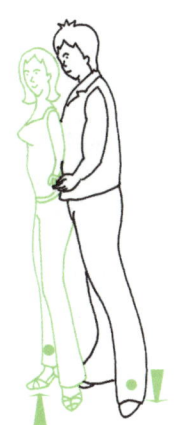

CHAPTER 02 | 뉴욕스타일 살사의 실제 193

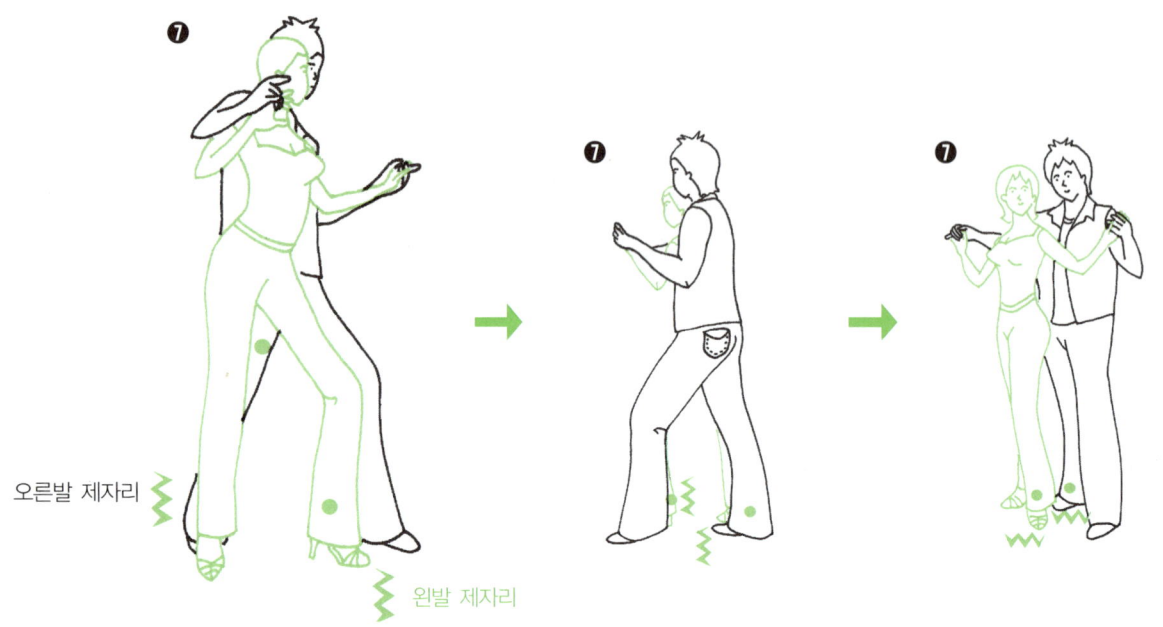

오른발 제자리

왼발 제자리

〈마무리〉

이렇게 온투의 다양한 기본 동작들을 배워보았다. 이 동작들을 손 모양이나 턴을 하나, 둘씩만 바꾸어 연결하면 자신만의 개성이 담긴 다양한 '패턴'이 된다. 처음에는 한동작 한동작 부분적으로 연습을 하고 충분히 연습이 되면 동작들을 이어서 쭉 할 수 있도록 연습한다. 잘되면 어떤 살사음악이든 틀어놓고 음악에 맞추어서 자연스럽게 또 느낌 있고 개성있는 동작이 되도록 연습하면 된다.

> **TIP**
> **온투의 팁**
> 온투에서 가장 중요한 몇가지 팁을 다시 한번 살펴보자.
> 1. 온원을 주로 추던 사람들이 온투를 출 때는 리드할 때 박자가 헷갈리므로 2, 3카운트와 5, 6카운트는 꼭 세도록 한다. 2, 3박은 패턴이 들어가는 때이고 5, 6박은 브레이크를 하는 때이다.
> 2. 턴을 리드할 때는 밀지 말고 당기는 느낌으로 한다.
>   여성은 컵을 만들어서 팔로우하도록 한다(75쪽, 우회전 편 참조).
> 3. 프리스핀 때는 에그쉘을 깨지 않도록 주의한다(110쪽, 인사이드 프리 스핀 편 참조).
> 4. 내추럴 턴은 가슴끼리 마주보도록 주의하고 클로즈드 포지션의 프레임을 유지하며 턴을 하도록 한다(127쪽 내추럴 턴(스팟 턴) 편 참조).

DVD에 위 기본 동작들을 응용한 '컴비네이션Combination' (=Routine, 루틴) 4 가지를 수록했다(베이직 루틴, 턴 루틴, 샤인 루틴, 패턴 루틴).
자~이제 매혹적인 온투 살사의 바다로 풍덩 빠져보자~

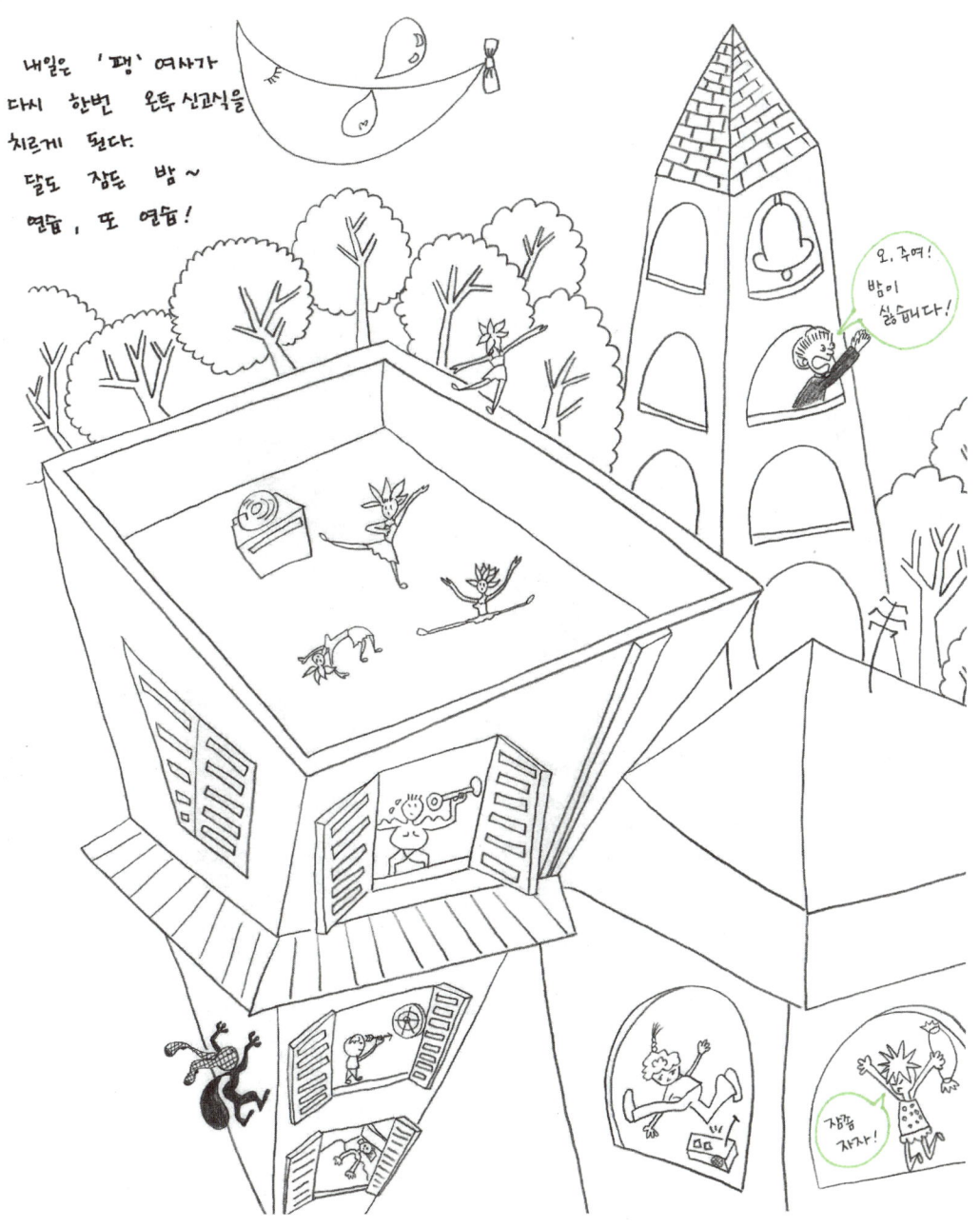

아디오스Adiós~!! 아미고Amigo~!! (스페인어로 "안녕~!! 친구!!"라는 의미)

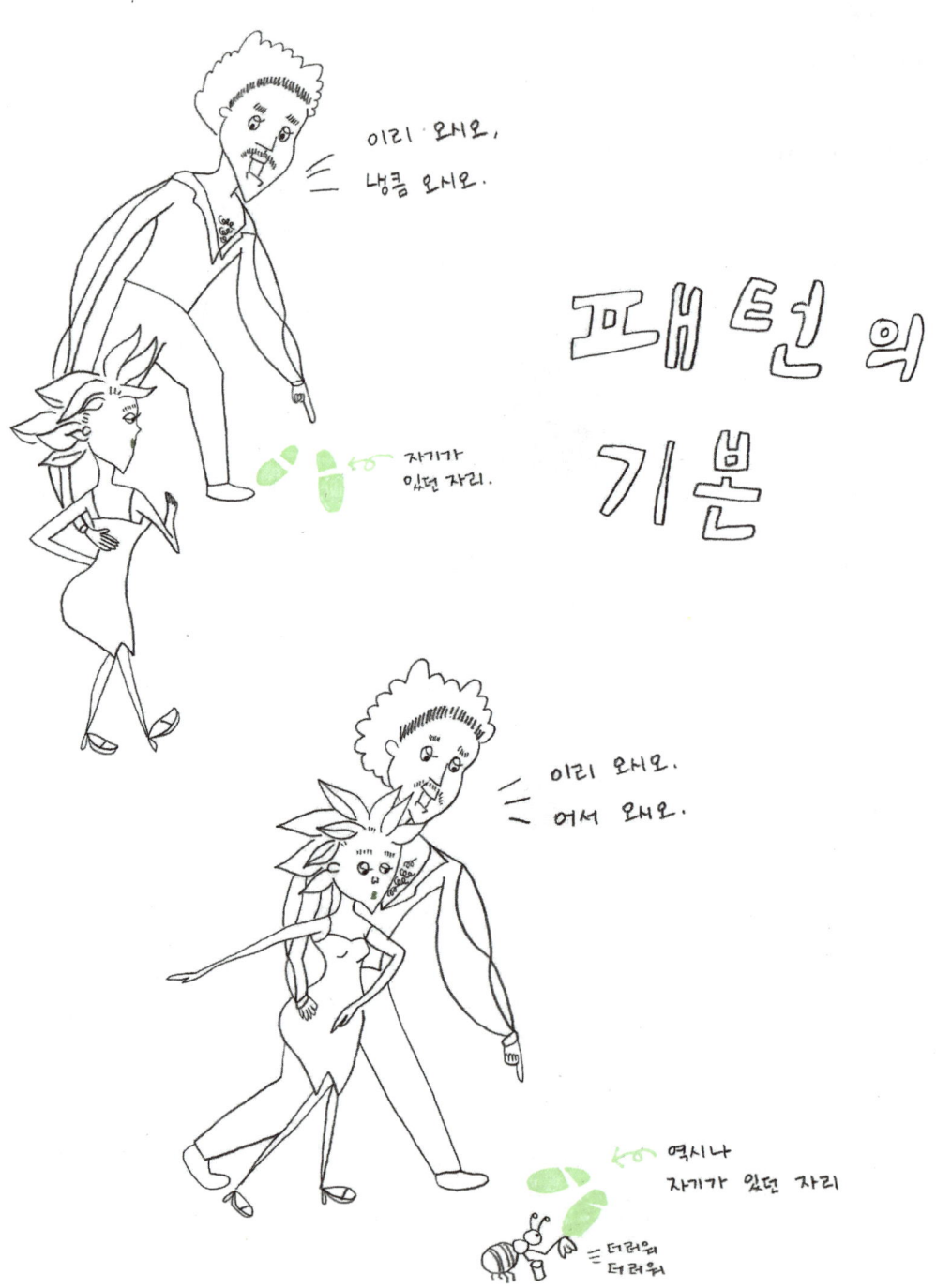

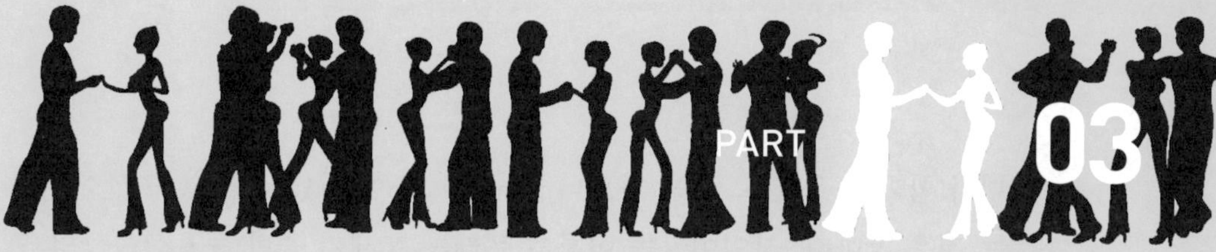

PART 03

Salsa

온투 기본 샤인(Shine)

이번 파트에서는 살사의 대표적인 샤인들을 '박자' 별로 분류해서 소개했다. 이것들만 제대로 익혀서 자신 있게 사용한다면 샤인의 고수가 되기에 부족함이 없다.

01 샤인(Shine)이란?
SALSA

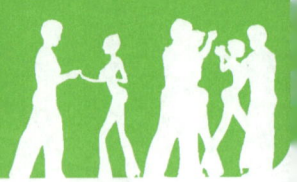

남녀가 함께 손을 잡고 추는 파트너쉽Partnership이 아닌 손을 놓고 떨어져서 추는 것을 말한다. 샤인이라는 이름의 유래는 20세기 중반 뉴욕신사들의 구두를 닦던 슈샤인 보이Shoeshine boy들의 동작에서 유래되었다고 한다.

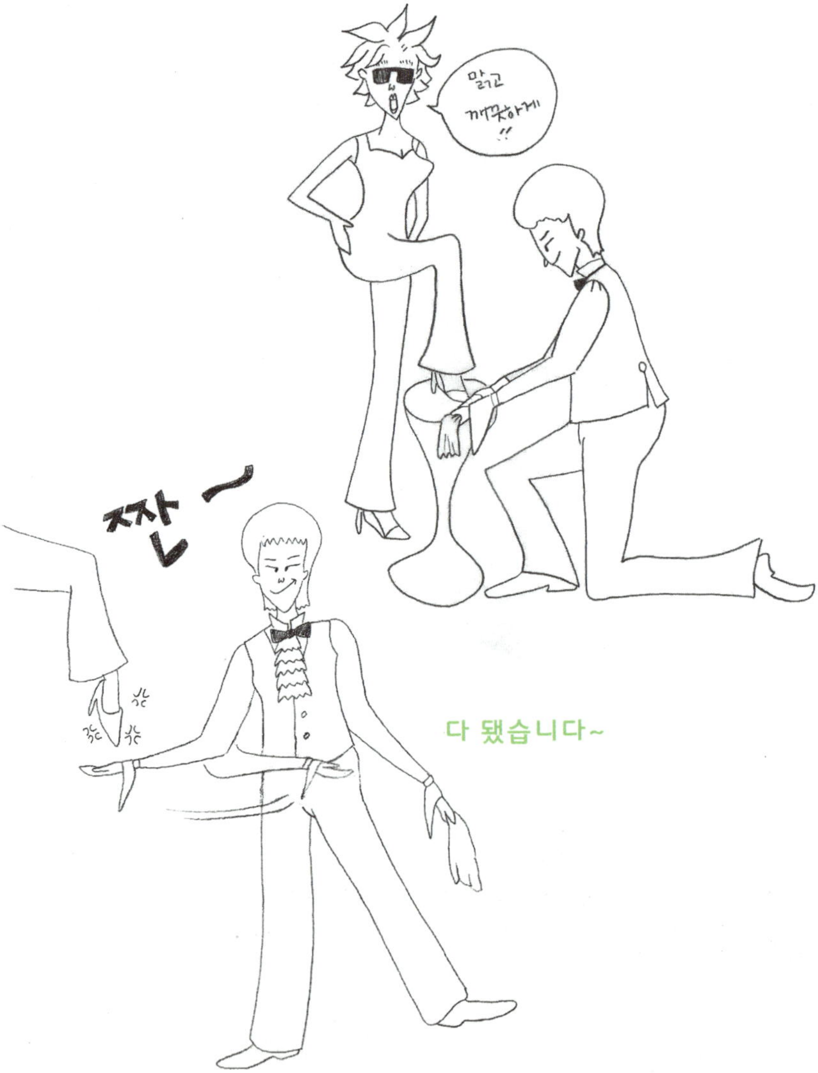

02 두 박자로 구성된 샤인
SALSA

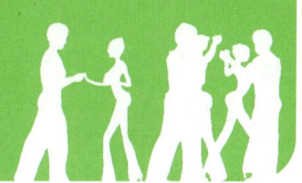

두 박자에 스텝이 하나씩 있는 것이다.

❶ 워킹 Walking

문자 그대로 '걷기'이다. 옆으로 혹은 앞으로 그저 폼나게 걷기만 하면 된다. 가장 간단한 샤인이지만 막상 해보면 음악에 맞추어 멋지게 구사하는 것이 생각만큼 쉽지 않다. 무수한 반복연습을 통해 몸에 익혀야만 제대로 느낌도 살고 뽀대도 난다. 연습~ 연습~

> **TIP**
> 워킹은 앞뒤 좌우 어느 방향으로 걸어도 되는데, 앞 방향으로 걷는 것을 이 책에서는 포워드 크로스(Forward Cross)라고 따로 분류하여 설명하였다(203쪽, '포워드 크로스' 참조).

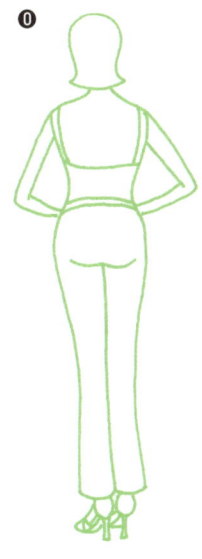
준비자세

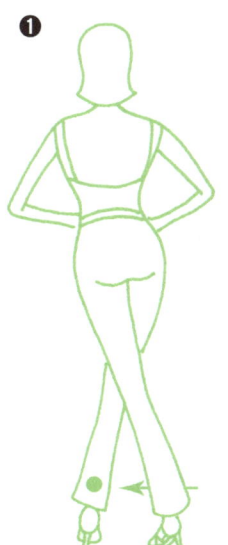
오른발이 왼쪽으로 한걸음 스텝

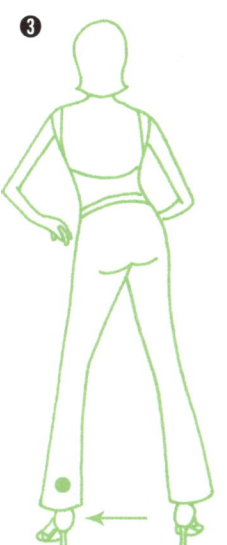
왼발이 왼쪽으로 한 걸음 스텝

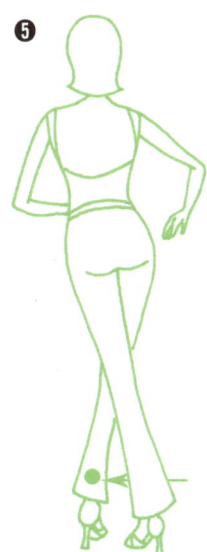
오른발이 왼쪽으로 한걸음 스텝

❼   ❶(9)   ❸(11)   ❺(13)

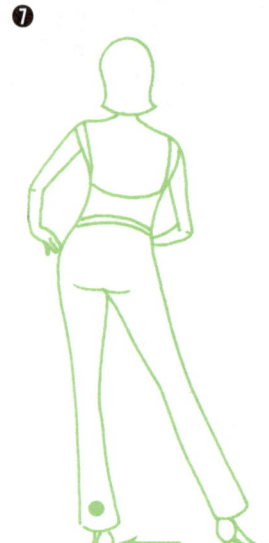 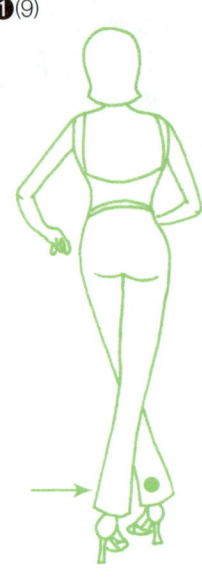 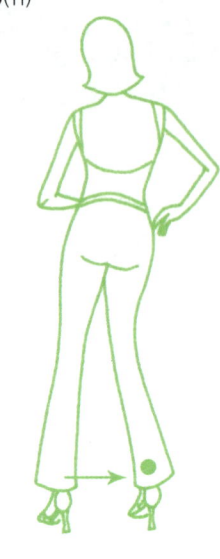 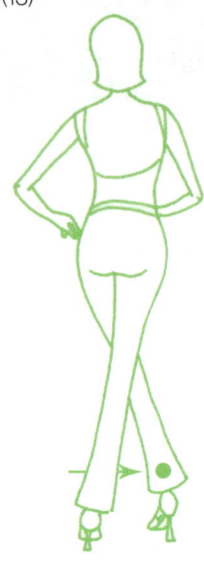

왼발이 왼쪽으로 한걸음 스텝   왼발이 오른쪽으로 한걸음 스텝   오른발이 오른쪽으로 한걸음 스텝   왼발이 오른쪽으로 한걸음 스텝

❼(15)   ❶

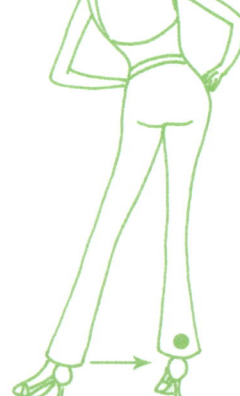 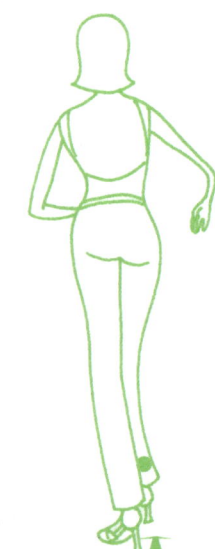

오른발이 오른쪽으로 한걸음 스텝   이어지는 1박에 오른발을 앞으로 반걸음 스텝하다 베이직으로 들어간다.

> **TIP**
> 스텝에 더해 자신만의 매력이 담긴 스타일을 가미하면 더욱 멋있어 보인다. 복잡한 스타일도 많지만 약간의 아이디어 만으로도 매력을 흠씬 나타낼 수 있다. 예를 들어 주머니에 손을 넣은채 껄렁껄렁하게 스텝을 한다든지, 마치 군인의 제식동작처럼 절도있게 해도 매우 멋이 난다.

❷ 재즈 스텝 Jazz Step

이 스텝은 재즈댄스의 유사한 동작으로부터 유래되었다고 해서 재즈 스텝이라 불린다.

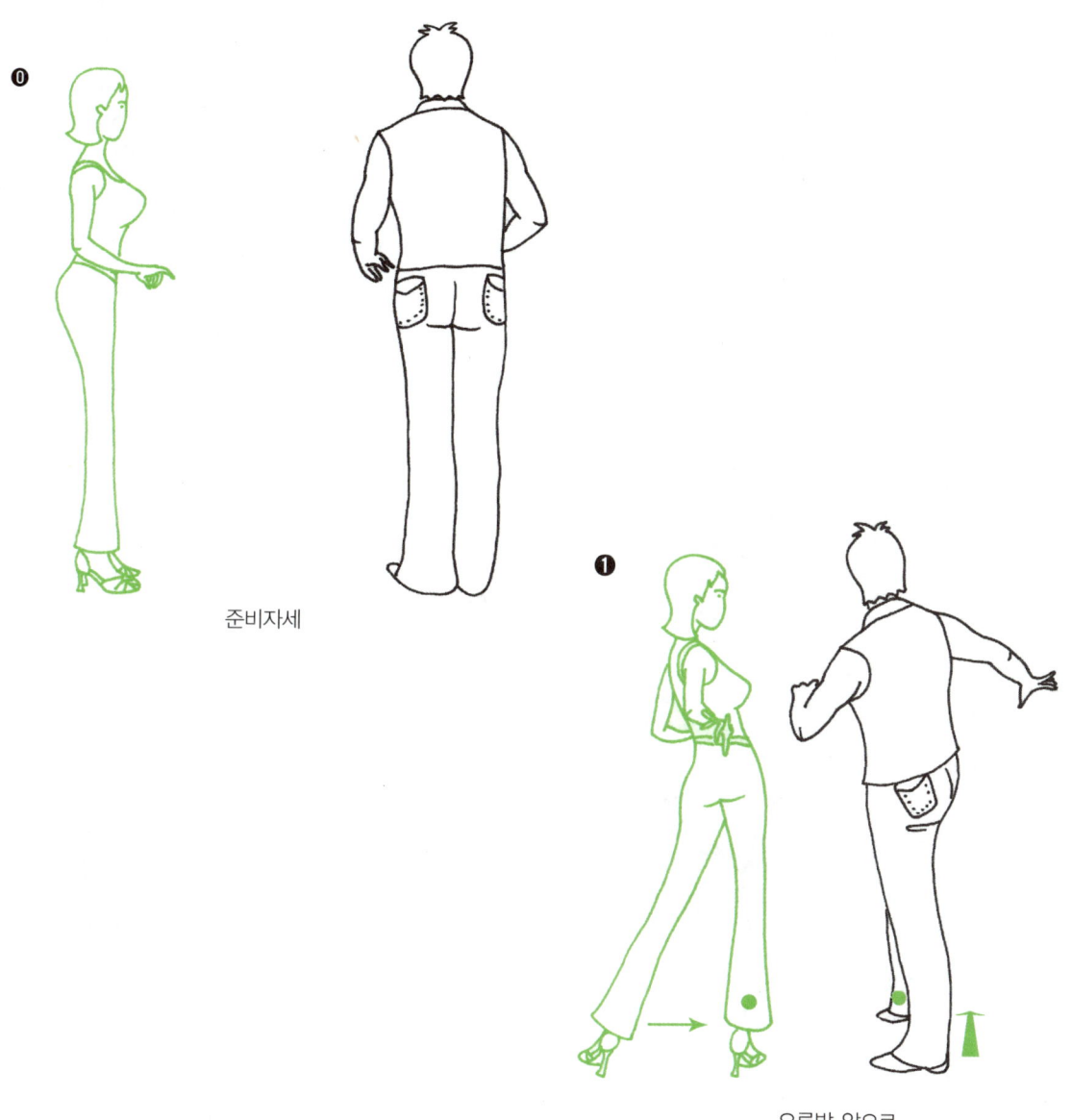

준비자세

오른발 앞으로

❸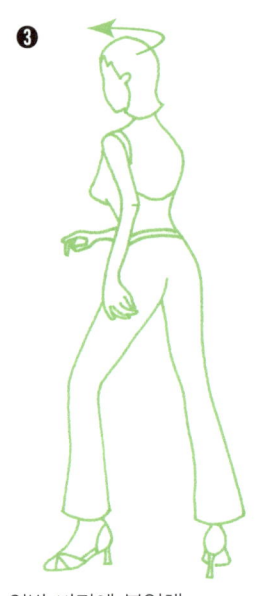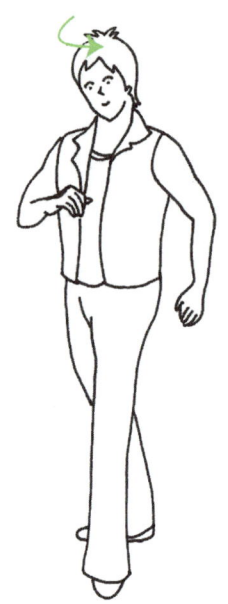

양발 바닥에 붙인채
좌로 반바퀴 돌아 방향 전환

❺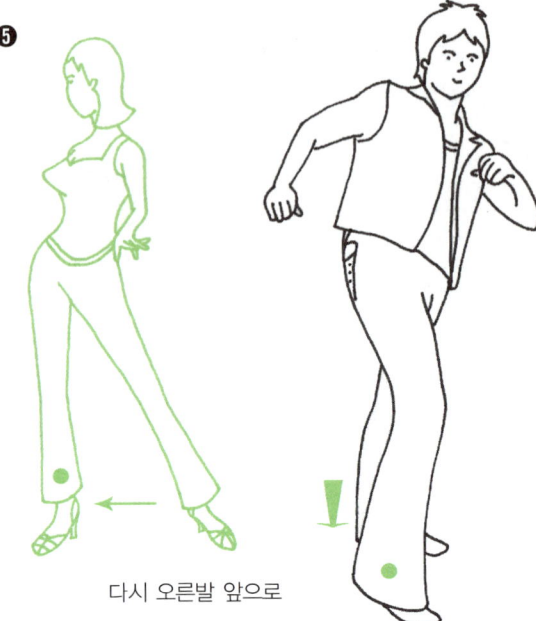

다시 오른발 앞으로

❼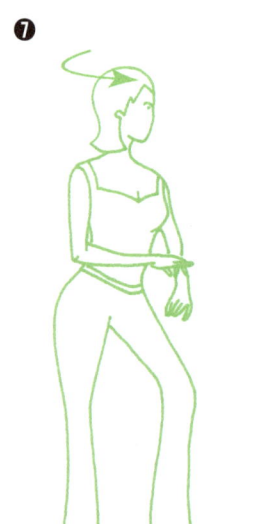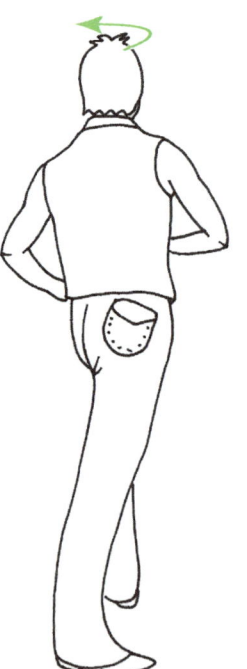

양발 바닥에 붙인채 다시
좌로 반바퀴 돌아 방향 전환
(원래 위치로)

❶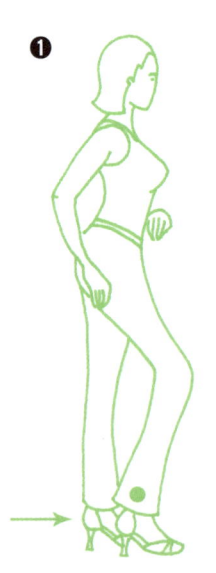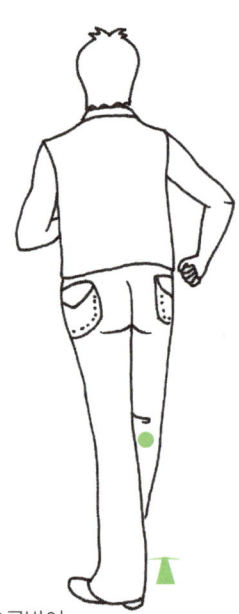

이어지는 1박에 오른발이
반걸음 앞으로 스텝하며
베이직으로 들어간다.

재즈 스텝 역시 다양한 자신만의 스타일을 가미하면 더욱 멋지다.
원래 살사는 그 유래 자체가 길거리 댄스Street dance이므로 자기만의 스타일을 살려서 연출하는 것이 더욱 좋은 느낌을 준다.

❸ **포워드 크로스** Forward Cross

발을 교대로 크로스하며 정면으로 움직인다(그림에서 남성의 예).

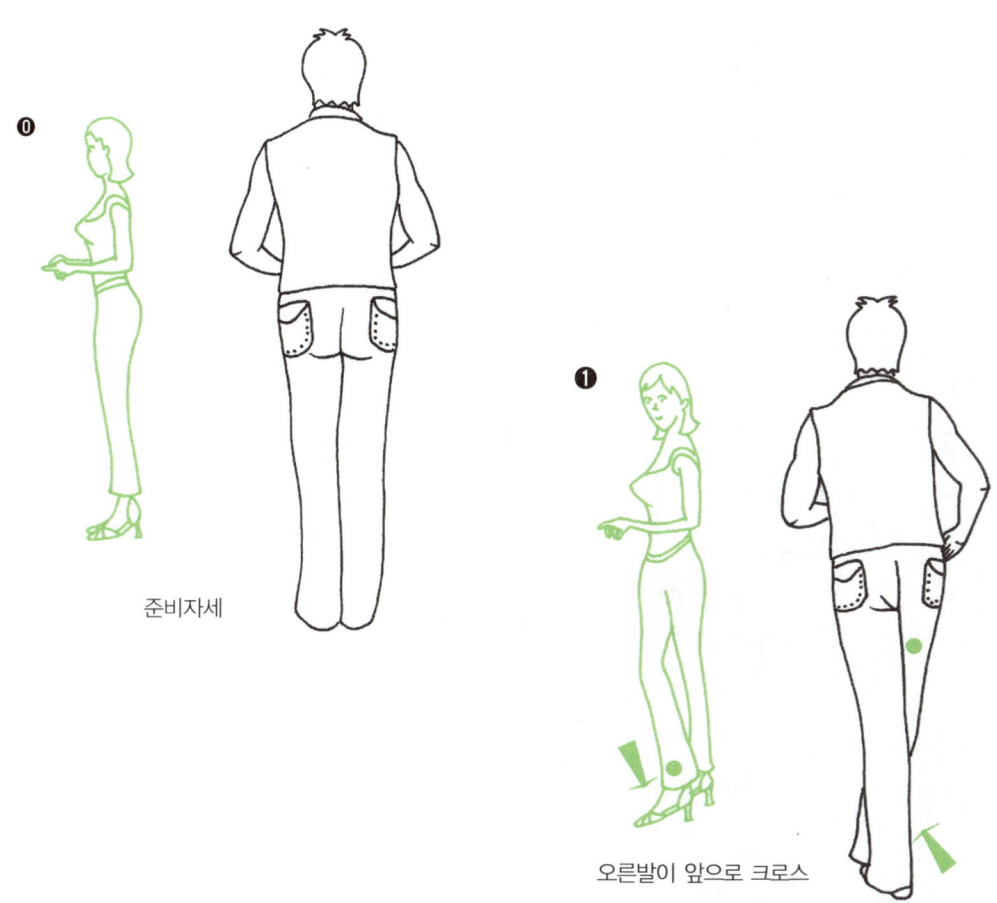

준비자세

오른발이 앞으로 크로스

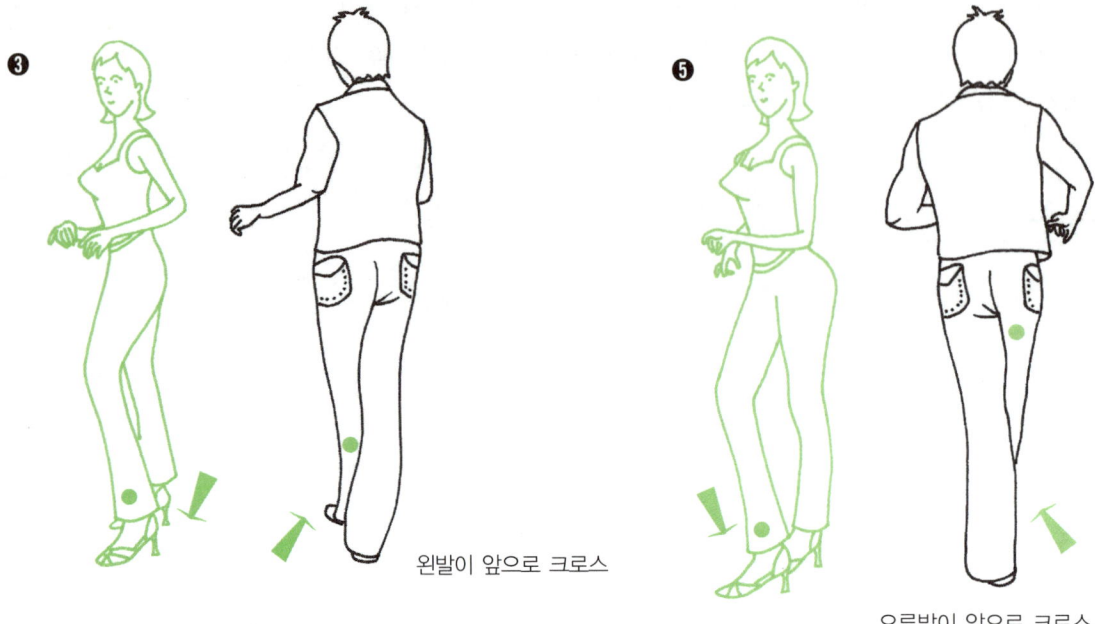

왼발이 앞으로 크로스

오른발이 앞으로 크로스

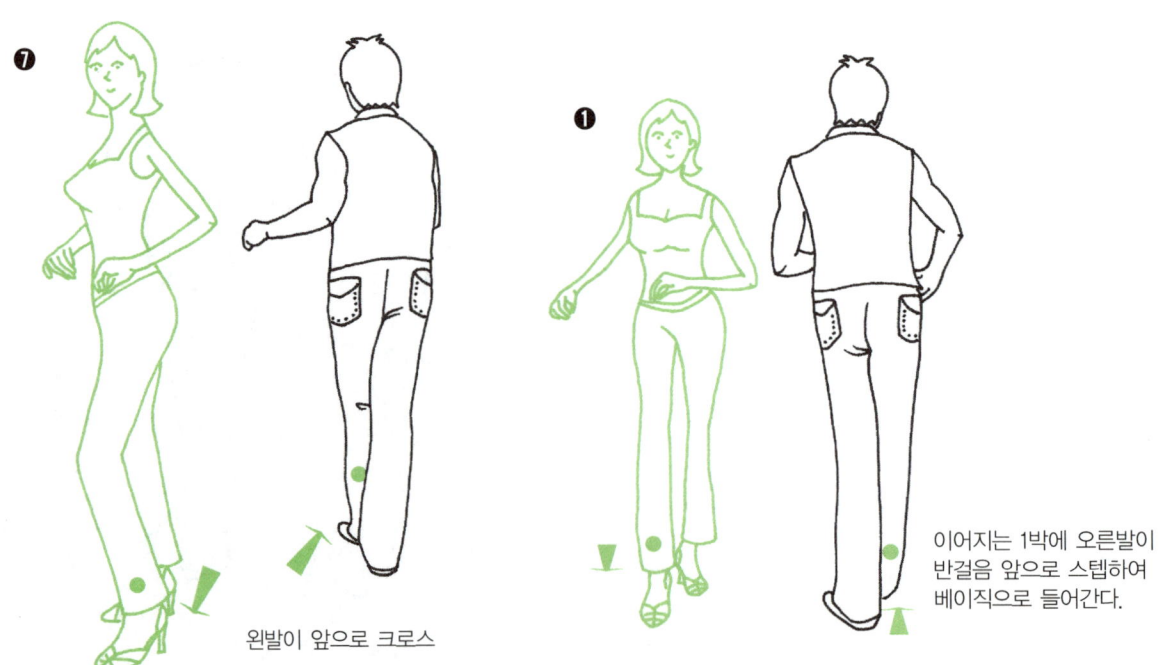

왼발이 앞으로 크로스

이어지는 1박에 오른발이
반걸음 앞으로 스텝하여
베이직으로 들어간다.

이 동작의 변형으로 측면으로 움직이기도 한다(그림에서 여성의 예—이때는 199쪽에서 다룬 워킹walking과 비슷한 스텝이 된다).

이 스텝은 온투의 음악적인 느낌을 잘 살릴 수 있다. 음악적인 느낌을 살려 쉐이크, 어깨롤Shoulder roll 등의 무브먼트Movement를 가미한다면 진정한 온투 댄서가 될 것이다.

03 세 박자로 구성된 샤인
SALSA

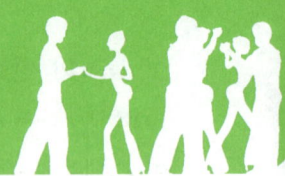

3박자 구성 샤인은 살사베이직과 똑같이 1, 2, 3박 스텝을 하고 4박을 쉰 뒤 5, 6, 7박 스텝을 하고 8박을 쉰다.

❶ **수지 큐** Suzie – Q

매우 자주 사용되는 살사의 대표적인 샤인중 하나이다.
많이 쓰이는 동작이지만 느낌 있게 하려면 역시 쉽지 않다.

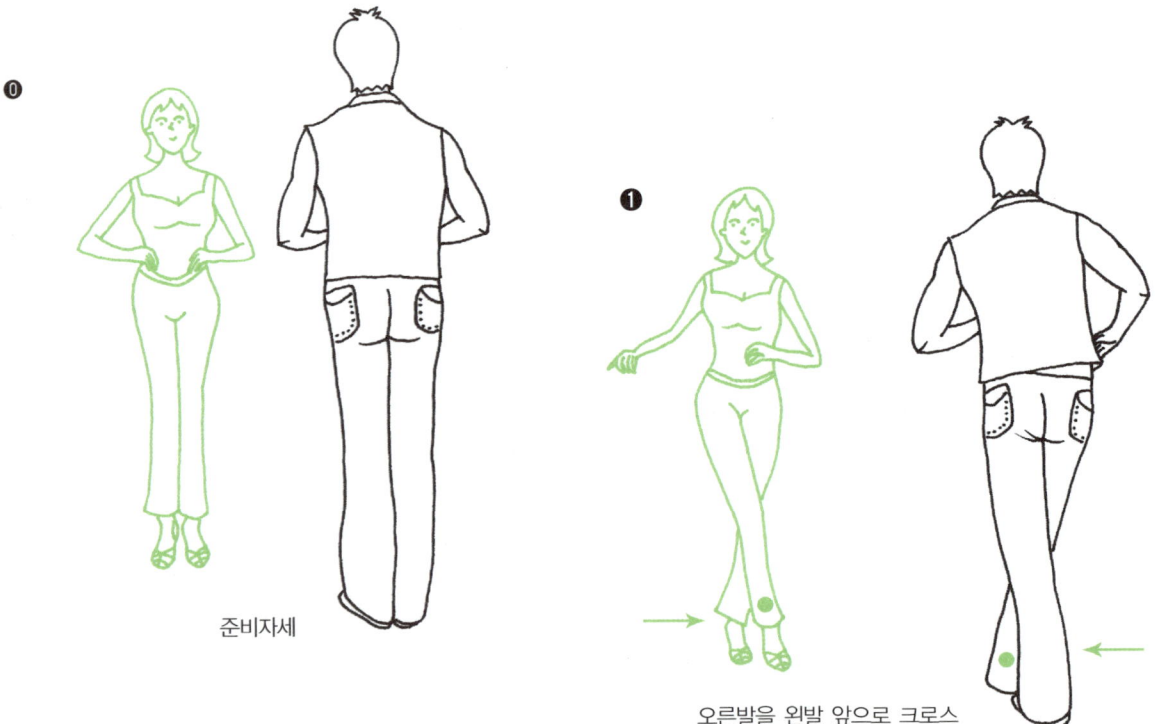

준비자세

오른발을 왼발 앞으로 크로스

❷ 약간 사선 방향으로 움직여진다

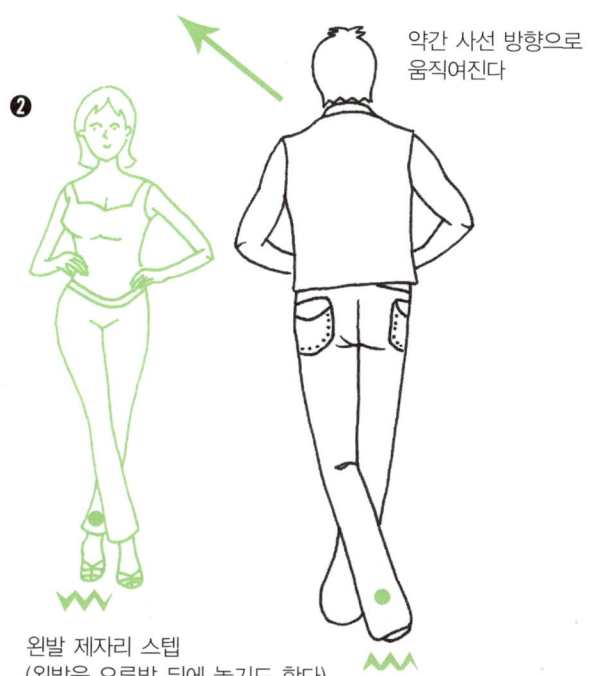

왼발 제자리 스텝
(왼발을 오른발 뒤에 놓기도 한다)

❸

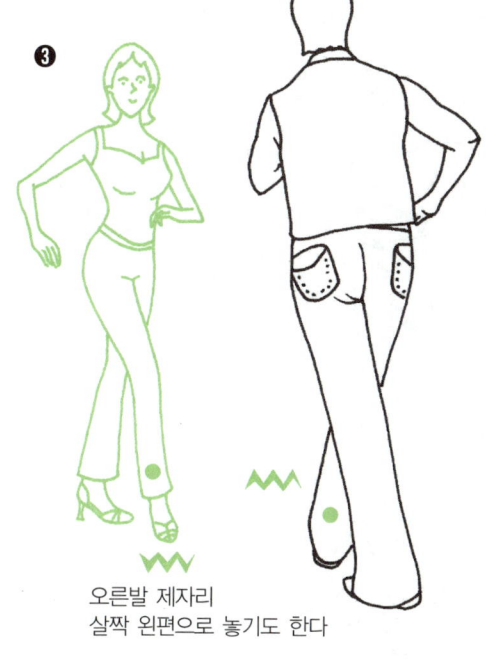

오른발 제자리
살짝 왼편으로 놓기도 한다

❹

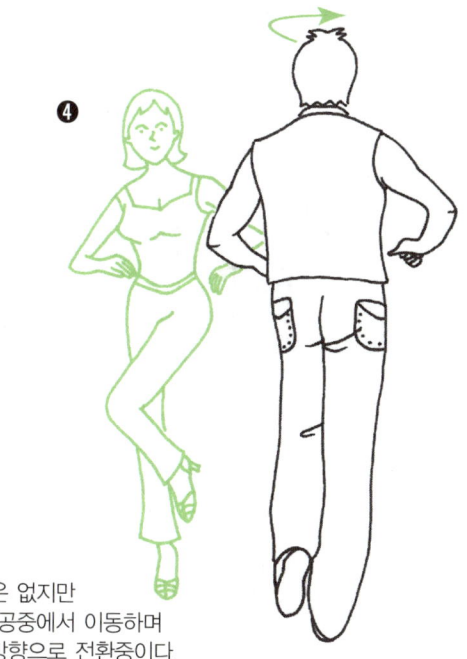

스텝은 없지만
발이 공중에서 이동하며
반대방향으로 전환중이다.

❺

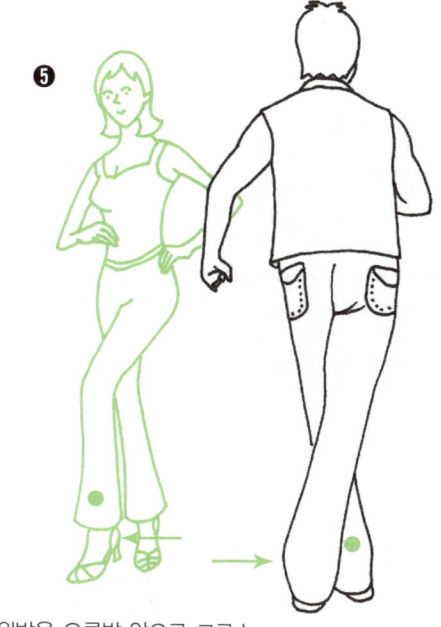

왼발을 오른발 앞으로 크로스

CHAPTER 03 | 온투 기본 샤인(Shine) **207**

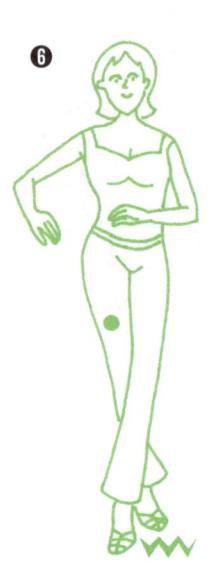

❻
오른발 제자리
(오른발을 왼발
바로 뒤에 놓기도)

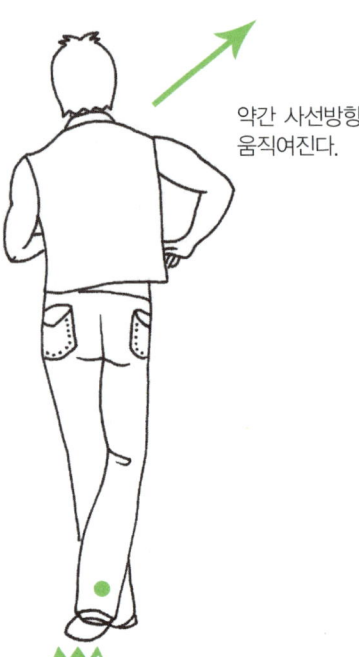

약간 사선방향으로
움직여진다.

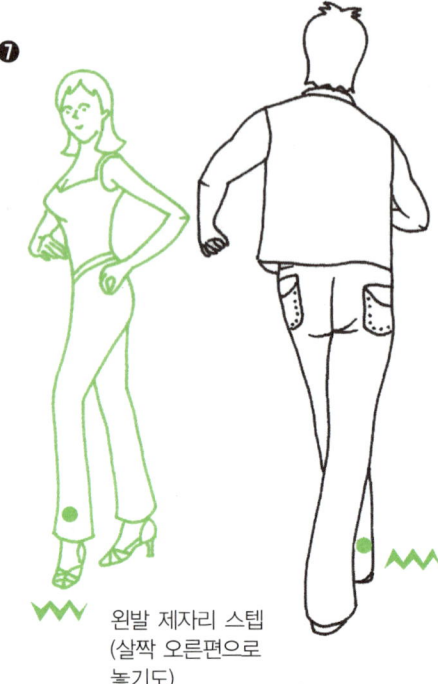

❼
왼발 제자리 스텝
(살짝 오른편으로
놓기도)

> **TIP**
> 수지큐에 대표적인 스타
> 일링을 가미해보자.〈DVD
> 참조〉
> 1) 어깨 롤링
> 2) 어깨와 함께 골반도
>   같이 움직여 본다.
> 3) 여기에 추가해서 손을
>   앞으로 밀어주며 몸은
>   진행하는 방향으로 살
>   짝 기울인다.

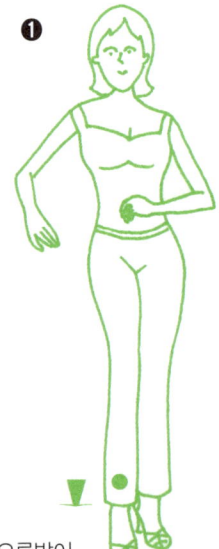

❶

이어지는 1박에 오른발이
반걸음 앞으로 스텝하여
베이직으로 들어감

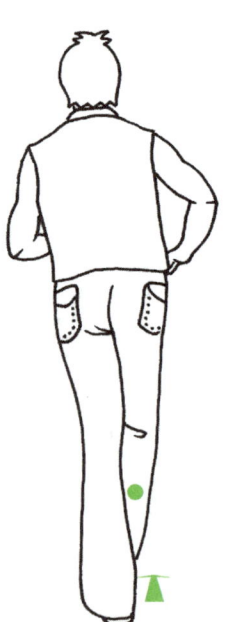

❷ 탭탭 스텝 Tap Tap Step

탭탭 스텝은 말 그대로 탭을 두 번 찍고 이어서 스텝을 하는 것이다.

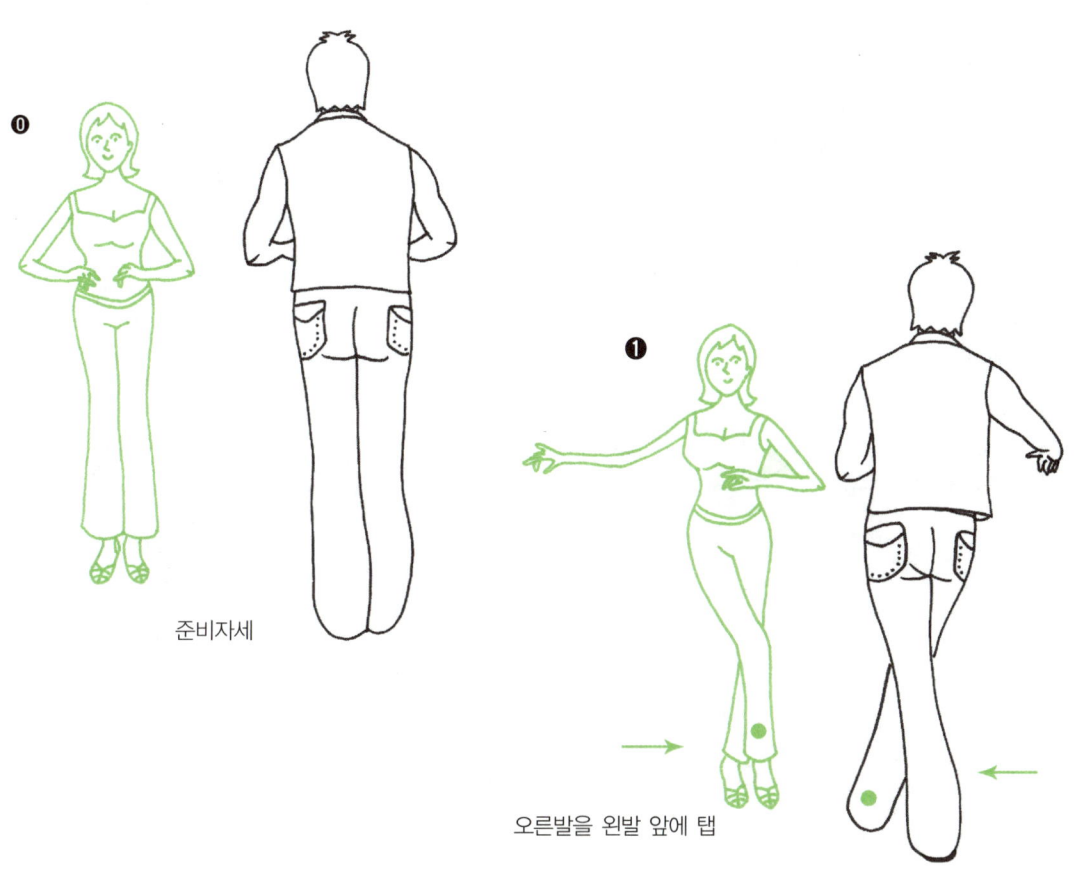

준비자세

오른발을 왼발 앞에 탭

> **TIP**
> 탭은 무게중심이 가지 않는 발의 움직임으로 탭을 한 발은 이어서 '같은 발'이 움직인다. 반면, 스텝은 무게중심이 옮겨지는 것으로 이어서 '다른 발'이 움직인다.

❷

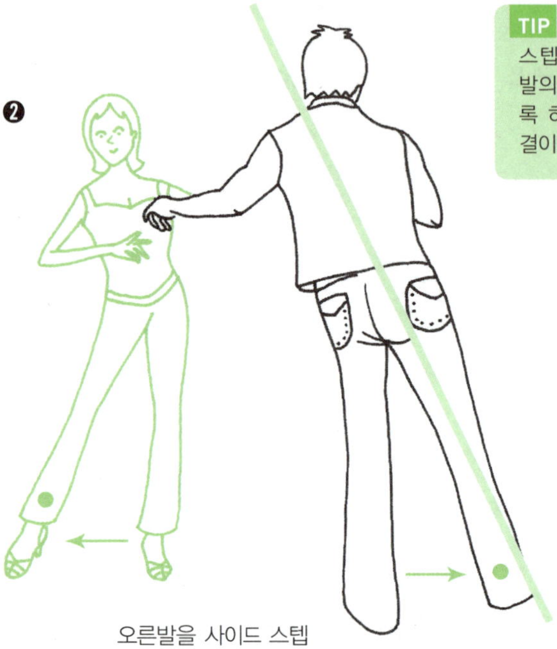

> **TIP**
> 스텝을 할 때마다 몸과 발의 라인이 일자가 되도록 하는게 폼이 나는 비결이다.

오른발을 사이드 스텝

❸

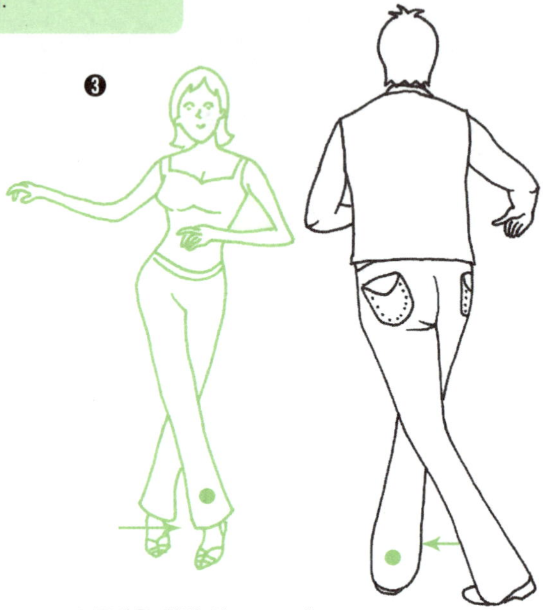

오른발을 왼발 앞으로 스텝

❺

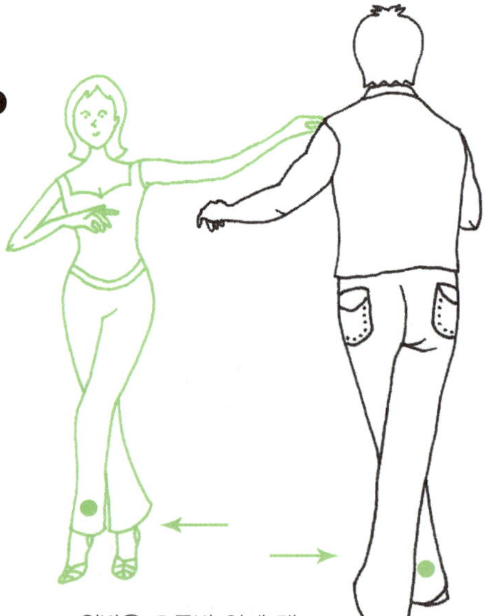

> **TIP**
> 스타일링을 가미해보자 (DVD 참조).
> **남성** : 양손을 쌍권총을 쏘듯이 한다. 예전 가수 심신의 쌍권총 춤을 생각하면 된다.
> **여성** : 손을 이용해서 다양한 아름다움을 연출해보자. 예) 손을 하늘거리며 롤링한다.

왼발을 오른발 앞에 탭

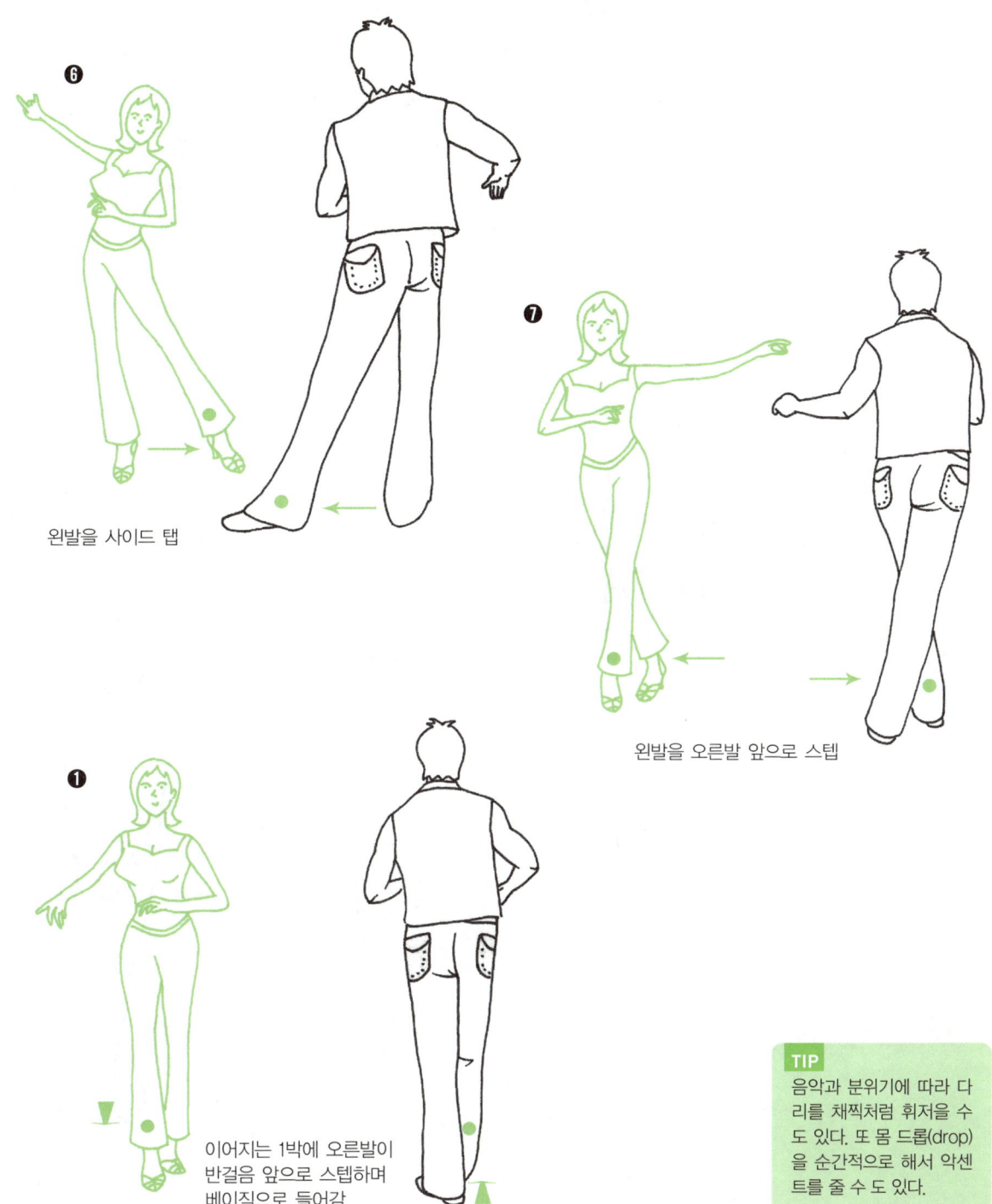

왼발을 사이드 탭

왼발을 오른발 앞으로 스텝

이어지는 1박에 오른발이 반걸음 앞으로 스텝하며 베이직으로 들어감

TIP
음악과 분위기에 따라 다리를 채찍처럼 휘저을 수도 있다. 또 몸 드롭(drop)을 순간적으로 해서 악센트를 줄 수도 있다.

CHAPTER 03 | 온투 기본 샤인(Shine)

❸ 트리플 포워드 Triple Forward

크로스 워크Cross Walk라고 부르기도 한다. 트리플 포워드는 앞으로 세 번 스텝을 하며 진행하는 것으로 앞서 배운 '워킹'과는 박자만 다를 뿐 스텝은 똑같다. 워킹과 더불어 제일 쉬운 샤인 중의 하나라고 생각하는 분들이 많은데 음악에 맞추어 폼나게 하는 것은 쉽지 않다. 많은 연습으로 몸에 익어야 제대로 할 수 있다. 역시 느낌에 따라서 다양한 동작 연출이 가능하다.

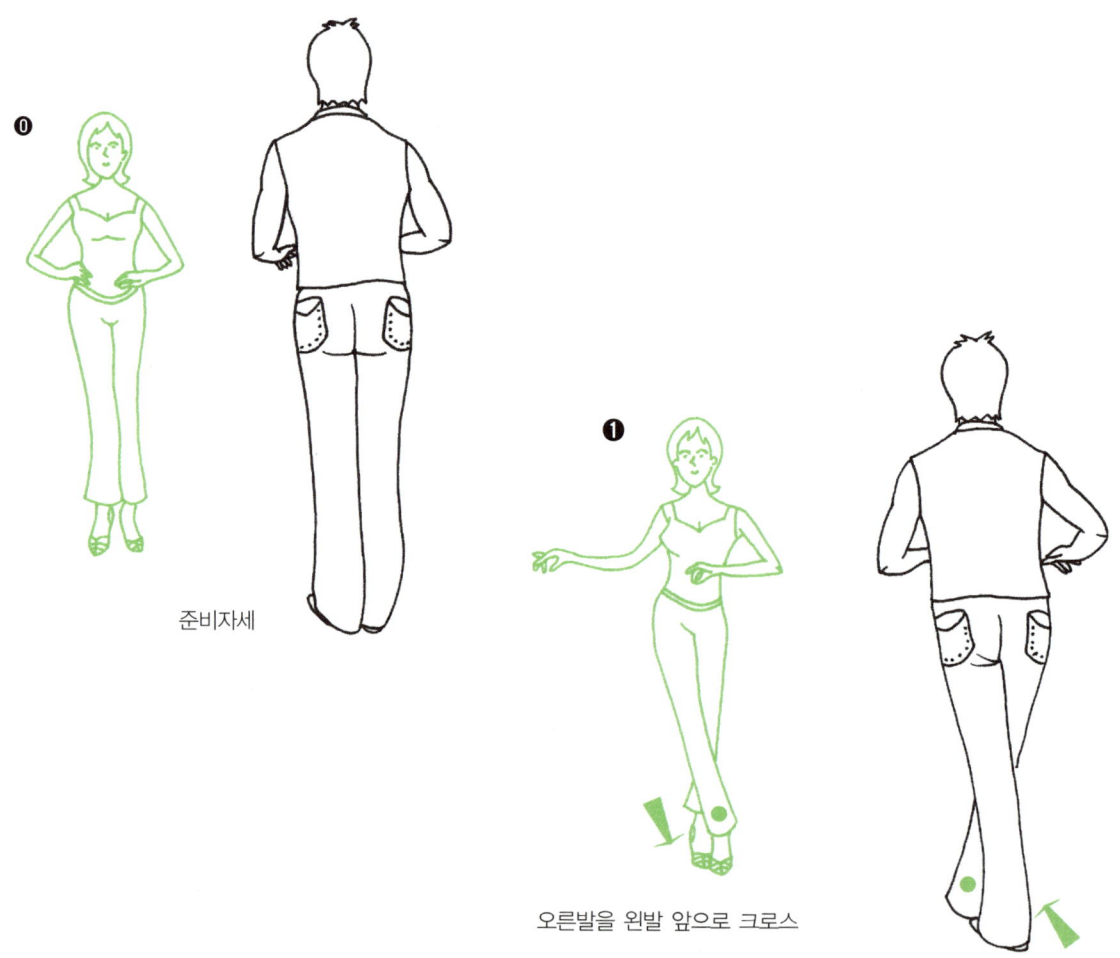

준비자세

오른발을 왼발 앞으로 크로스

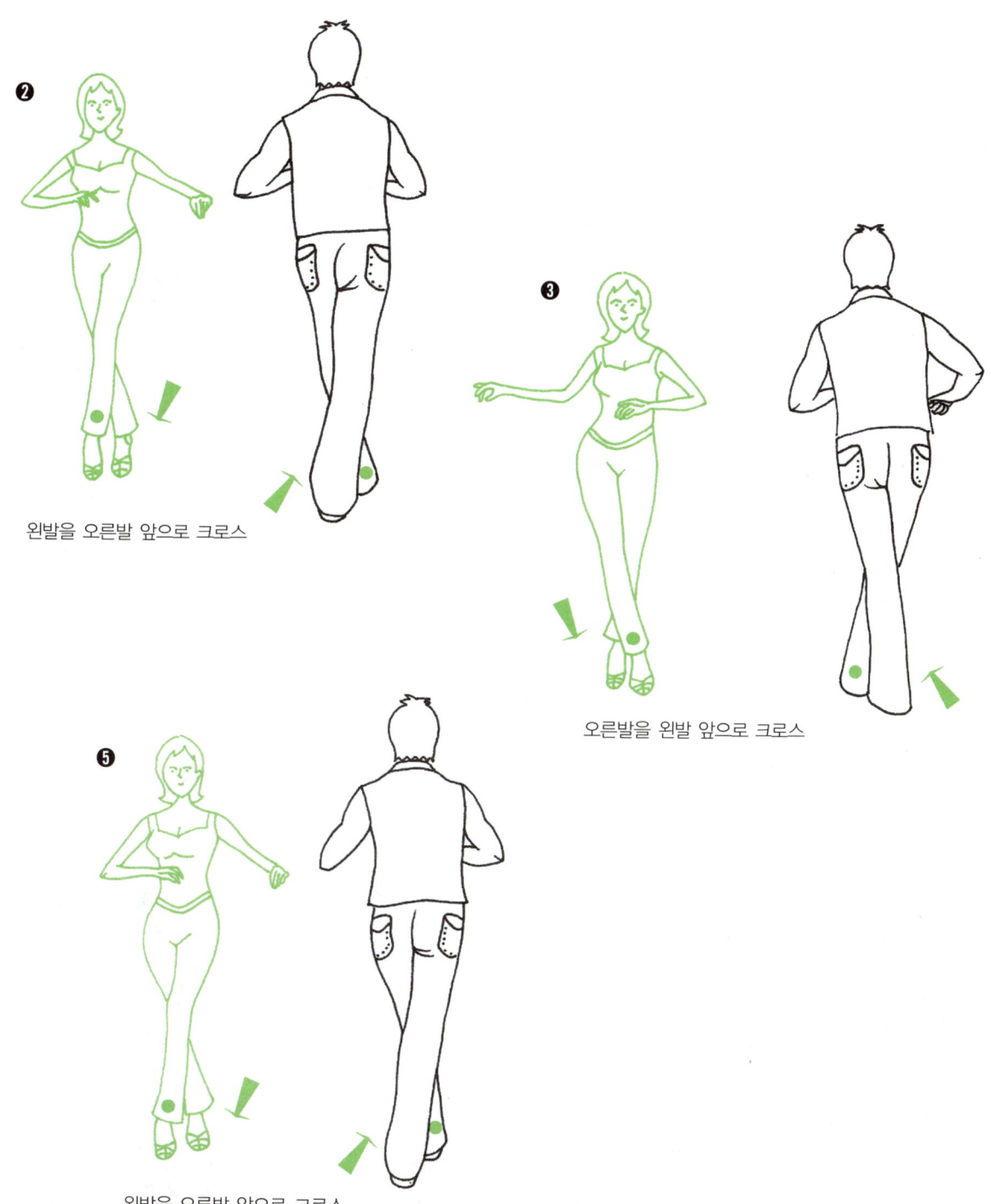

CHAPTER 03 | 온투 기본 샤인(Shine)

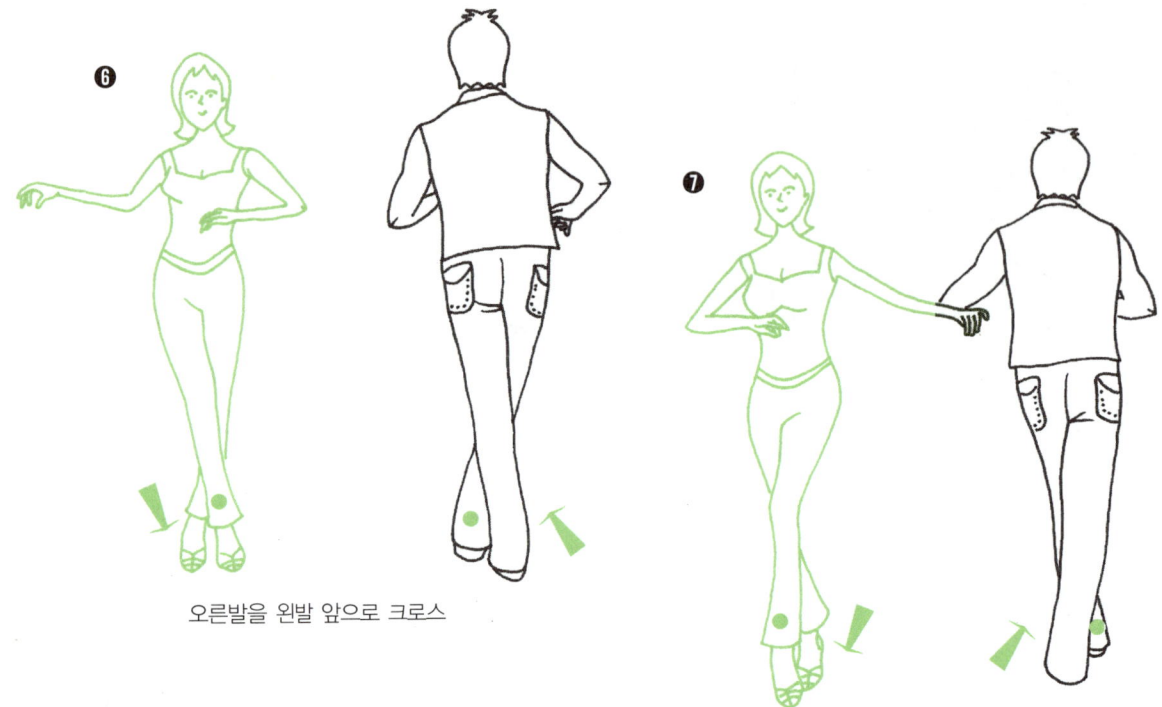

오른발을 왼발 앞으로 크로스

왼발을 오른발 앞으로 크로스

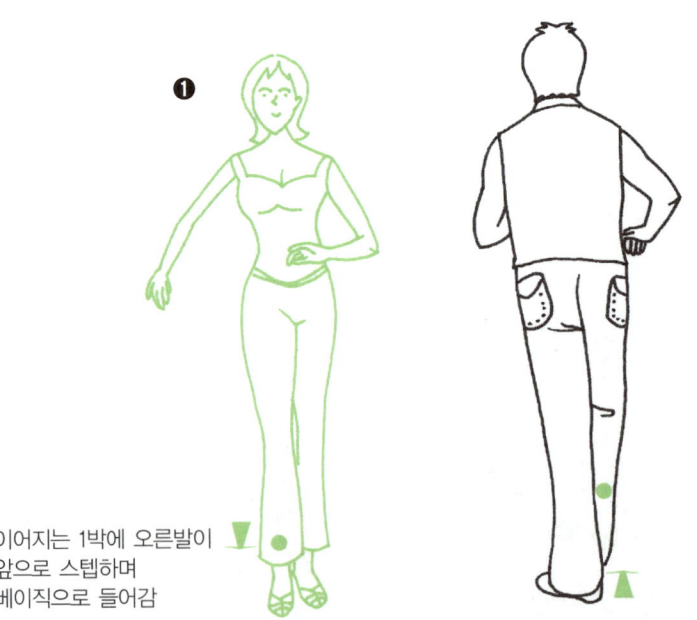

이어지는 1박에 오른발이
앞으로 스텝하며
베이직으로 들어감

> **TIP**
>
> **크로스 스텝의 가장 중요한 것**
>
> '4카운트는 기다린다'는 것이 가장 중요하다. 흔히 박자를 무시하고 스텝을 하기 쉬운데 1, 2, 3박 동안 앞으로 크로스로 전진하고 4카운트는 기다리고 5, 6, 7박 동안 다시 앞으로 가는 것이다. 한 박자에 한 스텝씩 크로스를 밟는다는 것이 가장 중요한 키 포인트이다.

❹ 바이시클 스텝 Bicycle Step

마치 자전거를 타는 듯한 느낌의 스텝으로 개그맨 박수홍 씨의 춤으로 알려진 것과 비슷하다.

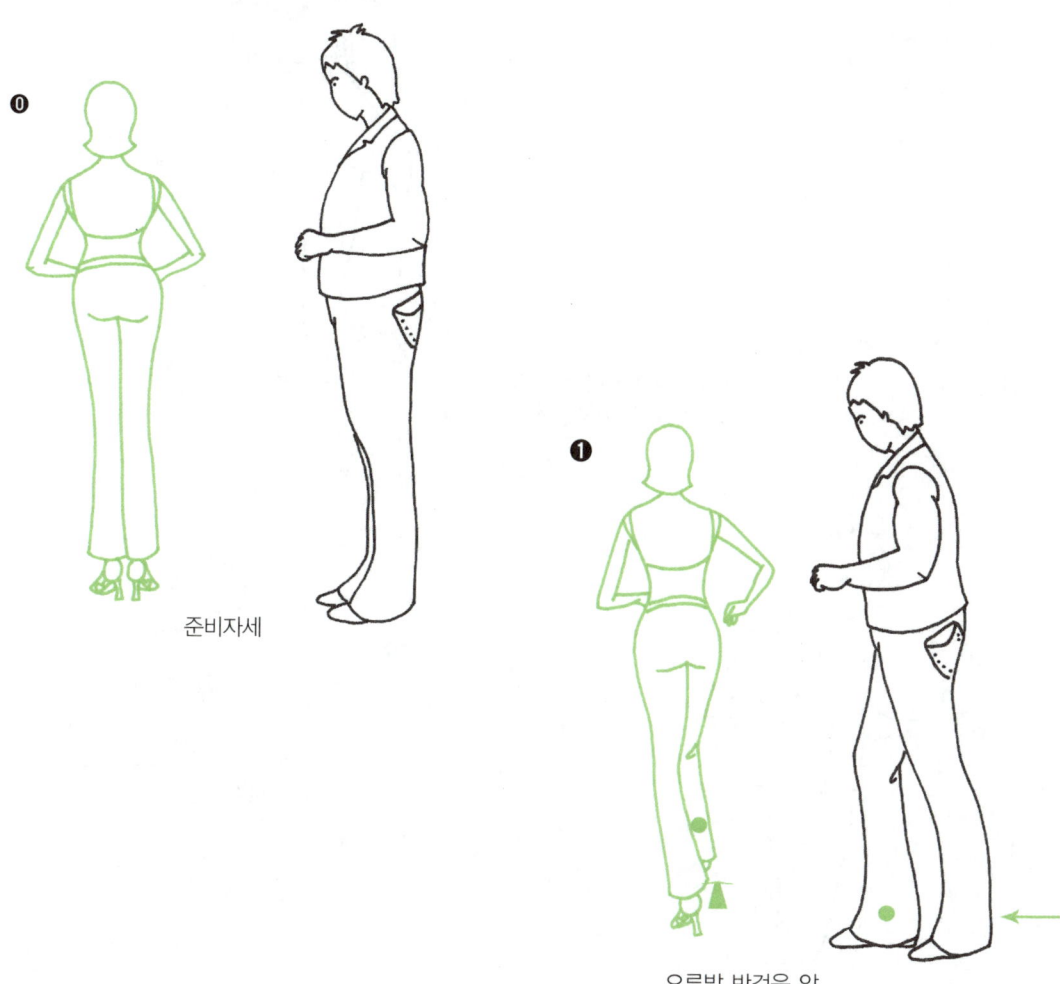

❶ 준비자세

❷ 오른발 반걸음 앞

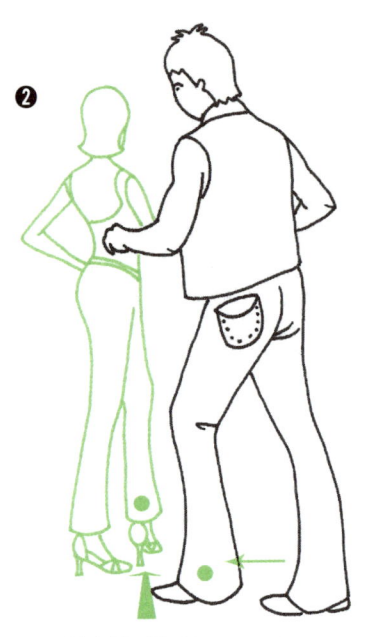

❷ 왼발 한걸음 앞

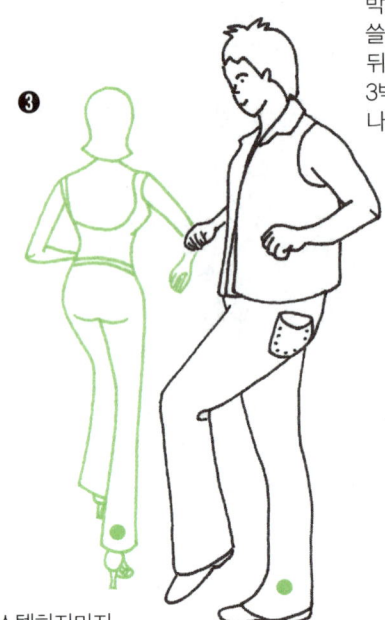

❸ 오른발을 제자리 스텝하자마자 왼발을 들어 뒤로 가져오며 홀드

박자를 자유롭게 쓸 수 있는 부분이다. 뒤의 7, 8박처럼 3박, 4박으로 나누어서 해도 좋다.

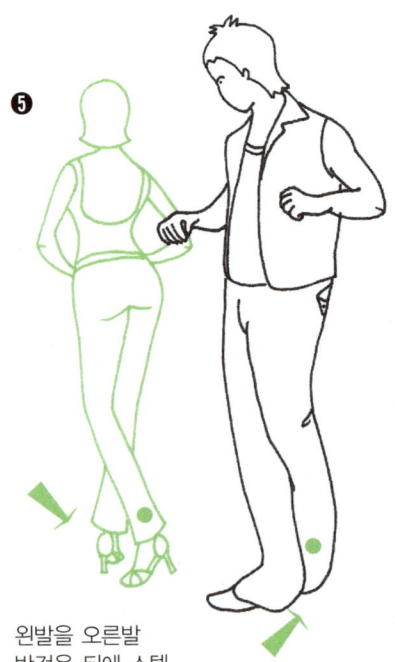

❺ 왼발을 오른발 반걸음 뒤에 스텝

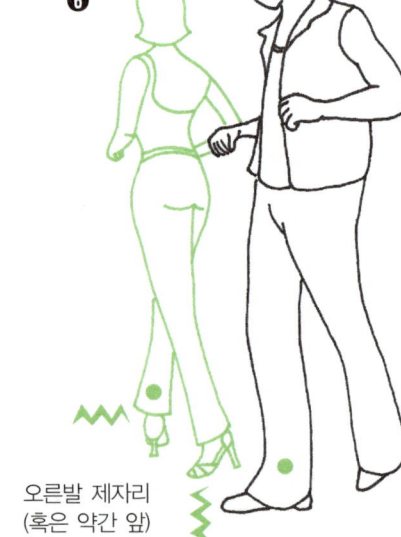

❻ 오른발 제자리 (혹은 약간 앞)

7, 8박을 앞의 3박 때처럼 바로 연이어서 해도 좋다.

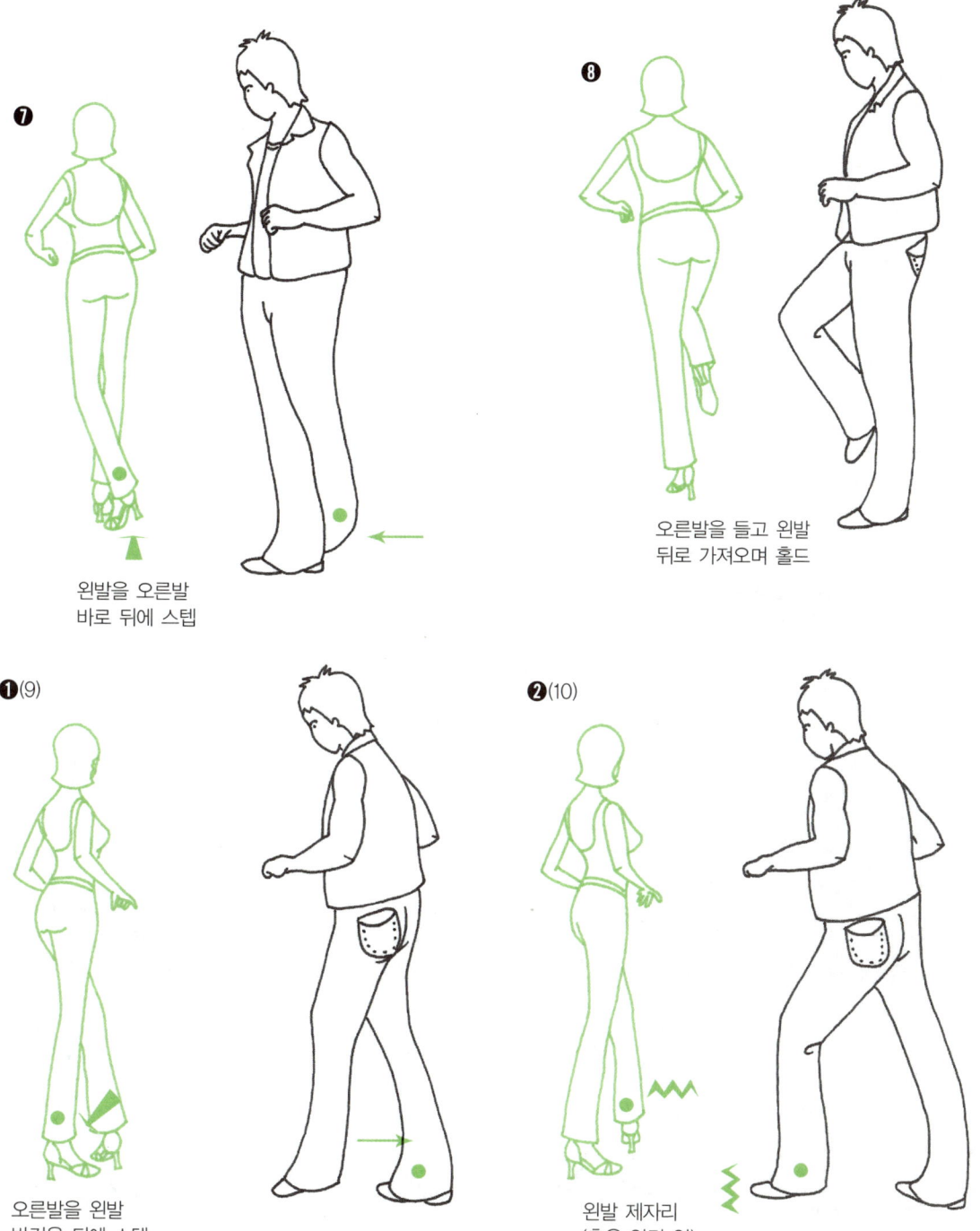

이 3, 4박도 연이어서 해도 좋다.

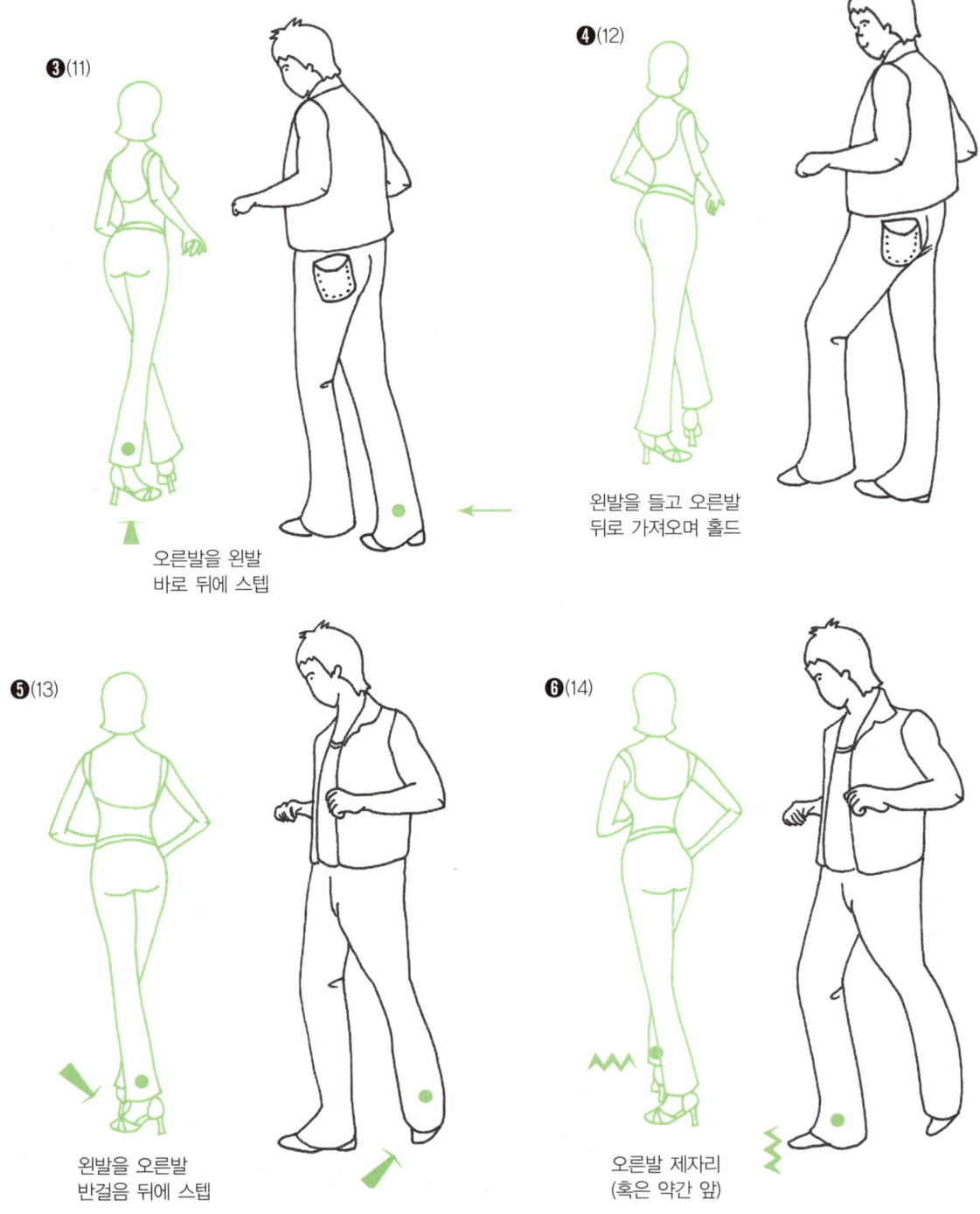

❸(11) 오른발을 왼발 바로 뒤에 스텝

❹(12) 왼발을 들고 오른발 뒤로 가져오며 홀드

❺(13) 왼발을 오른발 반걸음 뒤에 스텝

❻(14) 오른발 제자리 (혹은 약간 앞)

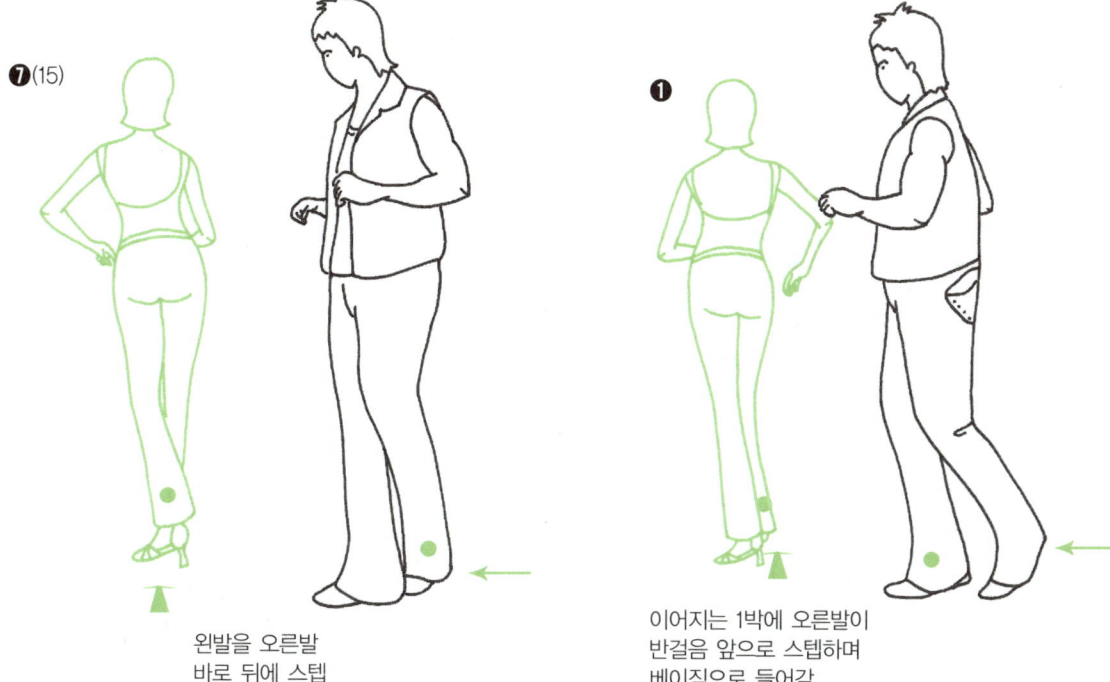

❼(15)
왼발을 오른발
바로 뒤에 스텝

❶
이어지는 1박에 오른발이
반걸음 앞으로 스텝하며
베이직으로 들어감

> **TIP**
> 이해를 위해 정박으로 설명했으나 박자는 느낌에 따라 조금씩 변형할 수 있다. 특히 홀드(스텝이 없는 박자 4박, 8박) 때는 자유롭게 박자를 사용할 수 있다. 〈DVD 참조〉
> 줄넘기를 넘듯이 할 수도 있다. 〈DVD 샤인 루틴 편 참조〉

❺ 킥 볼 슬라이드 Kick Ball Slide

킥 볼 슬라이드는 킥을 한 뒤 그 발의 볼(발의 앞부분)이 바닥에 닿고 이어서 슬라이드를 하는 것으로 마치 뮤지컬의 한 장면 같은 멋진 모습이 나온다.

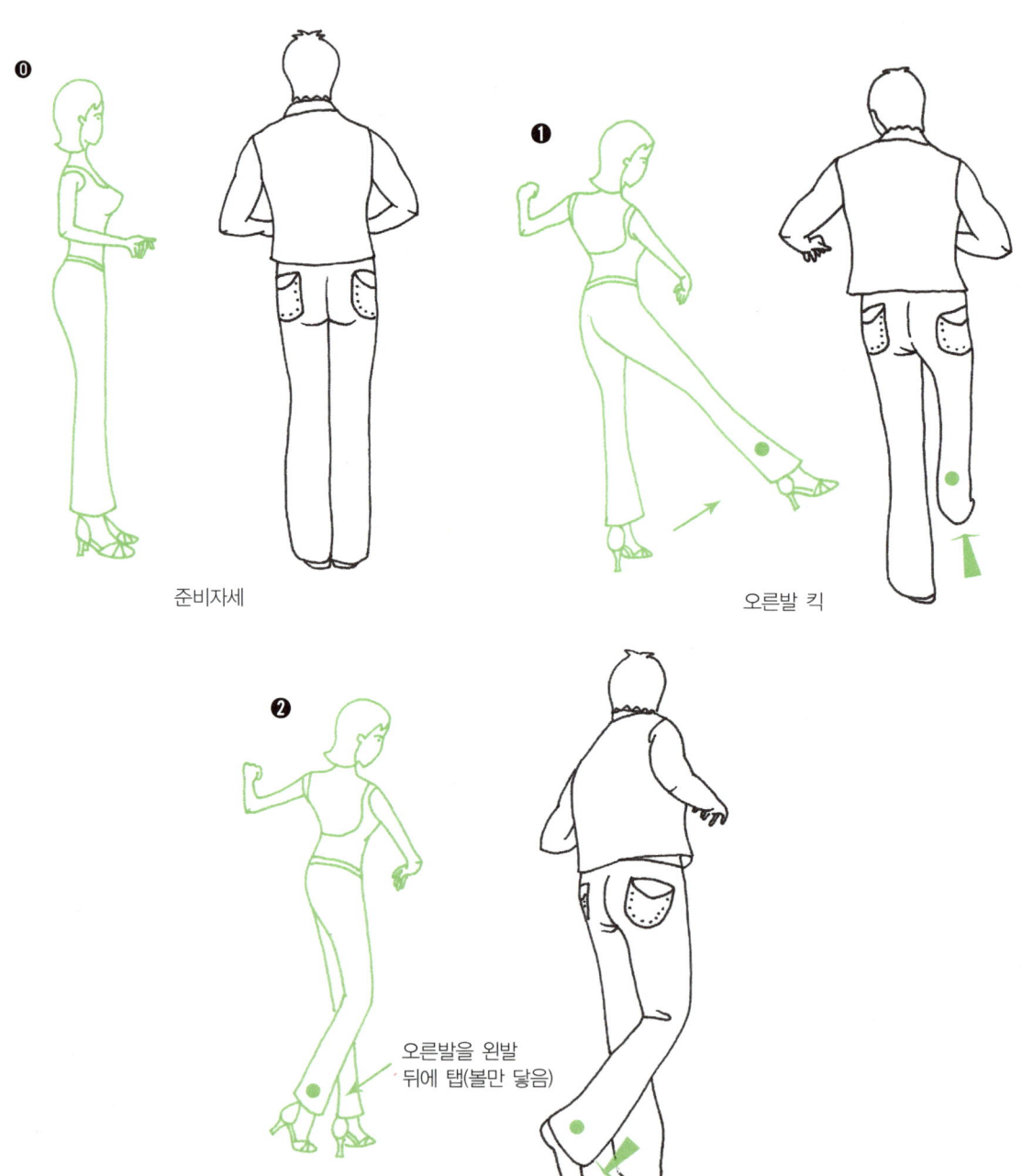

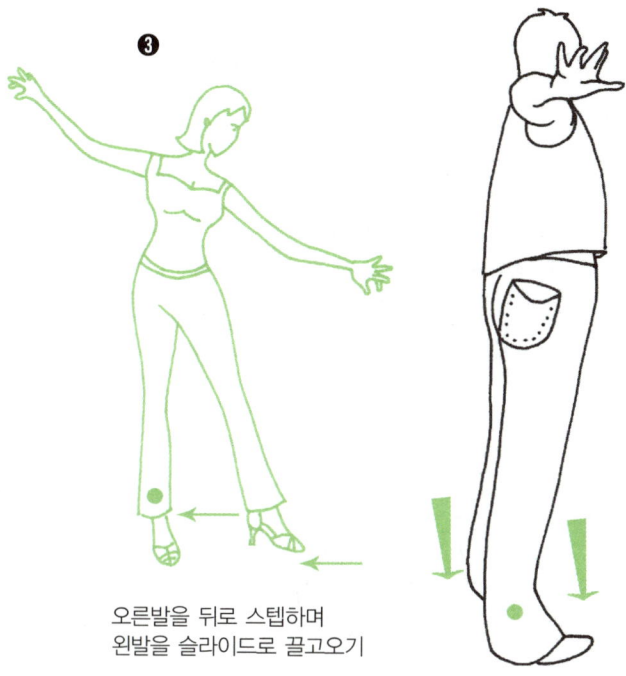

오른발을 뒤로 스텝하며
왼발을 슬라이드로 끌고오기

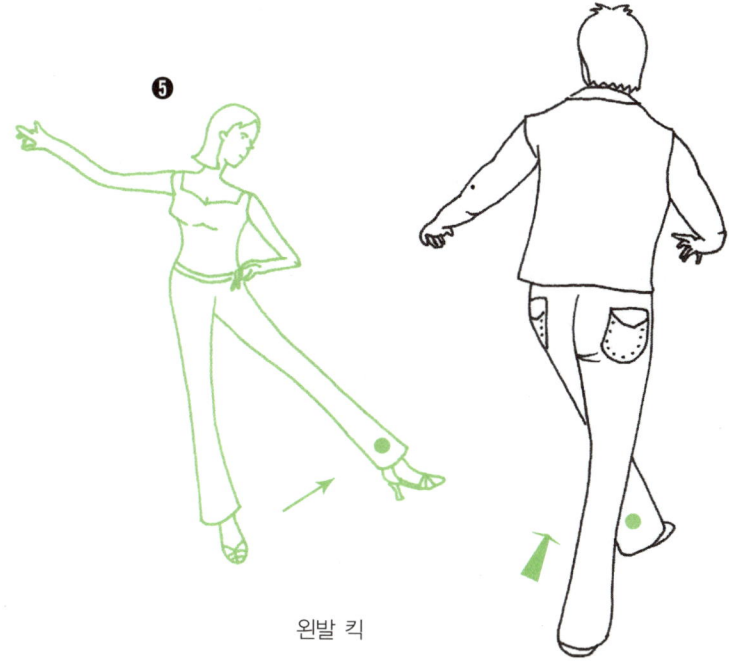

왼발 킥

CHAPTER 03 | 온투 기본 샤인(Shine) **221**

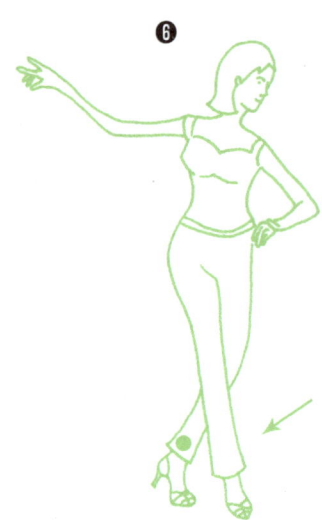

❻ 왼발을 오른발
뒤에 탭(볼만 닿음)

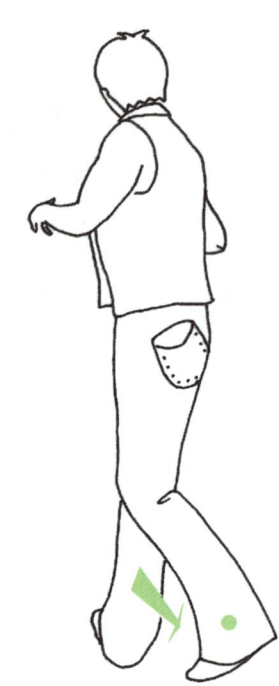

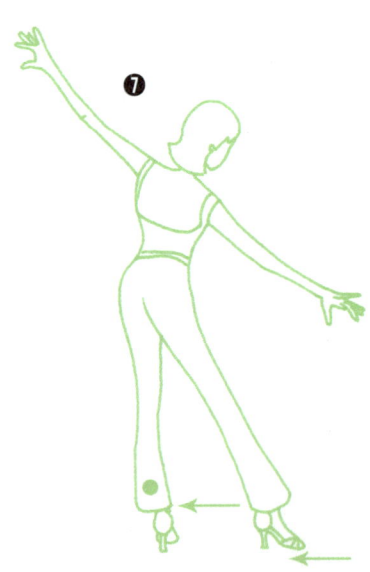

❼ 왼발을 뒤로 스텝하며
오른발을 슬라이드로 끌고오기

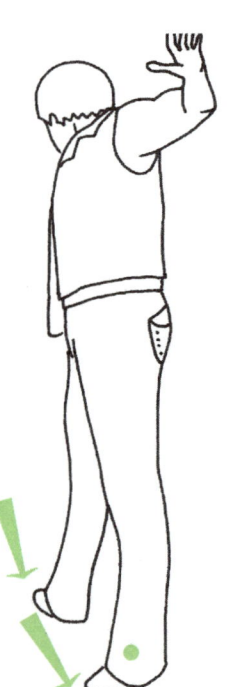

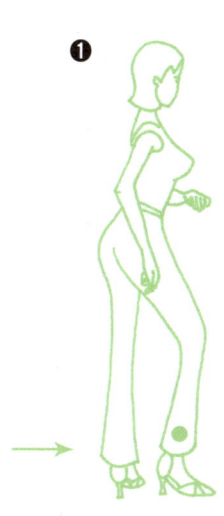 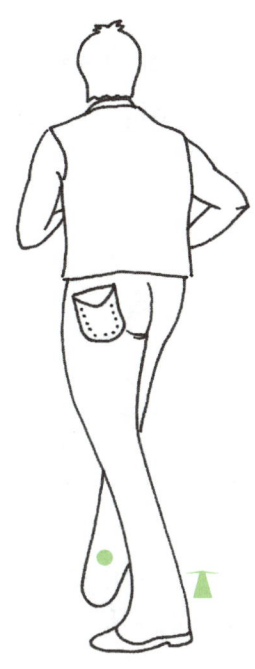

이어지는 1박에 오른발이
반걸음 앞으로 스텝하며
베이직으로 들어감

킥 볼 슬라이드는 그 자체로도 멋지지만 앞서 배운 트리플 포워드 스텝이나 수지큐, 워킹 등과 같은 다른 스텝과 결합하여 사용하면 더욱 다양한 느낌을 표현할 수 있다. 그 조합은 각자의 몫~

❻ 크로스 백 Cross Back

크로스 백은 마치 '태권도의 겨루기 동작'에서 스텝을 바꾸는 그것과 비슷한 느낌이다. 발을 크로스해서 백back한다고 붙여진 이름이다.

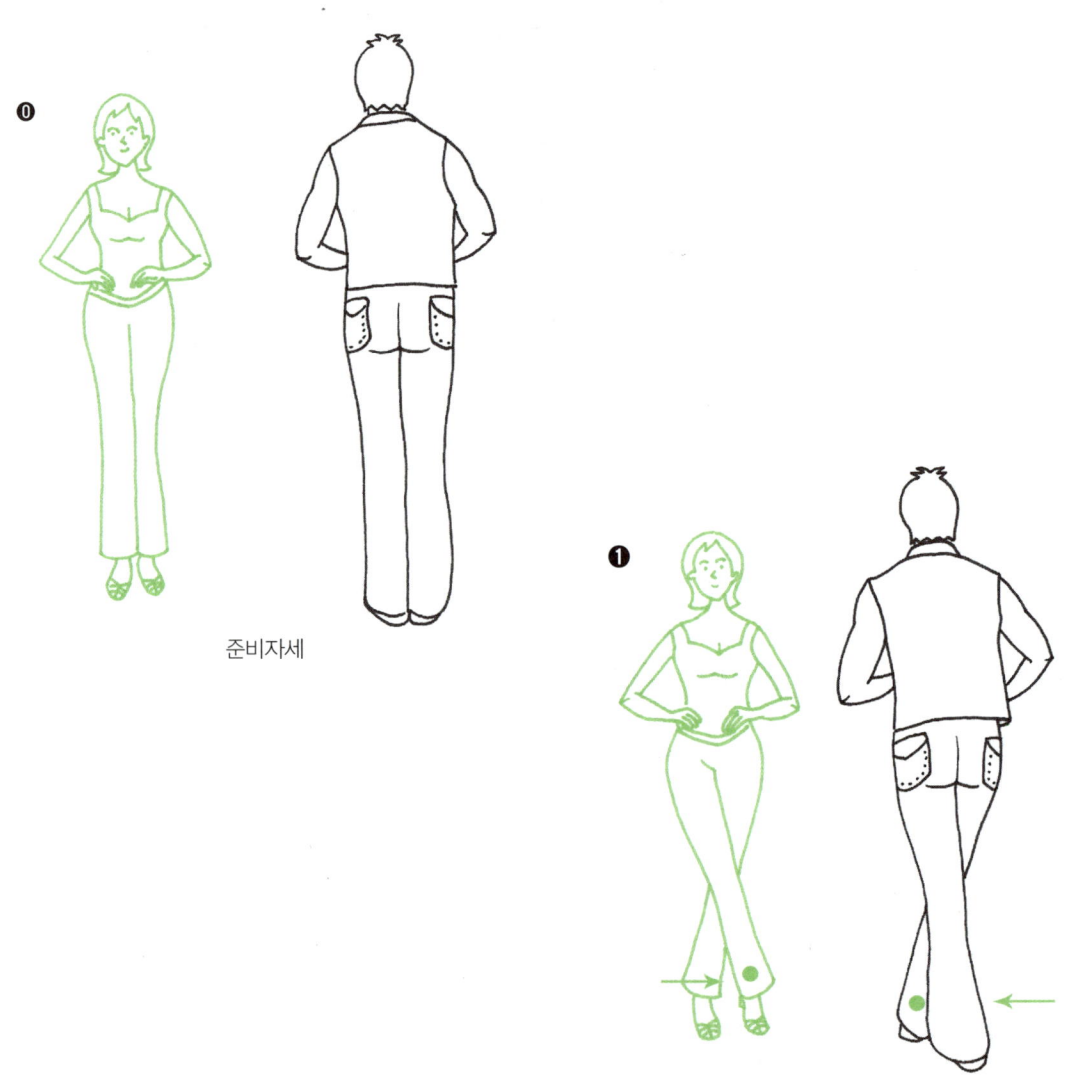

준비자세

오른발을 왼발 앞에 탭

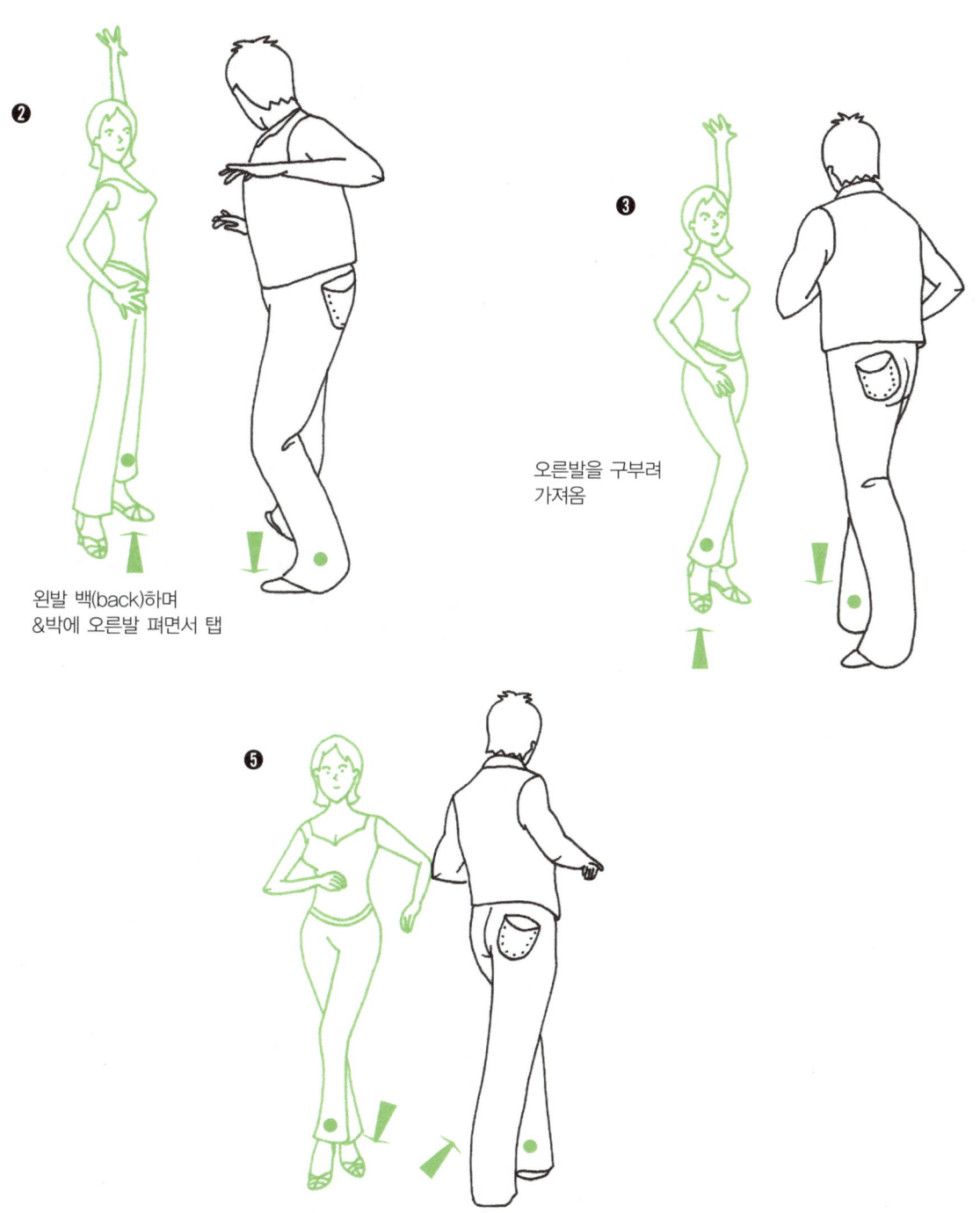

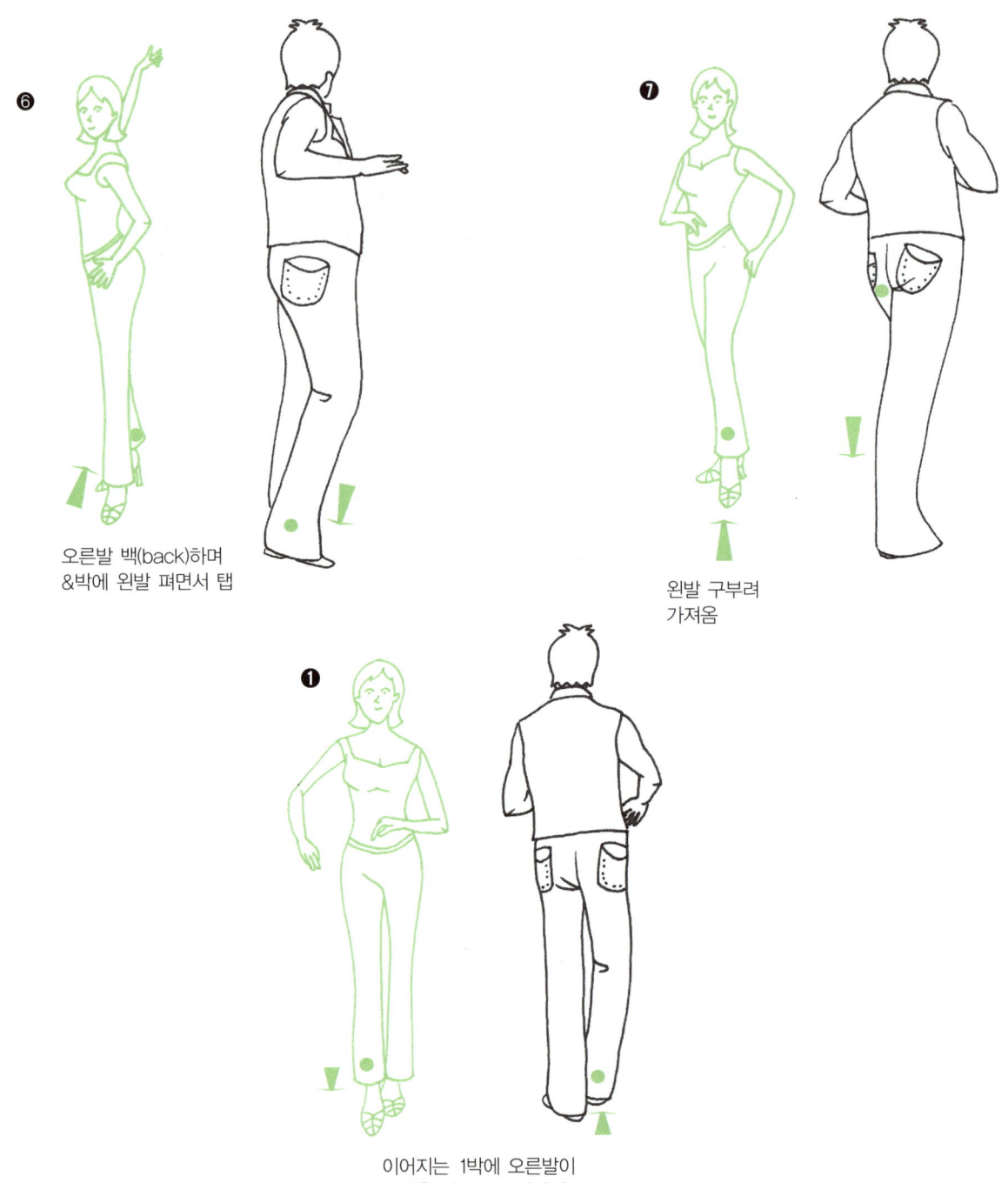

04 네 박자로 구성된 샤인

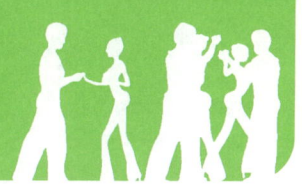

4박자 구성 샤인은 1, 2, 3, 4박 모두 스텝을 한다.

❶ 그레이프 바인 스텝 Grapevine Step

그레이프 바인은 포도넝쿨이라는 뜻으로 마치 포도넝쿨처럼 얼기설기 얽히게 스텝을 한다고 하여 붙여진 이름이다. 이것은 운동선수들이 몸을 풀 때도 많이 사용되는 스텝이다.

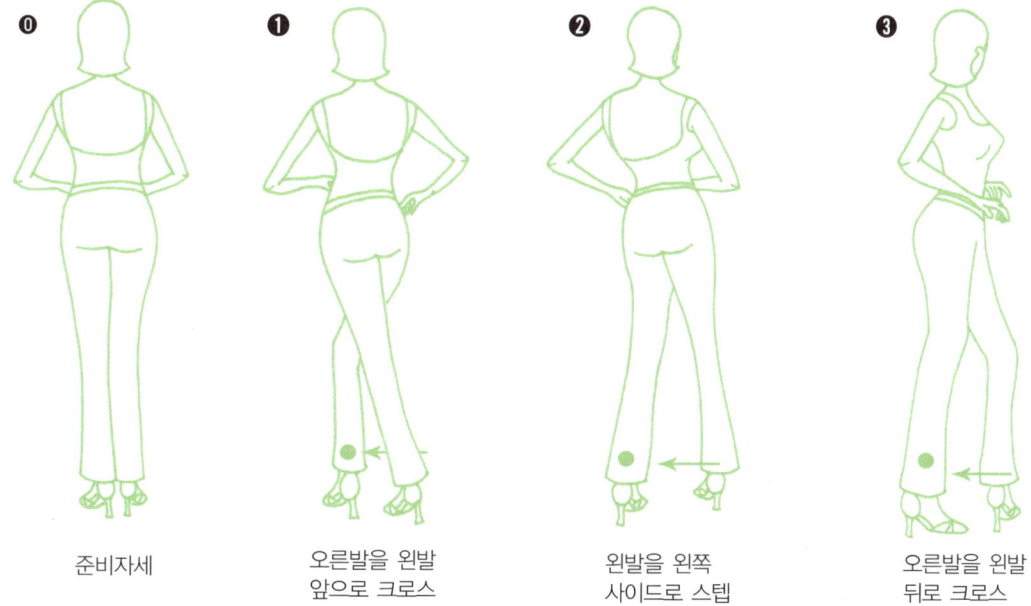

❶ 준비자세
❶ 오른발을 왼발 앞으로 크로스
❷ 왼발을 왼쪽 사이드로 스텝
❸ 오른발을 왼발 뒤로 크로스

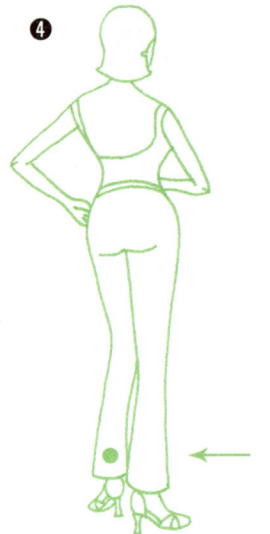
왼발을 왼쪽
사이드로 스텝

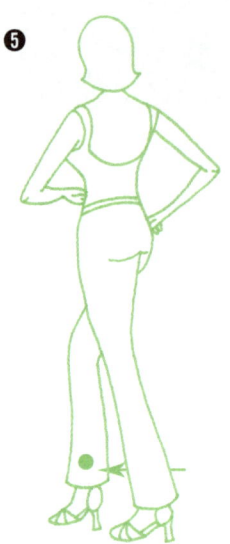
오른발을 왼발
앞으로 크로스

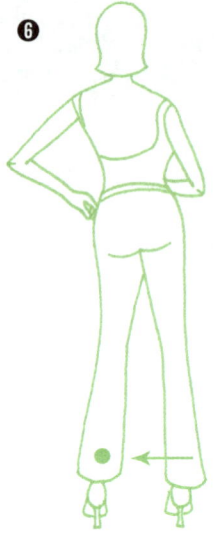
왼발을 왼쪽
사이드로 스텝

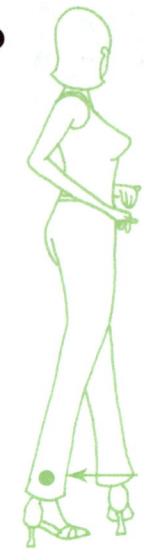
오른발을 왼발
뒤로 크로스

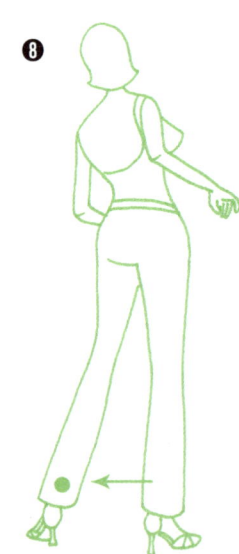
왼발을 왼쪽
사이드로 포인트

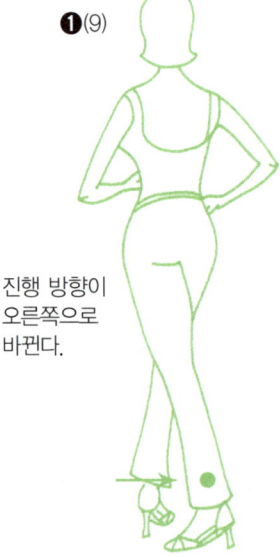
진행 방향이
오른쪽으로
바뀐다.

왼발을 오른발
뒤(혹은 앞)로 크로스

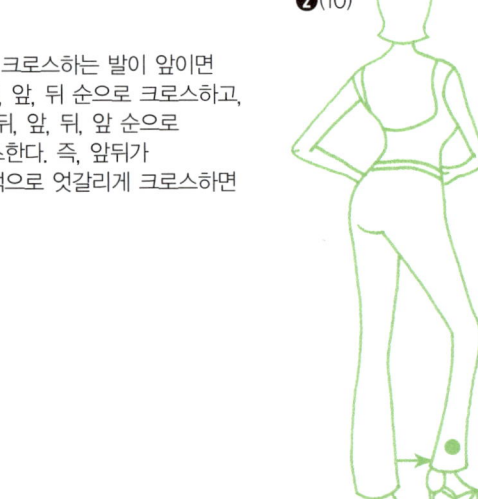
1박에 크로스하는 발이 앞이면
앞, 뒤, 앞, 뒤 순으로 크로스하고,
뒤면 뒤, 앞, 뒤, 앞 순으로
크로스한다. 즉, 앞뒤가
순차적으로 엇갈리게 크로스하면
된다.

오른발을 오른쪽
사이드로 스텝

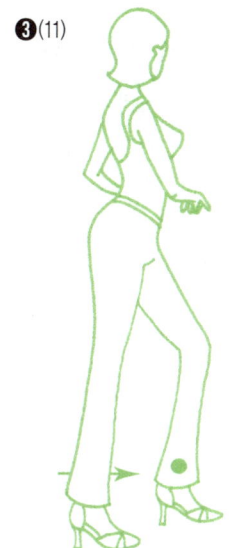
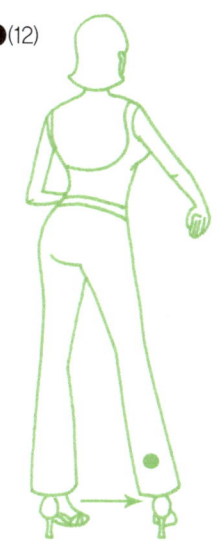
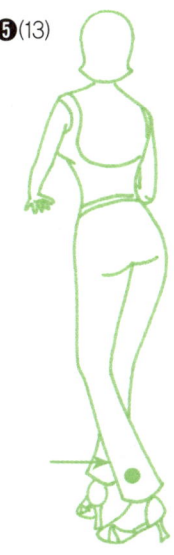
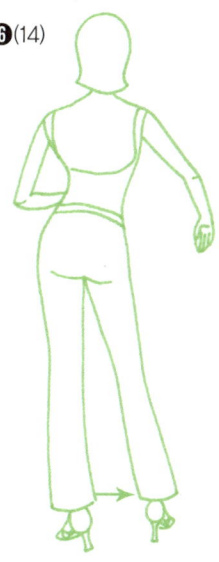

왼발을 오른발 앞으로 크로스

오른발을 오른쪽 사이드로 스텝

왼발을 오른발 뒤로 크로스

오른발을 오른쪽 사이드로 스텝

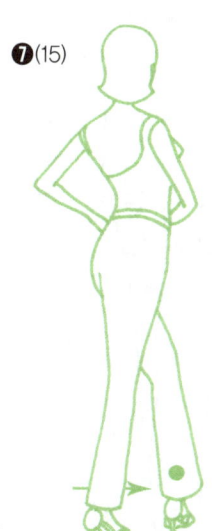
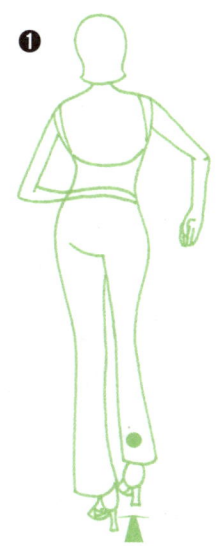

다음 8박 때 오른발을 오른쪽 옆으로 탭을 찍기도 한다.

왼발을 오른발 앞으로 크로스 하며 마무리

이어지는 1박에 오른발이 반걸음 앞으로 스텝하며 베이직으로 들어감

CHAPTER 03 | 온투 기본 샤인(Shine) **229**

❷ 드렁큰 스텝 Drunken Step

남자가 술에 취하면 갈지(之)자로 걷게 된다. 여자가 술에 취하면 평소보다 10배나 더 애교쟁이가 된다. 그 느낌 그대로 하는 매우 재미난 스텝이다.

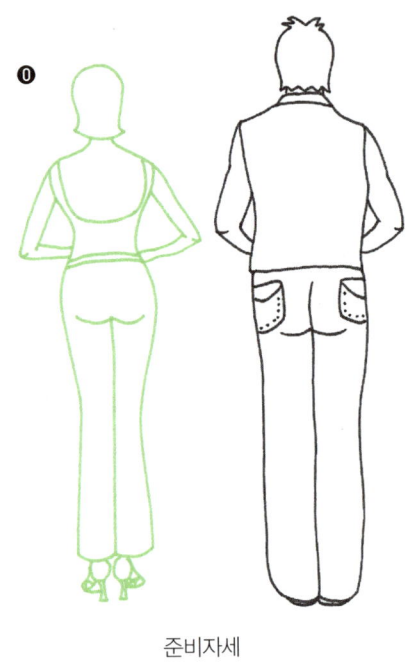

준비자세

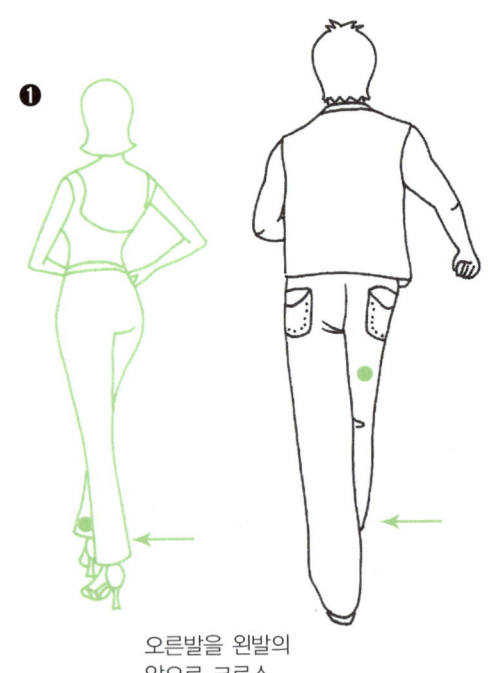

오른발을 왼발의
앞으로 크로스

❷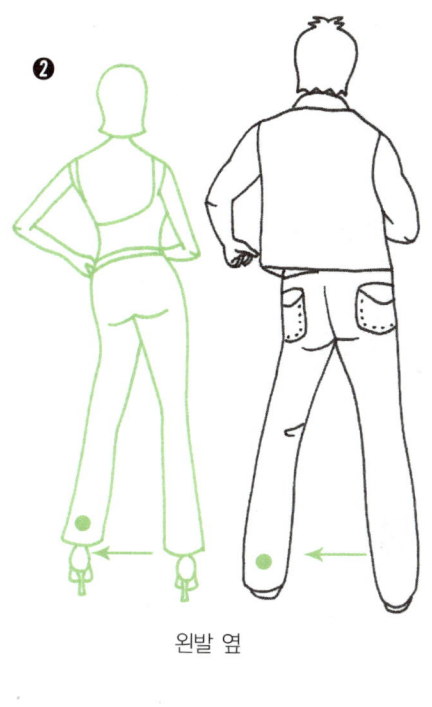

왼발 옆

❸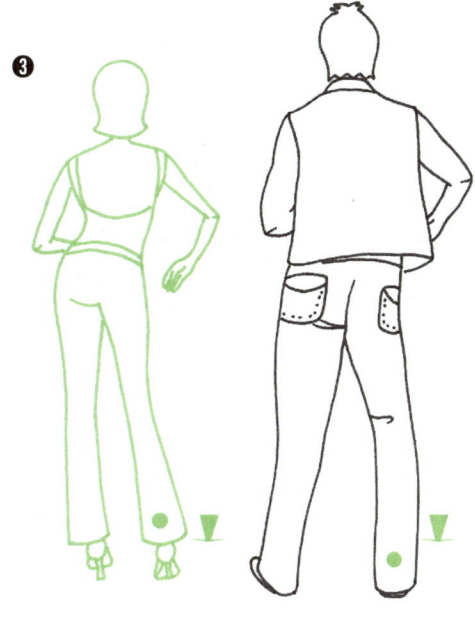

오른발 반걸음 뒤

❹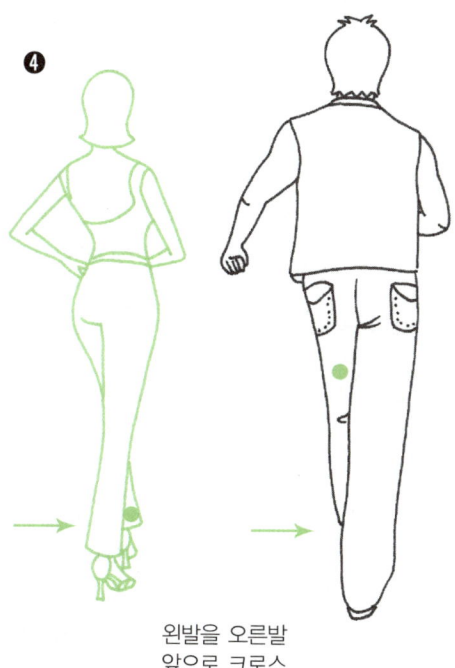

왼발을 오른발
앞으로 크로스

❺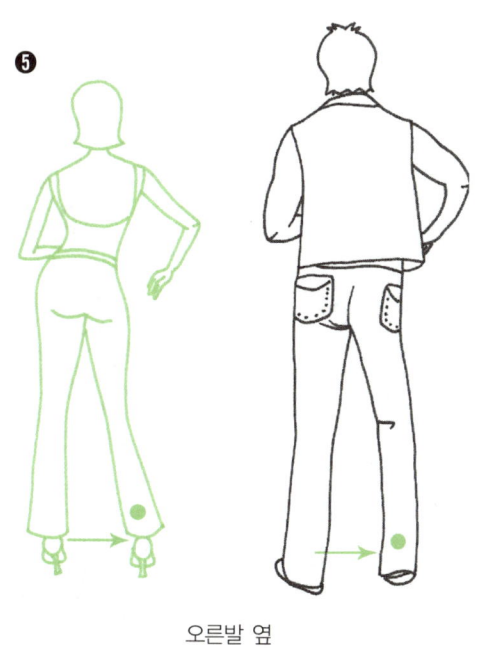

오른발 옆

CHAPTER 03 | 온투 기본 샤인(Shine)

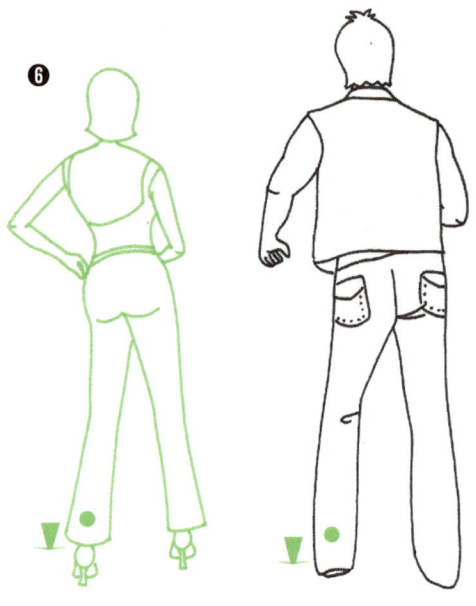

왼발 반걸음 뒤

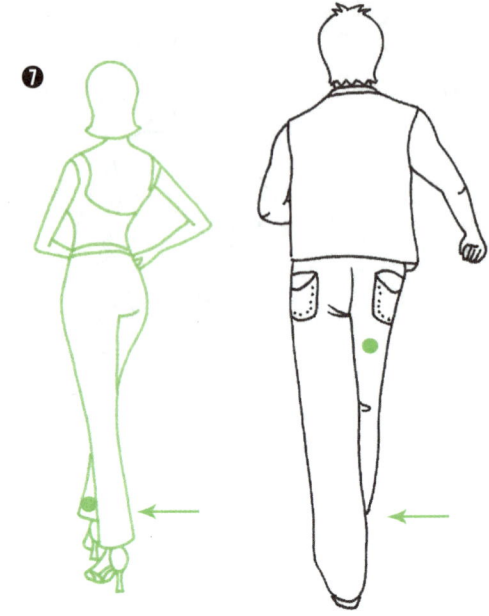

오른발을 왼발의
앞으로 크로스

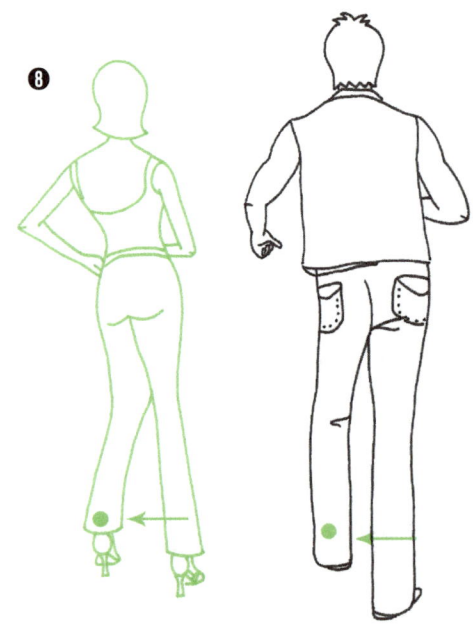

왼발 옆

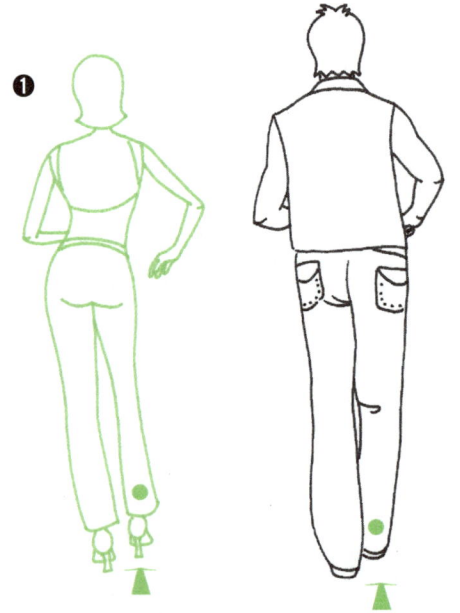

이어지는 1박에 오른발이 반걸음 앞으로
스텝하며 베이직으로 들어감

❸ 브이 스텝 V step

나이트클럽 등에서 많이 볼 수 있는 스텝으로 V자를 그리며 한다.

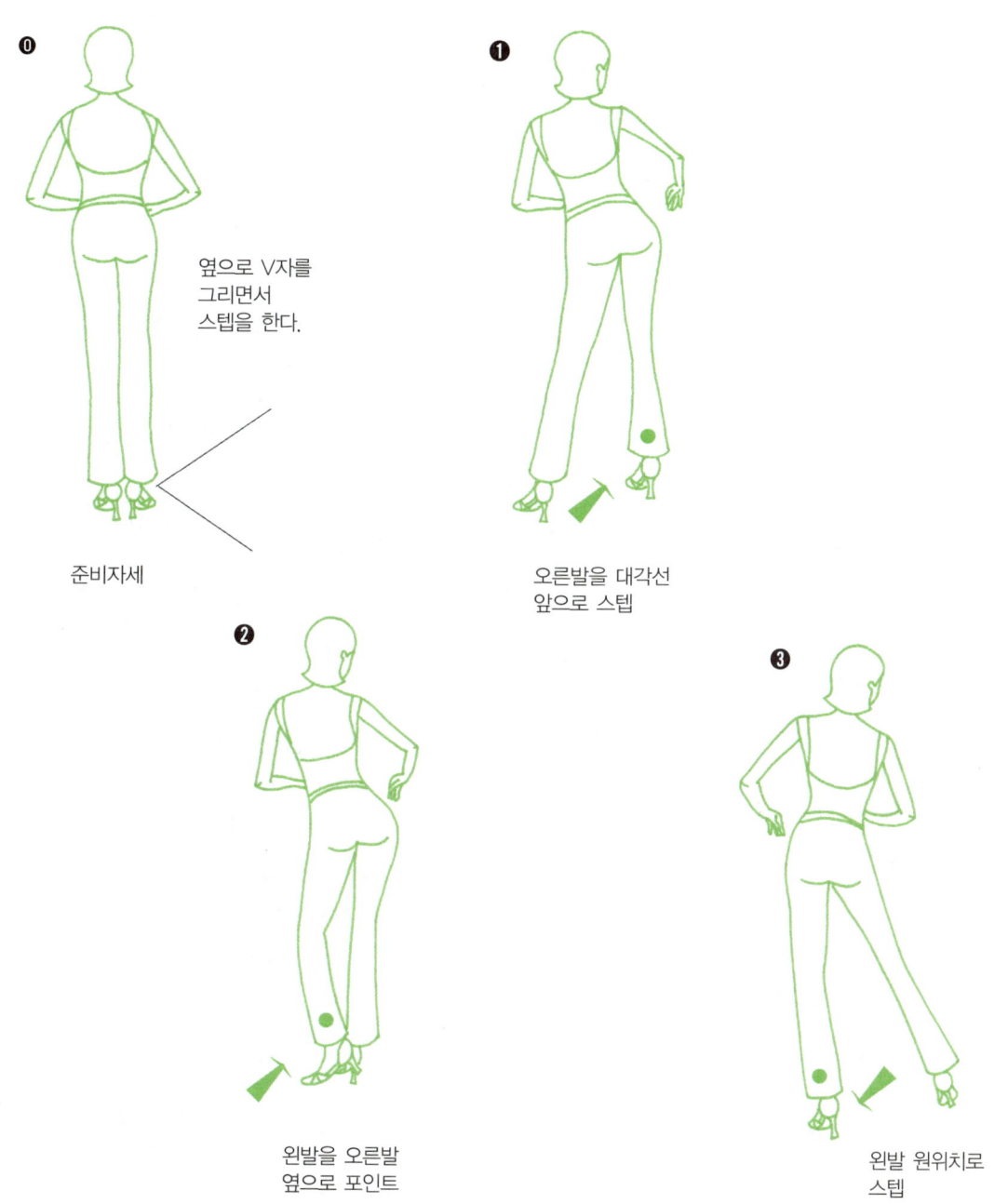

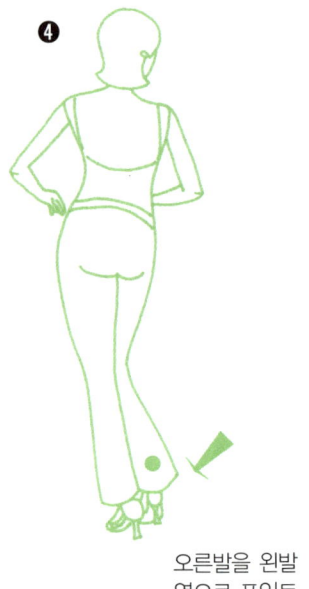
오른발을 왼발
옆으로 포인트

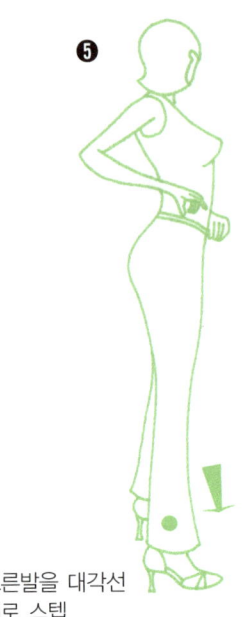
오른발을 대각선
뒤로 스텝

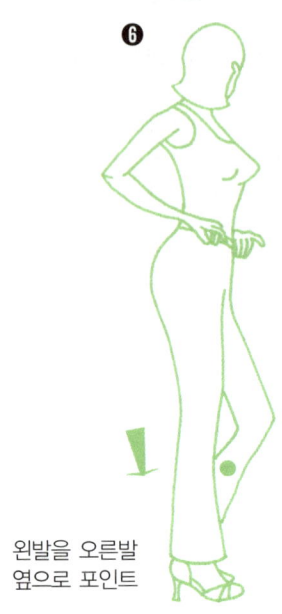
왼발을 오른발
옆으로 포인트

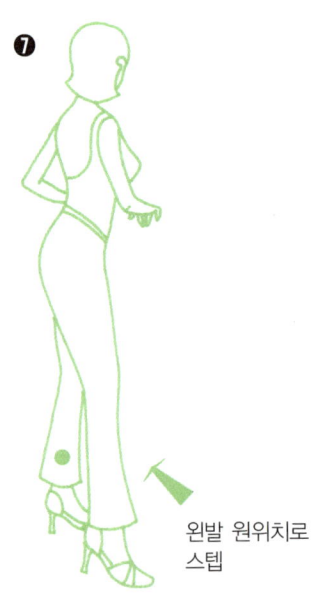
왼발 원위치로
스텝

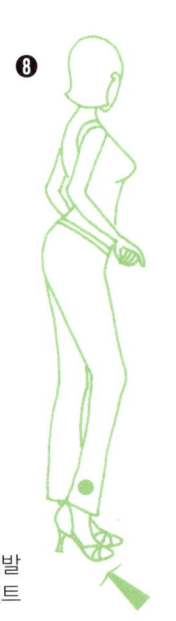
오른발을 왼발
옆으로 포인트

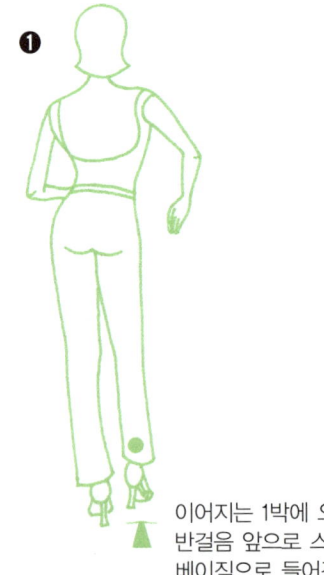
이어지는 1박에 오른발이
반걸음 앞으로 스텝하며
베이직으로 들어감

브이 스텝은 회전을 하면서도 가능하다.

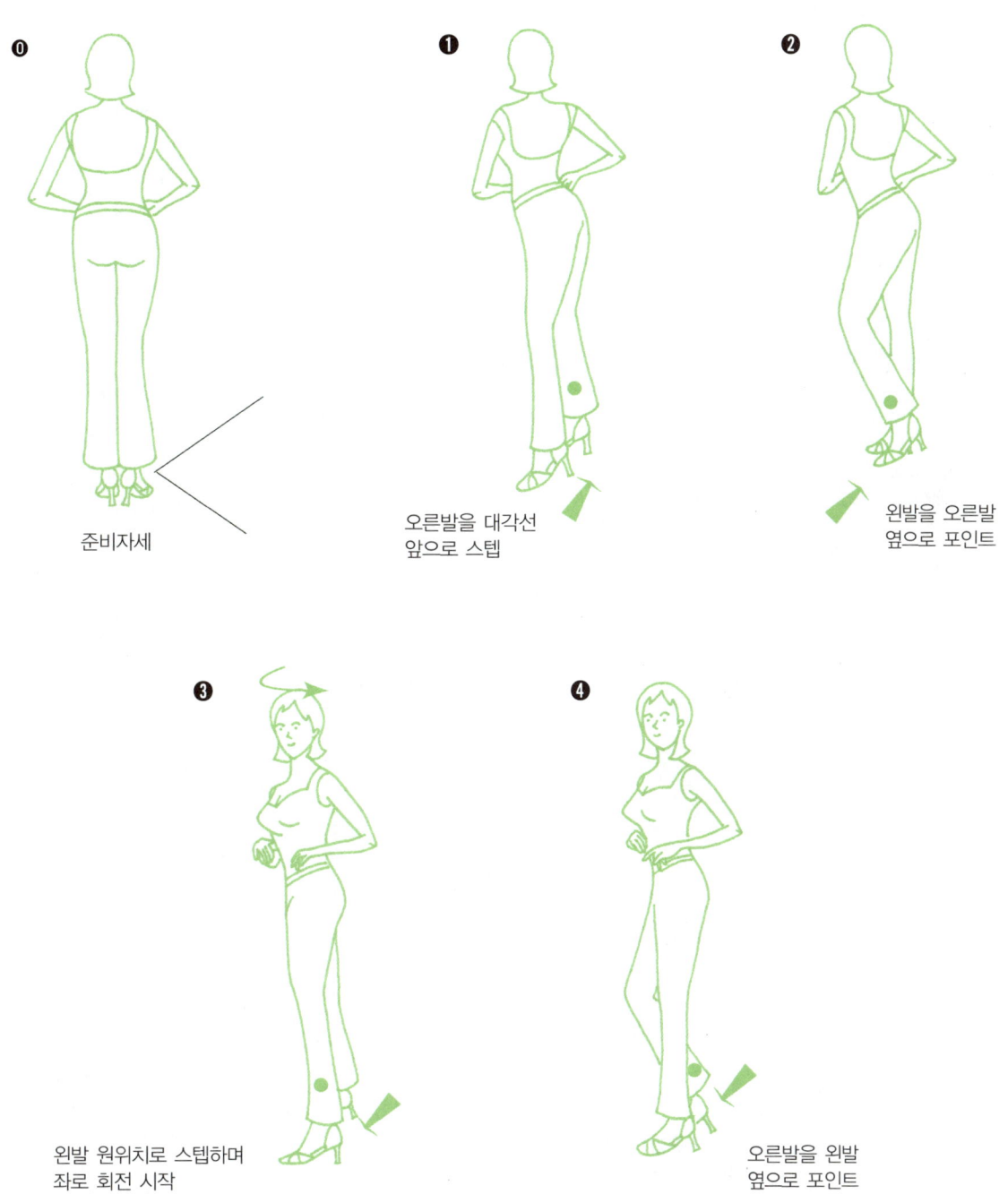

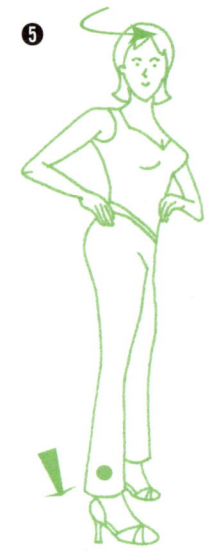
계속 좌로 회전하며 오른발을
대각선으로 스텝

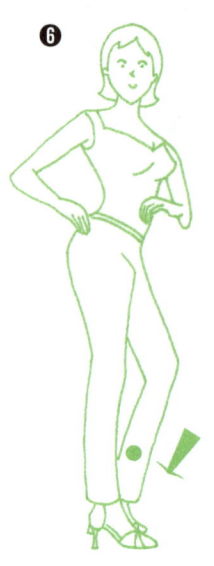
왼발을 오른발
옆으로 포인트

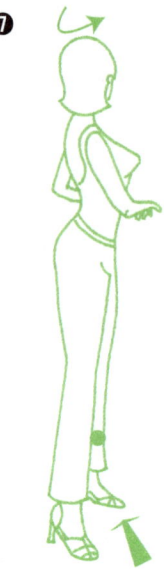
왼발 원위치로
스텝

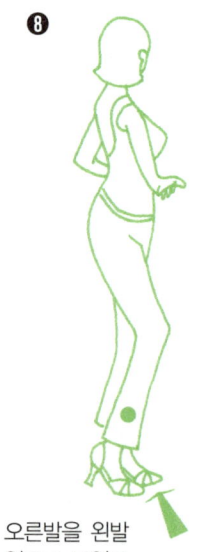
오른발을 왼발
옆으로 포인트

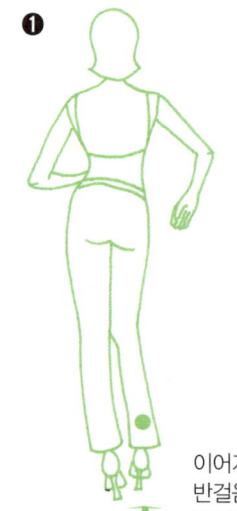
이어지는 1박에 오른발이
반걸음 앞으로 스텝하며
베이직으로 들어감

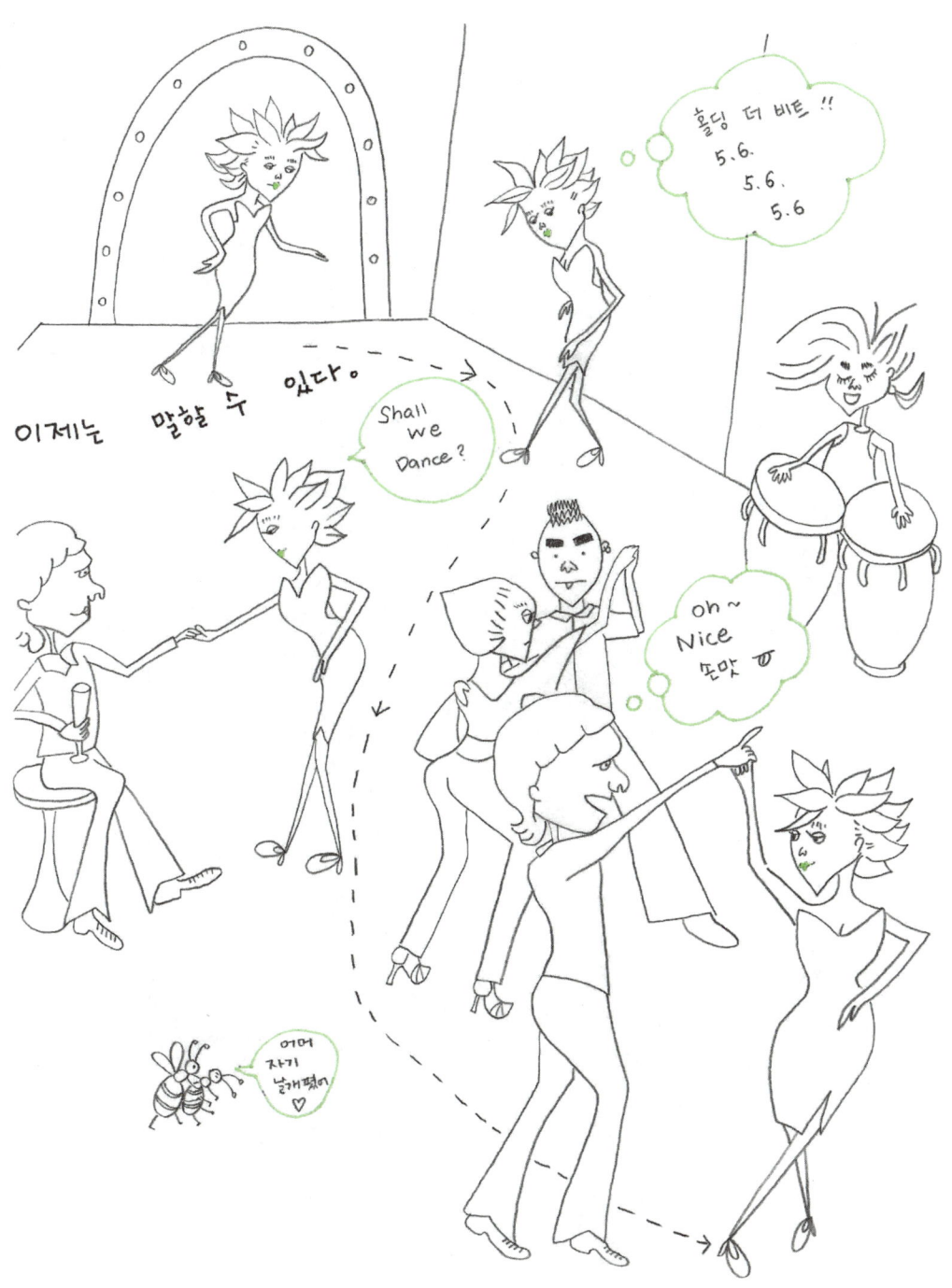

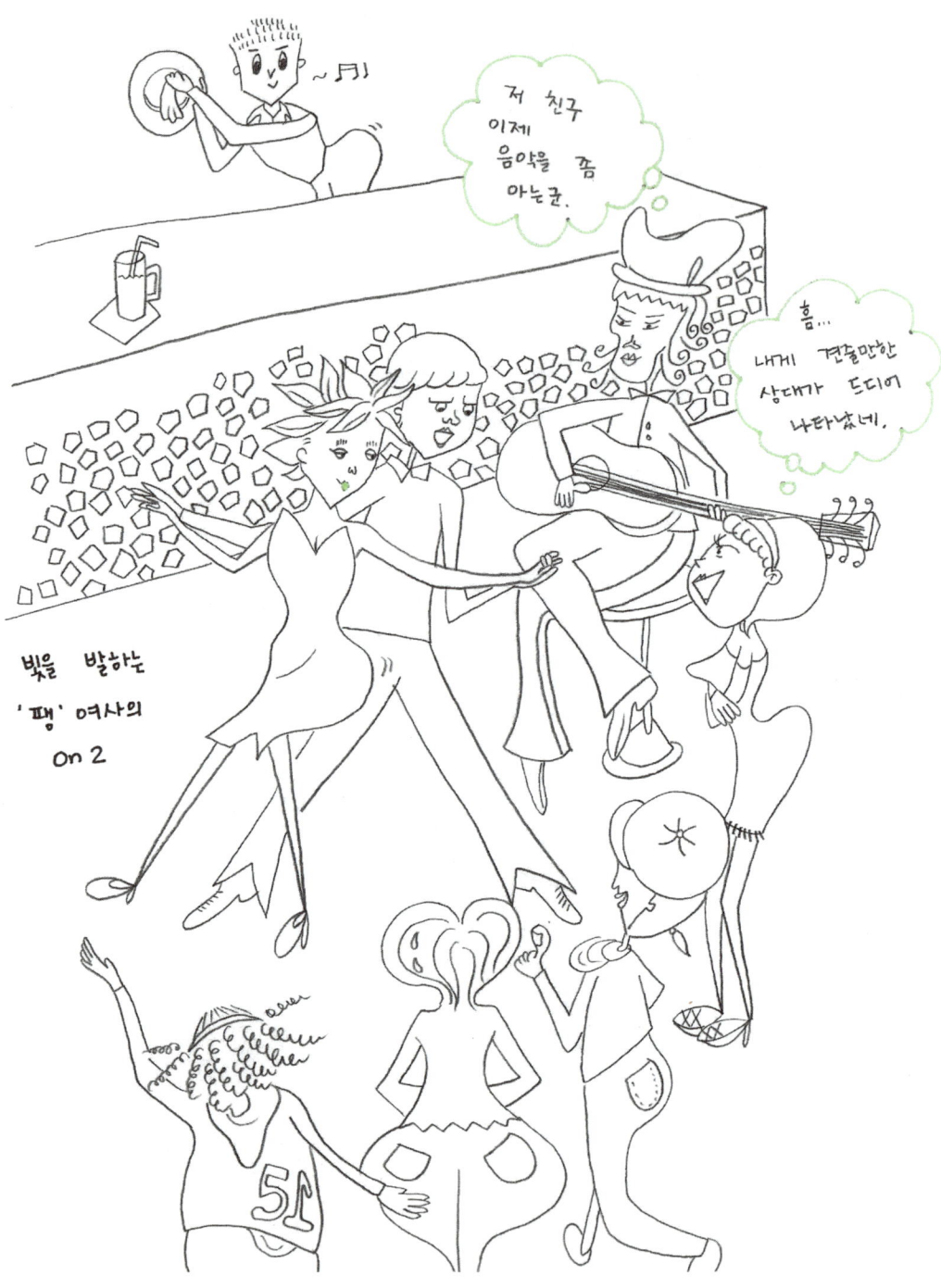

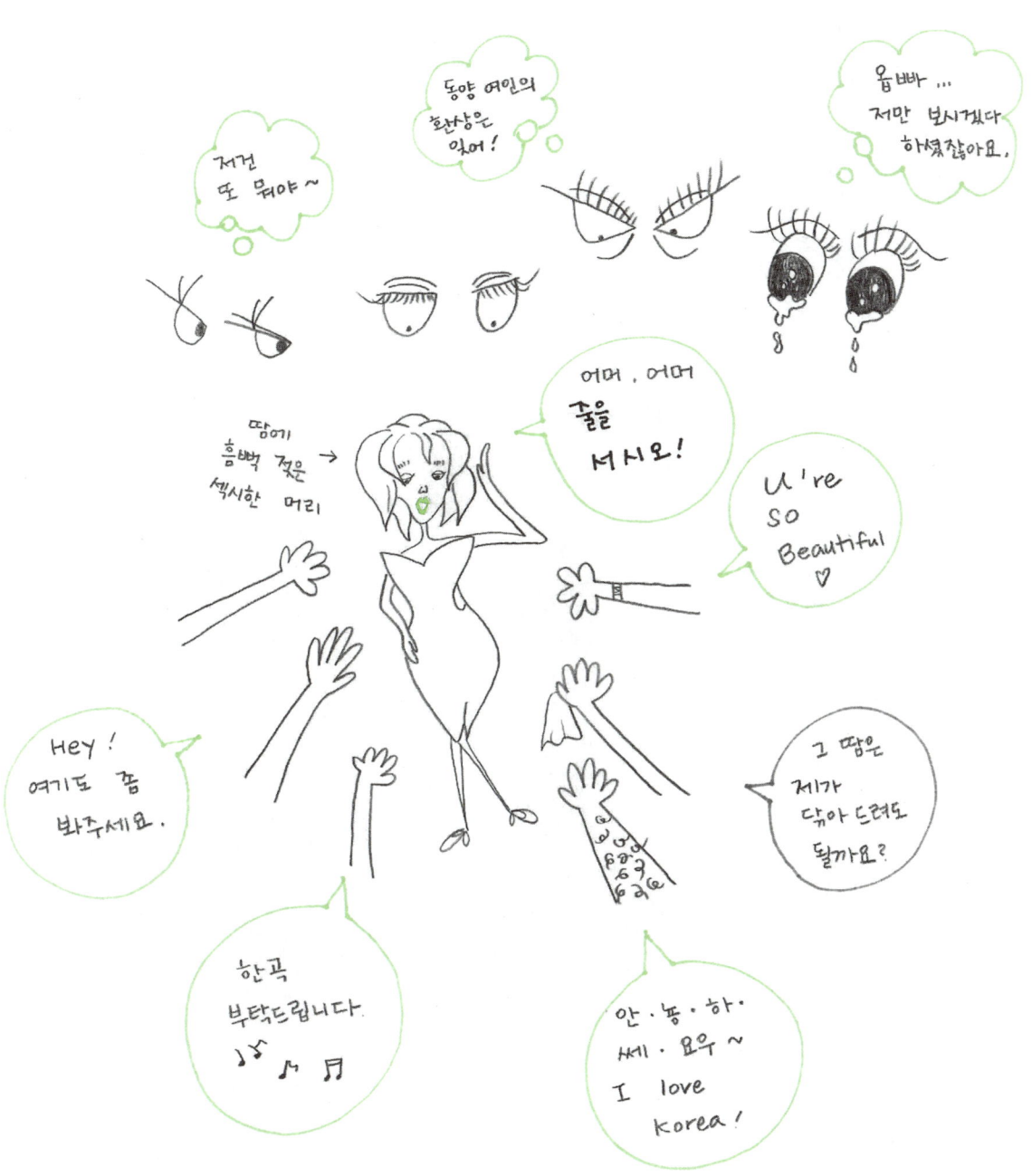

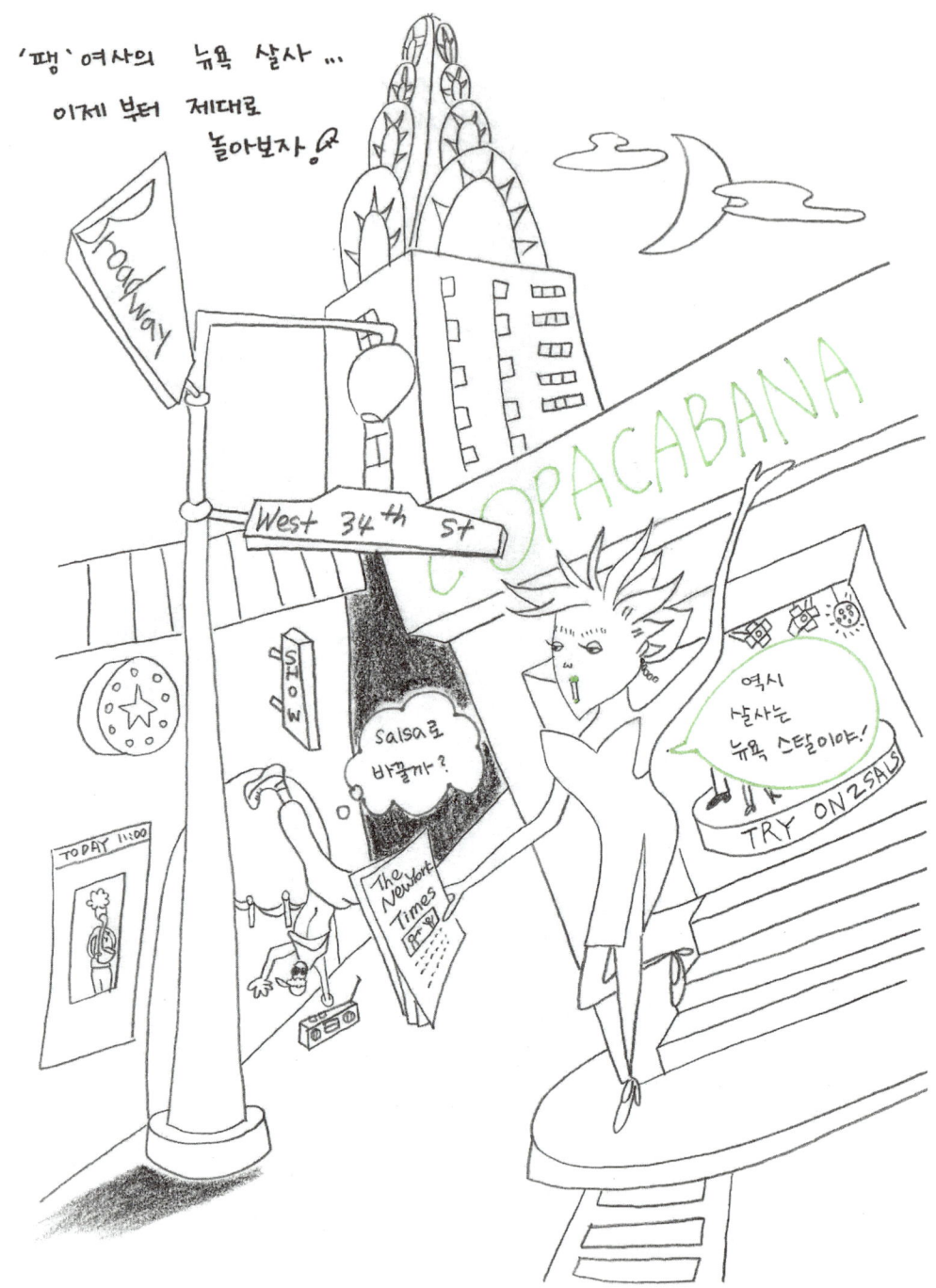

05 쿠반 무브(Cuban Move)
SALSA

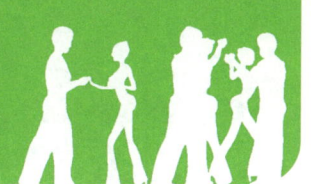

쿠바의 전통적인 쿠반 무브도 온투에서 많이 사용된다. 그 독특하고 강렬한 느낌을 글과 그림으로 표현하는 데에는 한계가 있어서 꼭 DVD를 참조하기 바란다.

❶ 와왕코 Guaguanco

원래 와왕코는 쿠바의 민속무용인 쿠반 룸바Cuban Rumba에서 남녀가 같이 하는 동작이다. 서로를 유혹하는 동작인데 현재 살사에서도 많이 응용이 되고 있다.

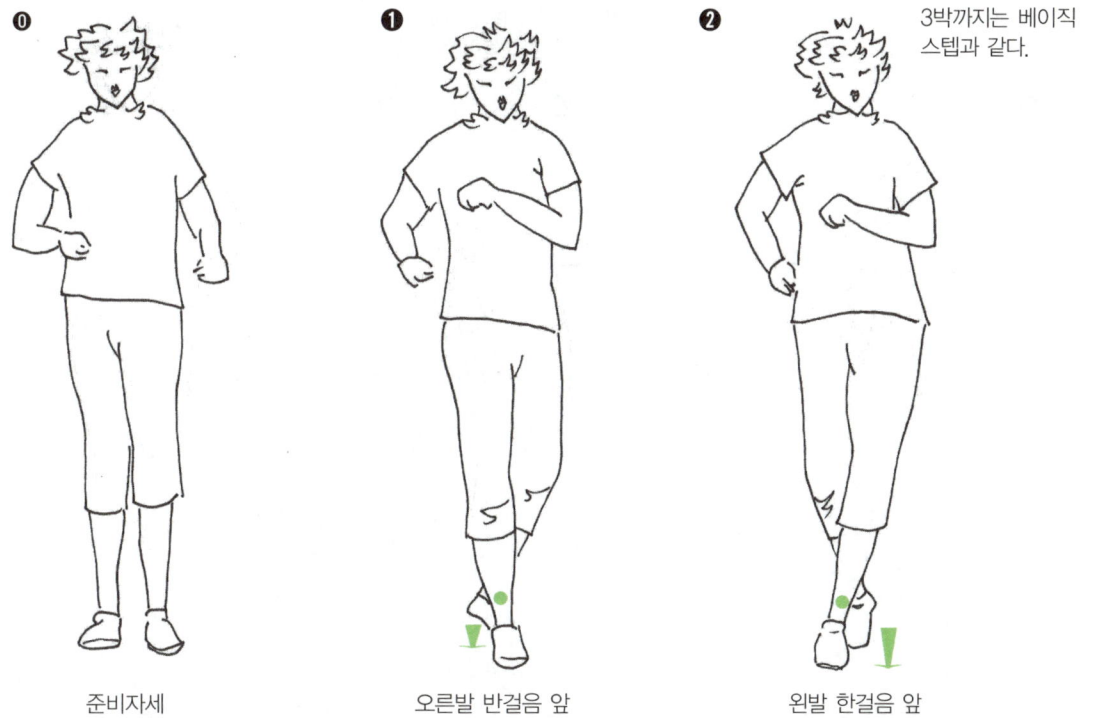

❶ 준비자세   ❶ 오른발 반걸음 앞   ❷ 왼발 한걸음 앞

3박까지는 베이직 스텝과 같다.

CHAPTER 03 | 온투 기본 샤인(Shine) **241**

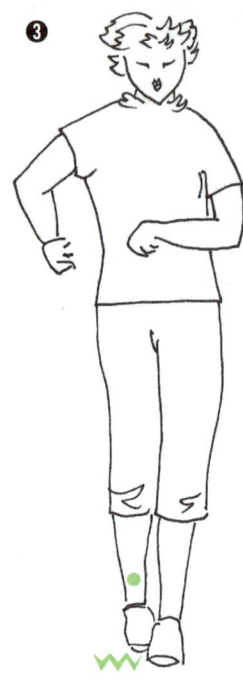
5, 6, 7박이 와왕코의
특징적인 스텝

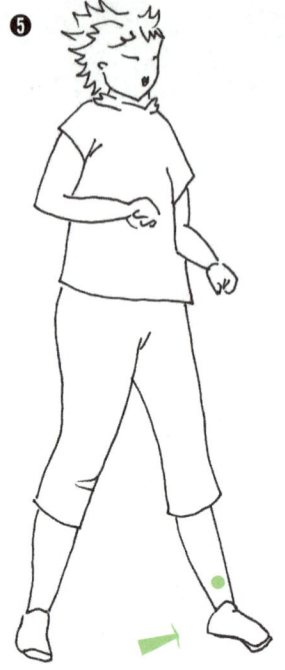

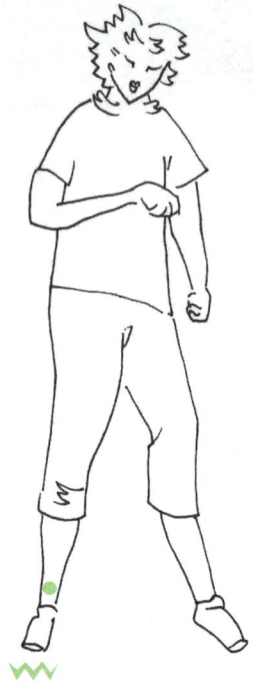

오른발 제자리

왼발을 좌측 대각선 뒤로
10도 방향정도 틀어서 스텝

오른발 제자리

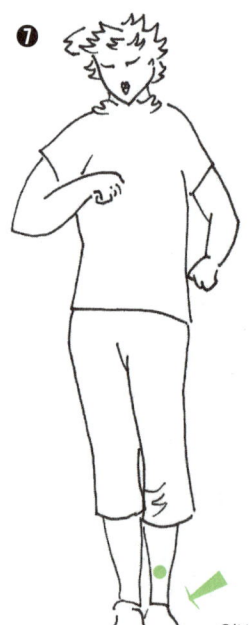

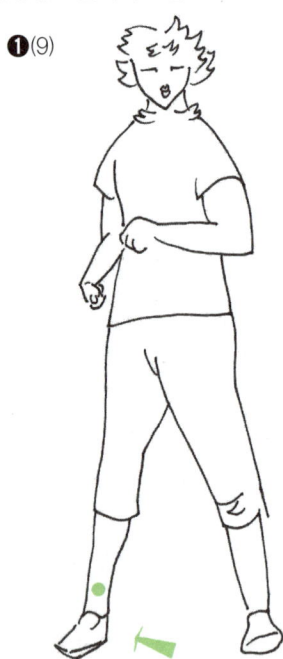

왼발을 오른발에 모음

오른발을 우측 대각선 뒤로
10도 방향정도 틀어서 스텝

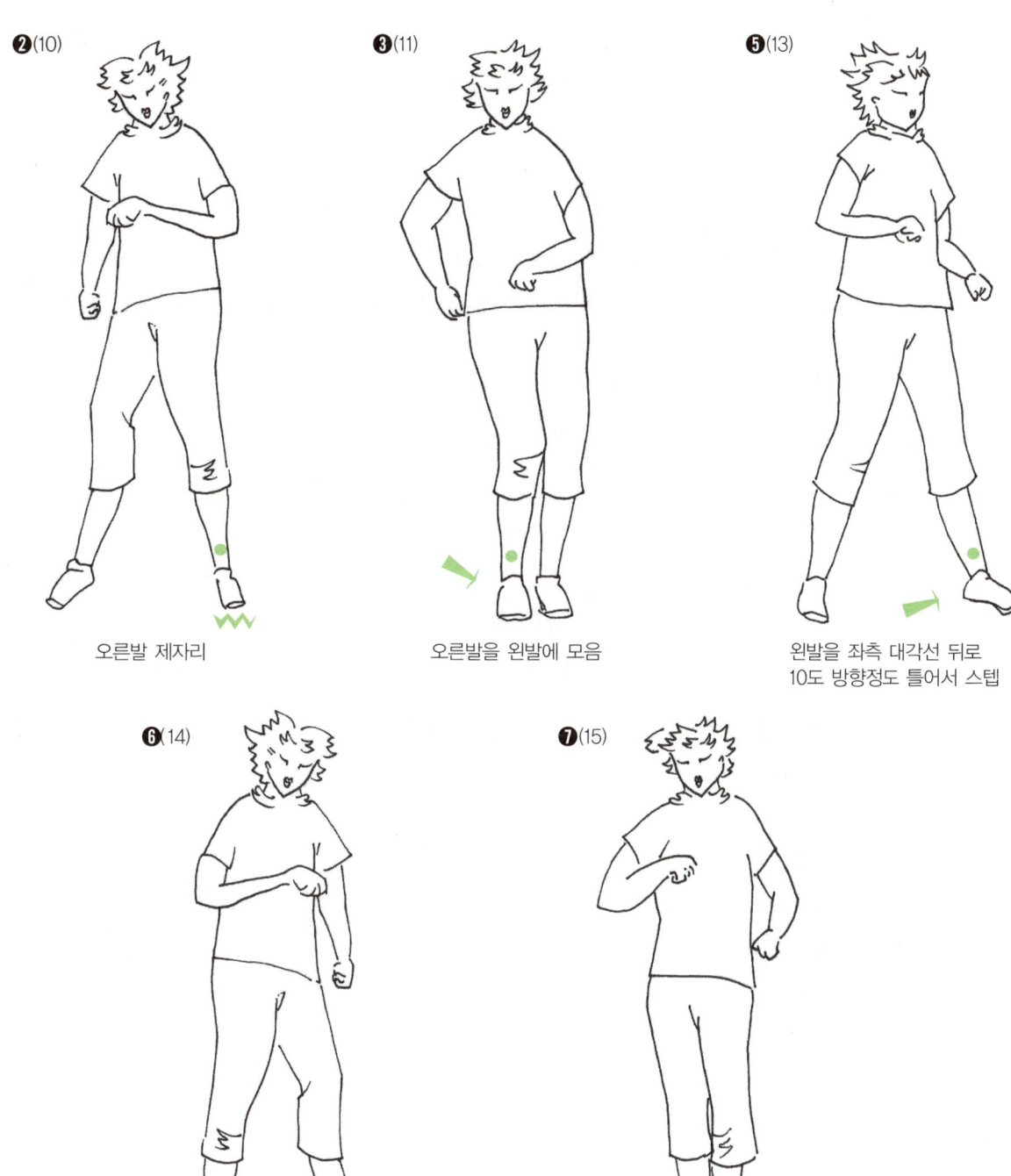

❷(10) 오른발 제자리

❸(11) 오른발을 왼발에 모음

❺(13) 왼발을 좌측 대각선 뒤로 10도 방향정도 틀어서 스텝

❻(14) 오른발 제자리

❼(15) 왼발을 오른발에 모음

CHAPTER 03 | 온투 기본 샤인(Shine) 243

스텝이 익숙해지면 앞서 배운 수지큐처럼 어깨를 움직여보고 다음엔 골반, 그 다음에는 팔을 사용해서 스타일링을 해보자.

❷ 슬레이브 스텝 Slave Step

슬레이브 스텝은 말 그대로 노예가 발에 족쇄를 차고 움직이는 듯한 부자연스러운 스텝으로 예전 쿠바의 흑인 노예들의 스텝에서 유래되었다고 보고 있다.

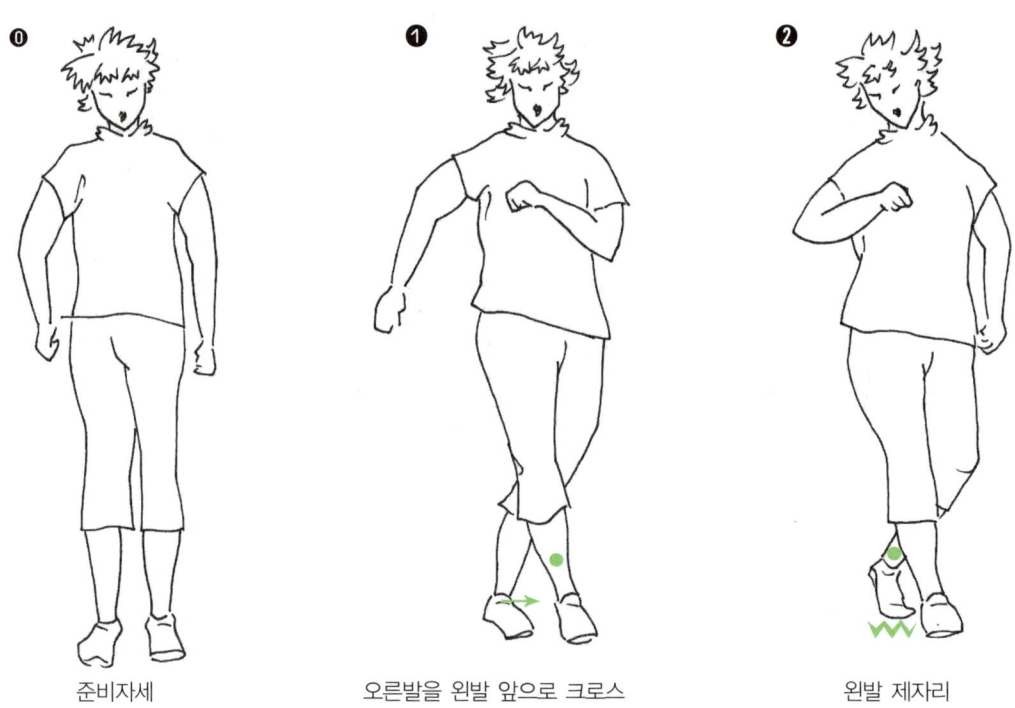

준비자세   오른발을 왼발 앞으로 크로스   왼발 제자리

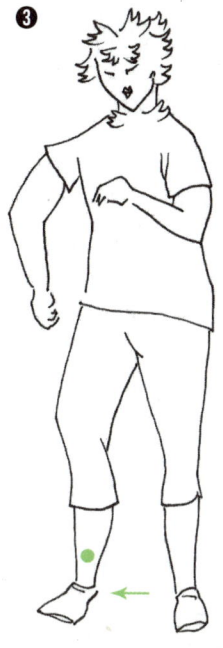

오른발을 오른쪽 옆으로

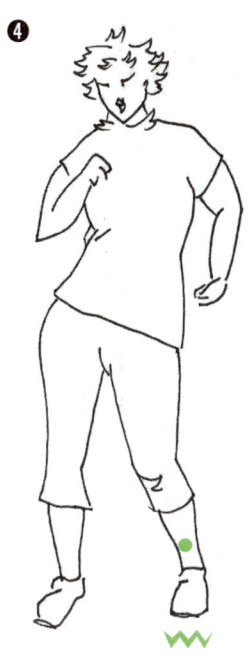

왼발 제자리

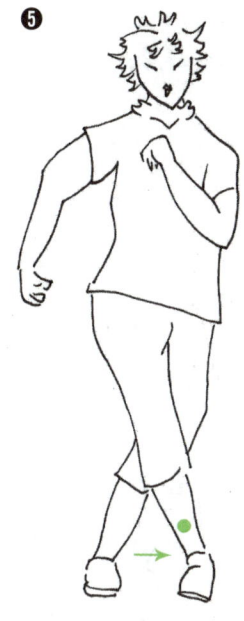

다시 오른발을 왼발 앞으로 크로스

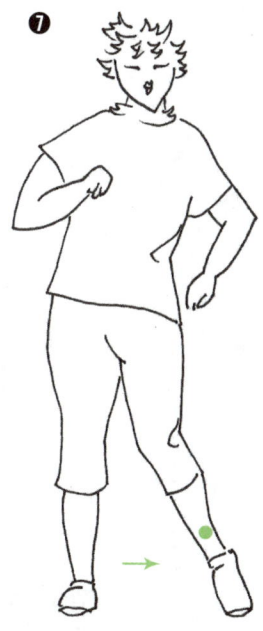

왼발을 왼쪽 옆으로

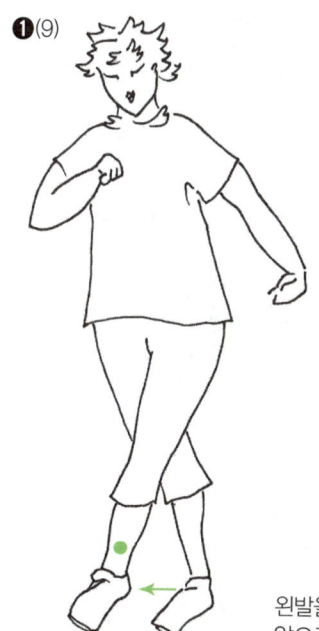

왼발을 오른발 앞으로 크로스

CHAPTER 03 | 온투 기본 샤인(Shine) **245**

❷(10)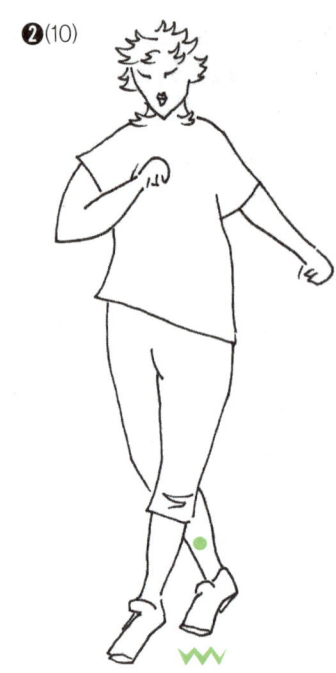
오른발 제자리

❸(11)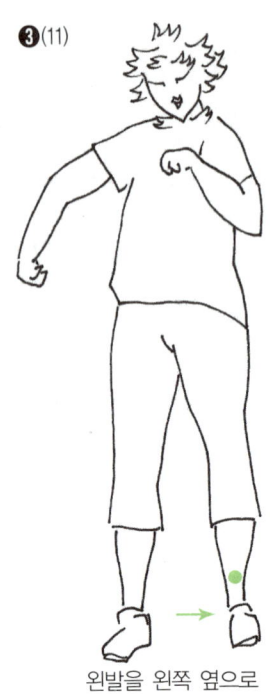
왼발을 왼쪽 옆으로

❹(12)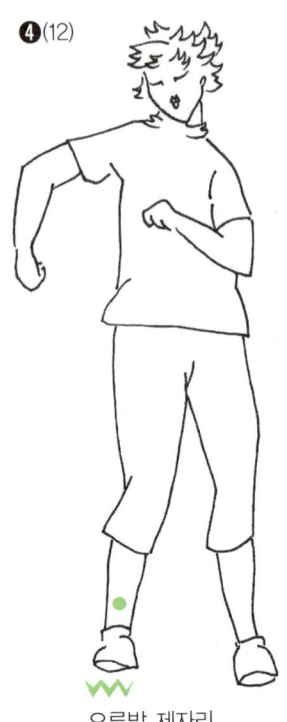
오른발 제자리

❺(13)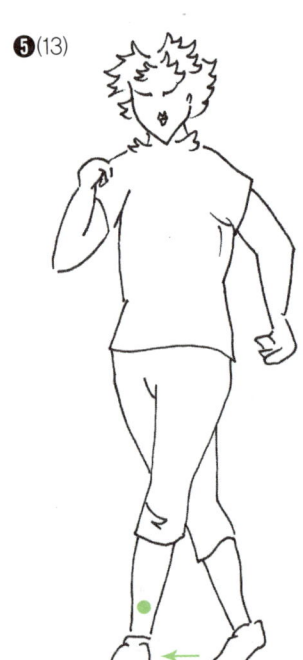
다시 왼발을
오른발 앞으로 크로스

❼(15)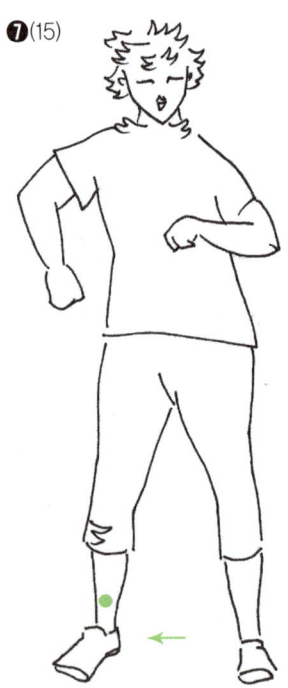
오른발을 오른쪽
옆으로 보내고 마무리

사실 온투의 쿠반 무브먼트는 카운트로 세는 것 보다 꽁가음을 흉내내는 의성어로 현지에선 더 많이 가르친다. 박자로 쪼개는 것이 &박자로도 정확하게 떨어지지가 않기 때문이다. 그래서 슬레이브 무브는 '빠까 뿌까 빠까 따! 빠까 뿌까 빠까 따!(꽁가 소리)'처럼 카운팅 하는 것이 더 효과적이다.

이 스텝을 하는 동안 상체는 그루브Groove를 주면서 손은 마치 새처럼 펄럭여 준다. 또한 다른 여러가지 스타일로도 가능하다.

❸ 쿠반 롤 Cuban Roll

쿠반 롤은 일반 댄스에서도 많이 쓰이는 동작으로 힙이나 립 케이지를 롤링하며 도는 동작으로 왼발을 고정해놓고 오른발을 카운트에 맞춰서 스텝하며 반시계방향으로 돈다.

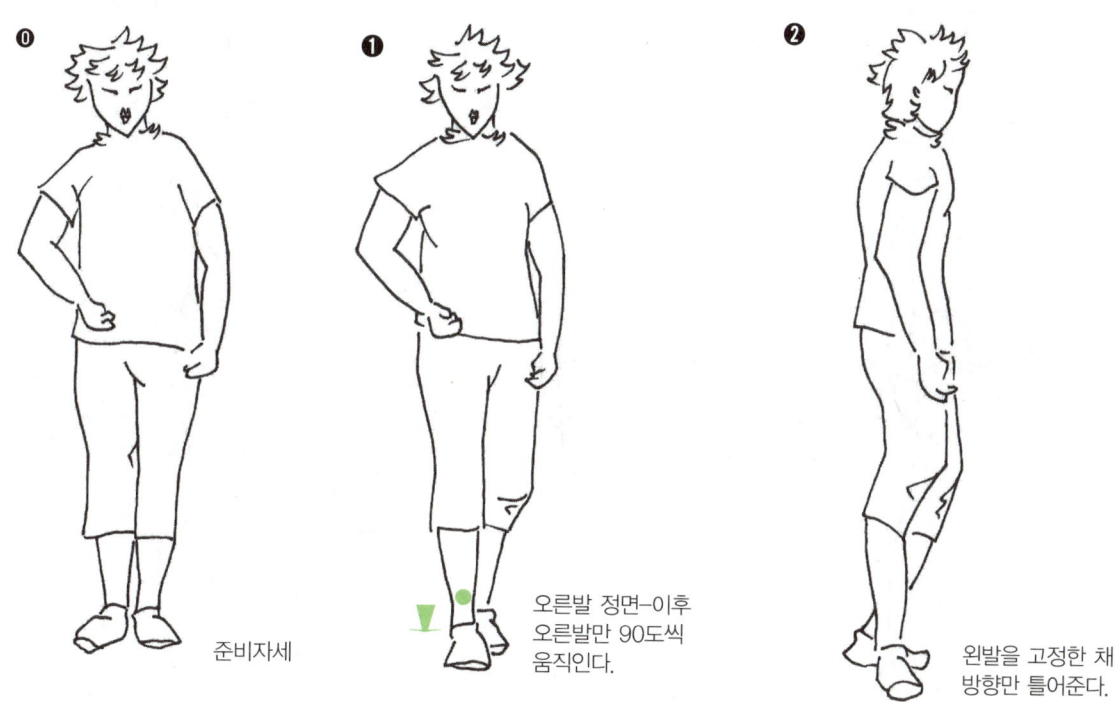

❶ 준비자세
❷ 오른발 정면-이후 오른발만 90도씩 움직인다.
❸ 왼발을 고정한 채 방향만 틀어준다.

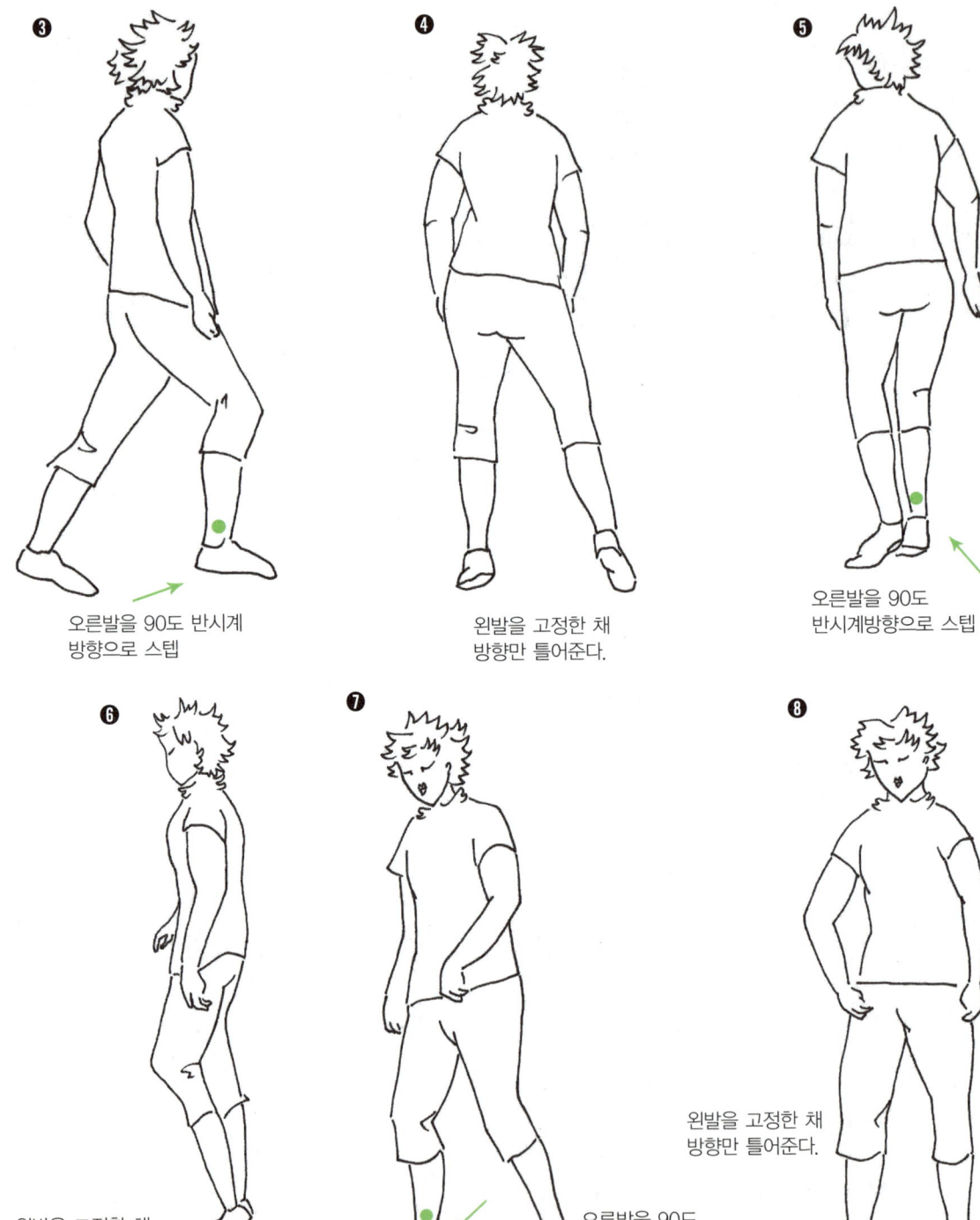

이때 골반이나 립케이지Rib Cage를 롤링Rolling하거나 쉐이킹Shaking을 하면서 돌 수도 있다. 박자를 2배로 늘여서 하기도 한다.

❹ **골룸비아**Columbia **& 드롭** Drop

골룸비아는 쿠반 룸바에서 남성의 독무를 뜻하는 것으로 여기서는 하체의 힘으로 내려갔다 올라갔다 하는 동작이다.

6박까지는 베이직 스텝과 같다.

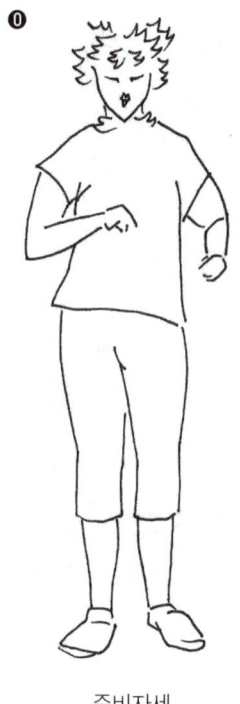

준비자세

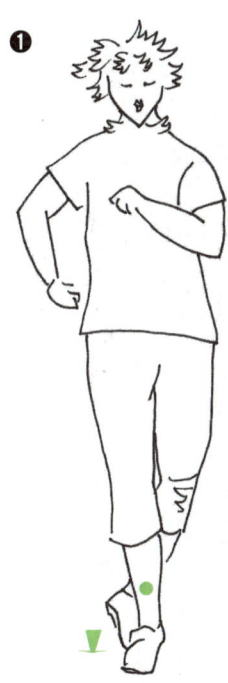

오른발 반걸음 앞

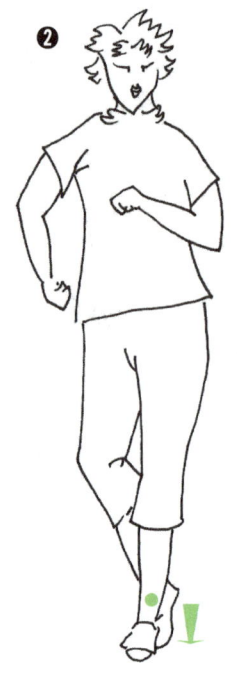
왼발 한걸음 앞

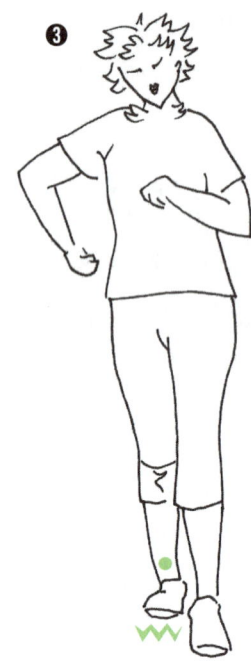
오른발 제자리

살짝 우측으로 돈다.

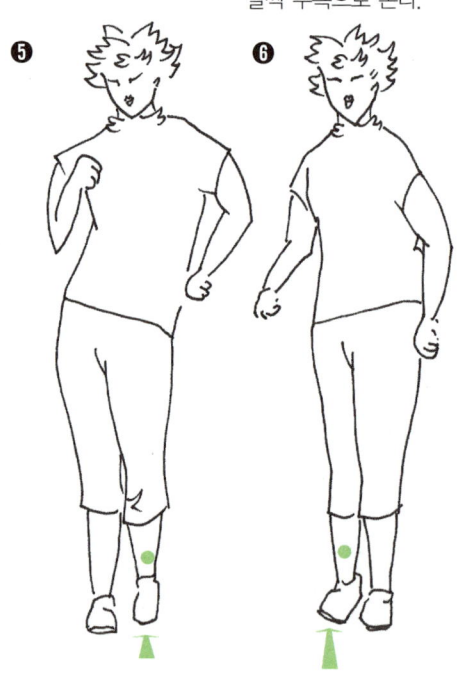
왼발 반걸음 뒤   오른발 한걸음 뒤

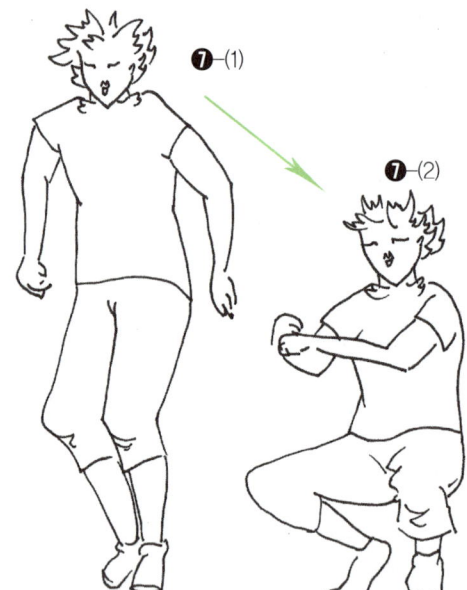
크게 드롭을 해준다. 드롭은 마치 뒤에서 누가 무릎의 뒤를
탁 쳐서 다리에 힘이 풀리는 듯한 느낌으로 하면 된다.

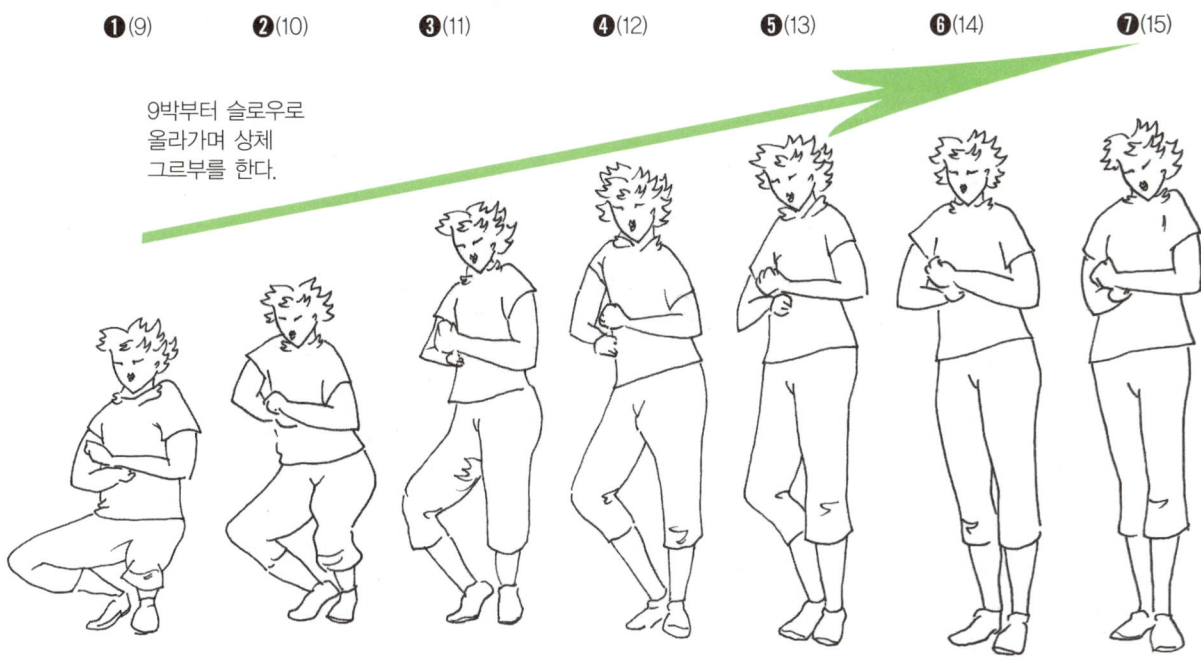

9박부터 슬로우로 올라가며 상체 그루브를 한다.

드롭 후에는 슬로우로 올라간다. 이때 남성은 팔을 펼치는 동작을 많이 하며, 여성은 다리를 모으고 손을 섹시하게 들거나 머리를 쓸어내리는 동작 등을 한다(DVD 참조).

지금까지 배운 스텝을 음악에 맞추어 그저 느낌있게 연결만 해도 훌륭한 샤인 공연이 된다.

> **TIP**
> 이때 상체 그루브는 다음과 같이 많이 한다.
> 무릎을 꿇고 앉아서 상체를 8자로 그려본다.
> 상체 서클도 해본다. 잘 되면 하체와 같이 하면 된다.

> **TIP**
> **멋진 샤인을 위해~**
> 1. 박자에 대한 이해를 먼저하고 박자에 맞춰서 스텝만 똑같이 해도 멋진 느낌이 난다.
> 2. 먼저 동작을 머리로 이해하고 외워야 하며 이후 숱한 연습을 통해 몸에 익혀야 프리 댄스를 할 때 자연스럽게 동작이 나올 수 있다. 순서는 상관없으므로 다양하게 조합하여 컴비네이션을 만드는 것은 여러분의 몫이다.
> 3. 상체 그루브를 연습할때는 하체를 고정시킬 수 있도록 책상이나 바닥에 앉아서 상체를 움직여 본다.

PART 04

Salsa

특집 : 베이직 클리닉

이번 파트는 뭔가 병이 난 듯한 베이직 스텝을 제대로 치료해 보자는 의미로 베이직 클리닉이라 이름을 붙여보았다.
베이직 스텝은 살사에서 아무리 강조해도 지나치지 않다. 하지만 초급 때 베이직을 쉽게 여겨 대충 익힌 뒤, 여러 복잡한 패턴을 더 열심히 배워보지만 결국은 무엇인가 아쉬움을 느끼고, 결국 다시 베이직부터 시작하는 분들이 많다.
다음 내용은 박자만 다를 뿐 온원과 온투에서 공통적인 내용이다.

01 가장 이상적인 베이직 포지션(Basic Position)
SALSA

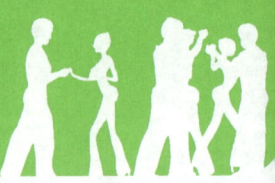

❶ 옆면

옆면으로 보았을 때 'W'라인이 나오게 한다.

똑바로 서있는 상태(기본자세)에서 왼쪽 립 케이지와 무릎이 앞으로 나와 'W'라인을 만들고 골반을 틀어 무릎과 같은 방향으로 향하게 한다.(온투는 여성 2박, 온원은 남성 1박 때의 자세이다)

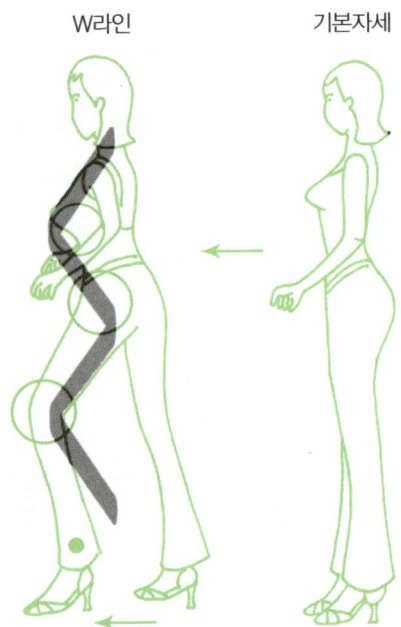

왼쪽 립 케이지와 무릎이 앞으로 나와 'W' 라인을 만들고 골반을 틀어 무릎과 같은 방향으로 향하게 한다.

❷ **정면, 후면**

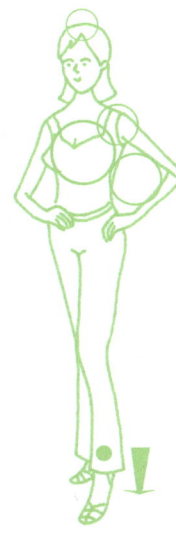

머리 : 천장에 닿듯 꼿꼿이 세운다.
어깨 : 정면을 향한다.
가슴 : 활짝 편다.

왼쪽 팔꿈치 : 홀이 생긴다.
오른 팔꿈치 : 몸쪽으로 살짝 붙는다.

1) 머리

머리끝(정수리)을 천장에 닿는 느낌으로 꼿꼿이 세운다.

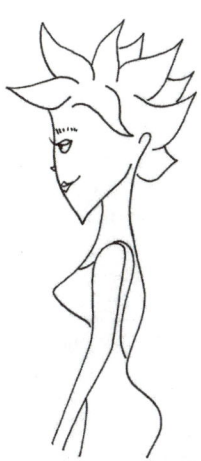

올바른 머리 자세

틀린 자세

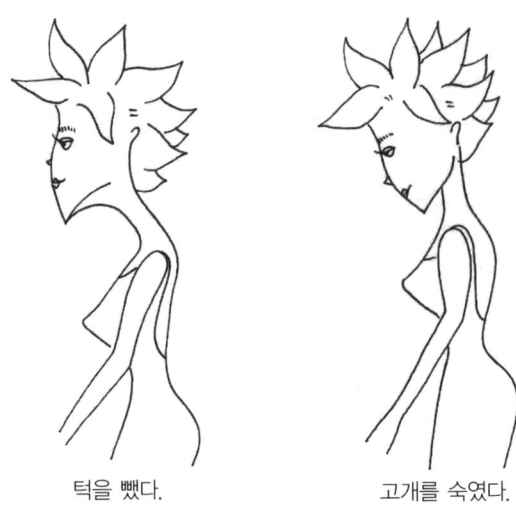

턱을 뺐다.   고개를 숙였다.

2) 어깨
정면으로 향한다.

틀린 자세

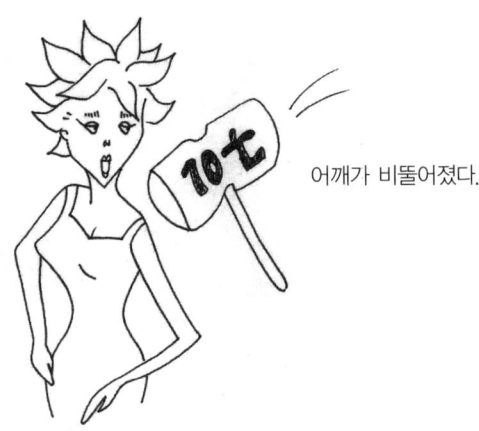

어깨가 비뚤어졌다.

3) 가슴
활짝 편다.

4) 팔
왼쪽 팔꿈치 쪽의 홀이 생기고 오른쪽 팔꿈치는 몸 쪽으로 살짝 붙게 한다. 그러나 사실은 팔꿈치를 움직여 모양을 만드는 것이 아니다. 팔꿈치는 제자리를 유지한 상태에서 무릎과 골반, 립 케이지가 움직이기 때문에 팔꿈치가 움직여 보이는 것이다.

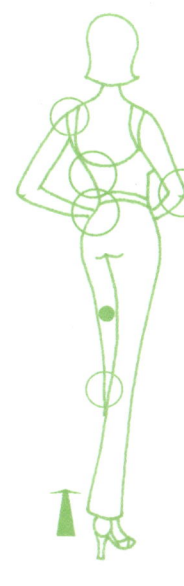

몸을 좌, 우로 나누었을 때 한쪽 편의(여기서는 왼쪽편) 무릎, 골반, 립 케이지, 어깨가 다같이 한 방향(여기서는 왼쪽방향)으로 움직인다.

팔꿈치가 움직이는 것이 아니라 팔꿈치는 제자리를 유지한 상태에서는 무릎과 골반, 립 케이지가 움직이기 때문에 팔꿈치가 움직여 보이는 것이다.

즉, 몸이 트위스트가 됨으로써 몸통과 팔꿈치 사이의 홀이 생기는 것이다. 그러므로 팔의 너무 많은 움직임은 자제하는 것이 좋다.

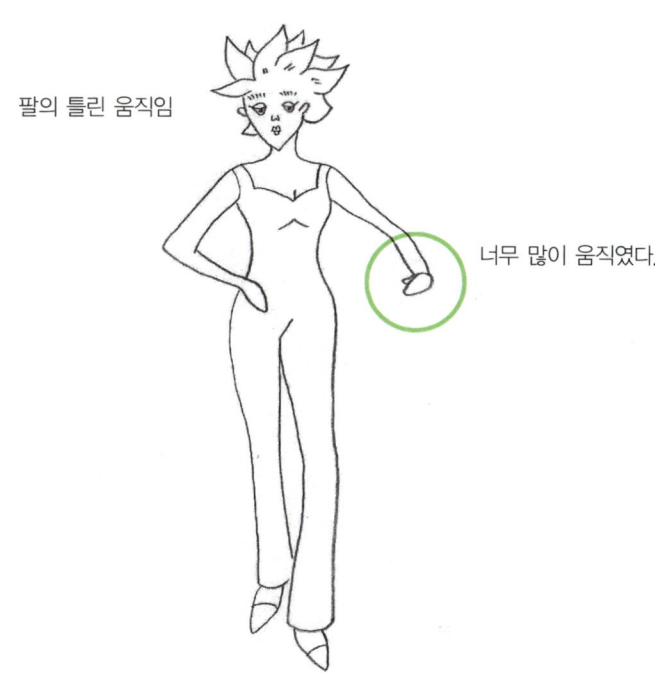

팔의 틀린 움직임

너무 많이 움직였다.

결론적으로 우리의 몸을 반으로 나누어 오른쪽, 왼쪽으로 나누었을 때 한쪽 편의(여기서는 왼쪽편) 무릎, 골반, 립 케이지, 어깨가 다같이 한 방향(여기서는 왼쪽방향)으로 움직이는 것을 볼 수 있다.

02 몸의 중심축(=중심선)과 원리
SALSA

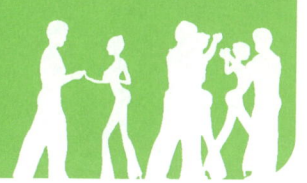

그러면 우리 몸의 중심을 어떻게 나누는지 몸의 원리이론을 통해 배워보자. 집중해서 베이직을 밟는 사람들을 보면 목이 앞으로 나가거나 엉덩이를 뒤로 쭉—빼고 하는 사람들을 볼 수 있다. 혹은 등을 구부정하게 구부리고 추기도 한다.

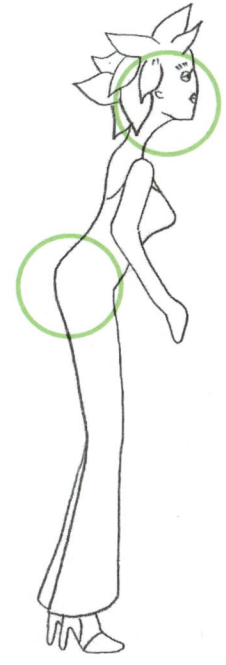

어떤가?
자연스럽고 아름다운 라인인가?

몸은 정면, 옆면, 위아래의 3면으로 나눌수 있다.

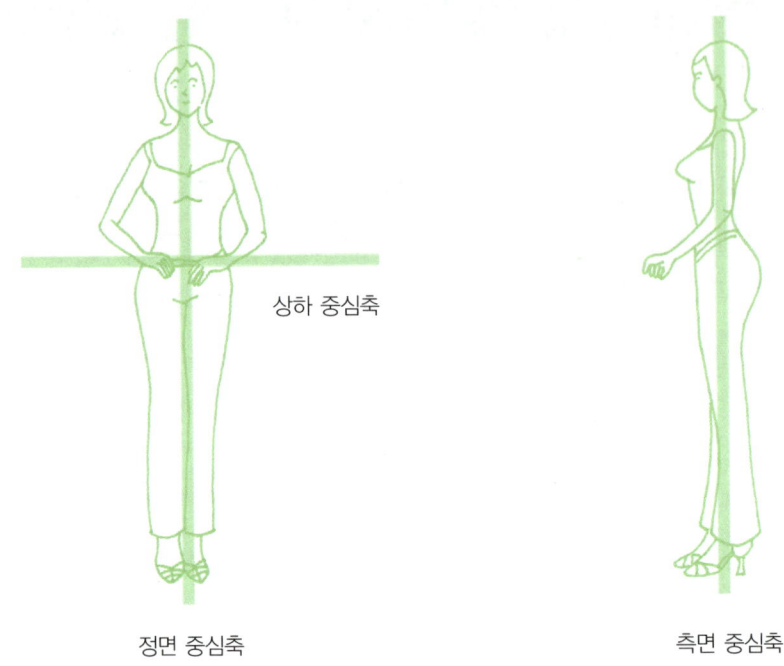

몸을 나누는 이 3면의 중심선은 몸을 가장 자연스럽고 아름답게 만들기 위한 몸의 중심이 되는 축이다. 이 3가지 면의 중심축을 지키면서 베이직을 할 경우에 올바른 베이직 스텝을 밟을 수 있다.

❶ 정면 중심축

두다리를 모은 상태에서 발뒤꿈치부터 배꼽선을 지나 머리 정수리까지를 정면 중심축이라 한다. 이 축을 지키며 제대로 베이직을 밟으면 무릎을 스치는 듯한 느낌으로 일직선으로 스텝을 밟게 된다.

❷ 측면 중심축

옆면에서 보았을 땐 중심축과 몸이 일직선으로 서게 된다. 259쪽의 그림처럼 고개가 앞으로 나오거나 엉덩이가 빠지지 않게 주의한다.

❸ 상하 중심축

'상하 중심축'은 '정면 중심축'을 중심으로 트위스트한다. 트위스트 할때는 항상 이 두 중심축을 생각해야 한다. 이 2 중심축은 턴을 돌 때 아주 중요한 역할을 하기 때문이다. 예를 들어 피벗 턴을 할 때 중심축을 기점으로 몸통이 트위스트 된다.

〈올바른 트위스트〉

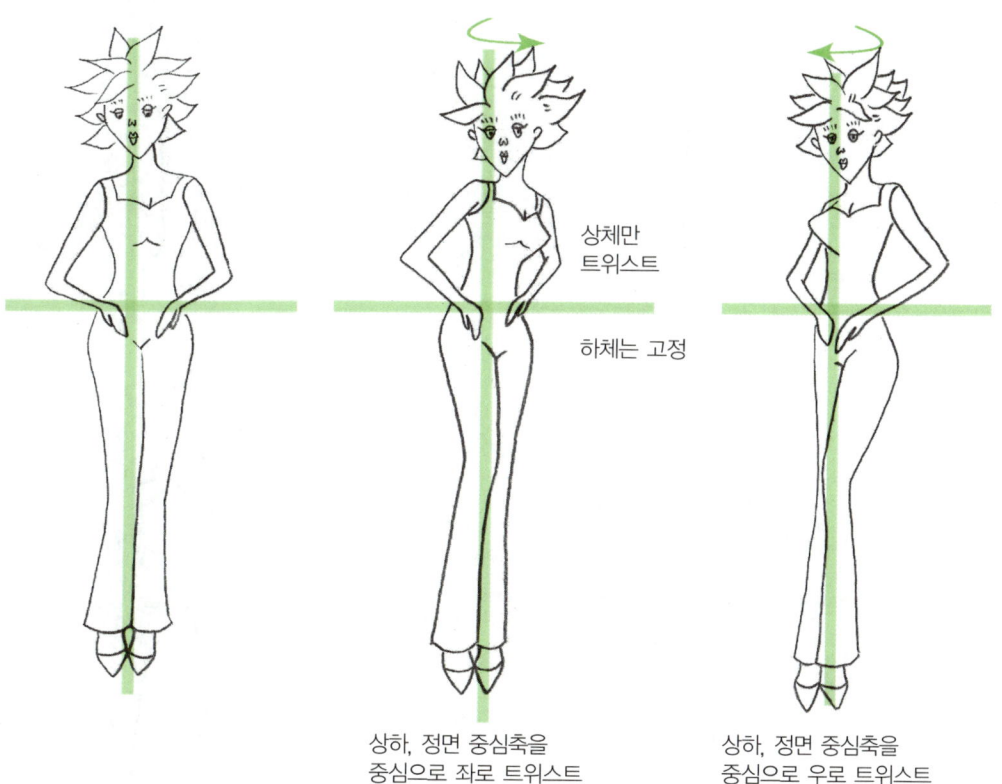

상체만 트위스트
하체는 고정

상하, 정면 중심축을
중심으로 좌로 트위스트

상하, 정면 중심축을
중심으로 우로 트위스트

몸을 비틀어 트는 것이 아니다.

<잘못된 트위스트> 몸을 비틀어 튼다.

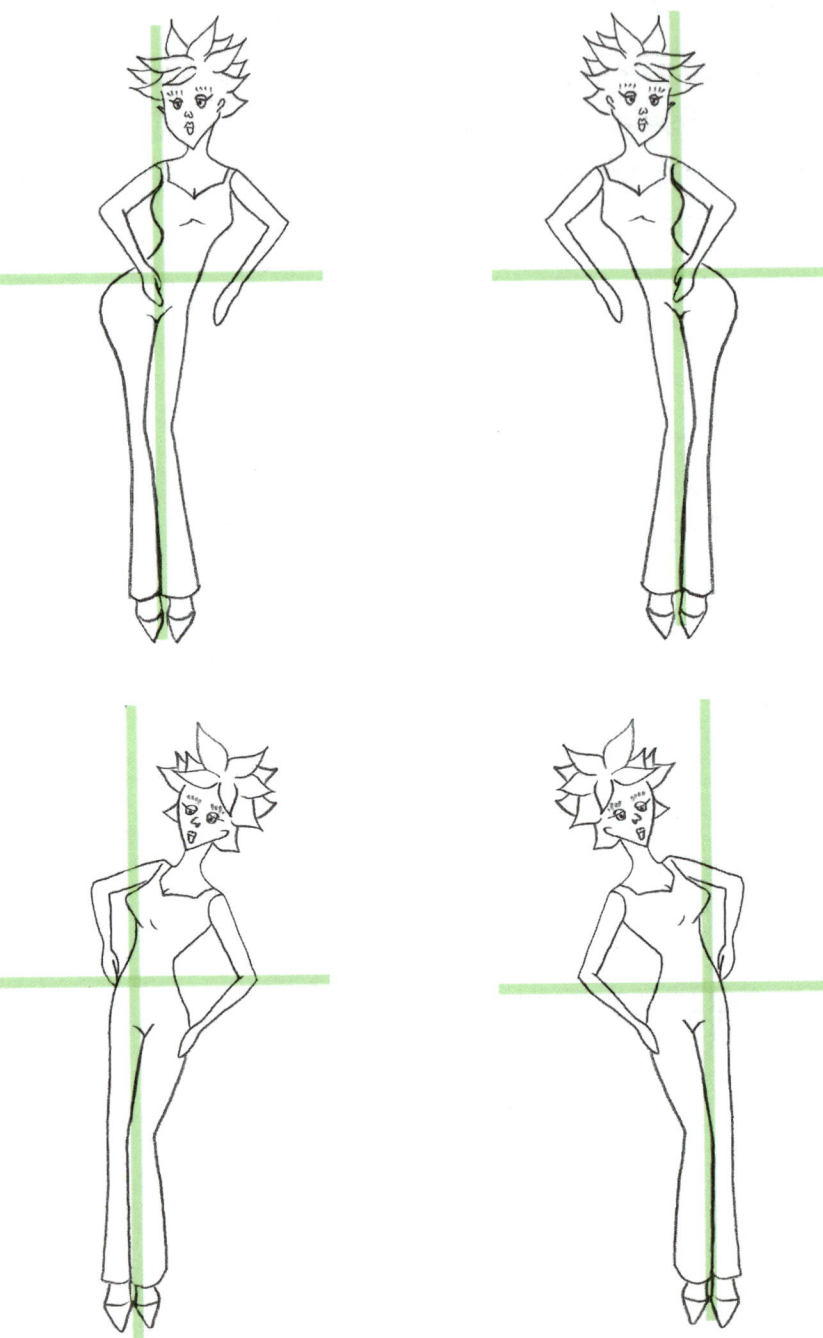

트위스트는 몸통을 비트는 것이 아닌 배꼽 위 5센티미터 정도 위(척추11번 정도의 위치)에서 트위스트가 일어난다. 상체는 그렇게 트위스트를 시키고 하체는 고정된 상태로 중심Center을 유지한다. 이것이 위-아래의 중심축이다. 이 중심축은 턴을 돌 때에도 아주 중요한 역할을 한다.

03 베이직의 움직임
SALSA

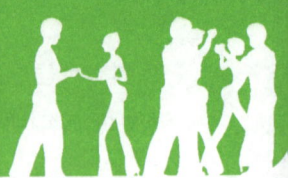

카운트	스텝	구부리는 무릎	무게중심	골반	립 케이지	팔의 홀	어깨
0준비							
1	오른발	오른무릎	오	오른쪽 앞, 아래	오	오	오
2	왼발	왼무릎	왼	왼쪽 앞, 아래	왼	왼	왼
3	오른발	오른무릎	오	오른쪽 앞, 아래	오	오	오
4							
5	왼발	왼무릎	왼	왼쪽 앞, 아래	왼	왼	왼
6	오른발	오른무릎	오	오른쪽 앞, 아래	오	오	오
7	왼발	왼무릎	왼	왼쪽 앞, 아래	왼	왼	왼
8							

* 온투 카운트로 설명하였다 (온원은 오른쪽, 왼쪽이 바뀔 뿐 내용은 같다).

* 오 : 오른쪽, 왼 : 왼쪽

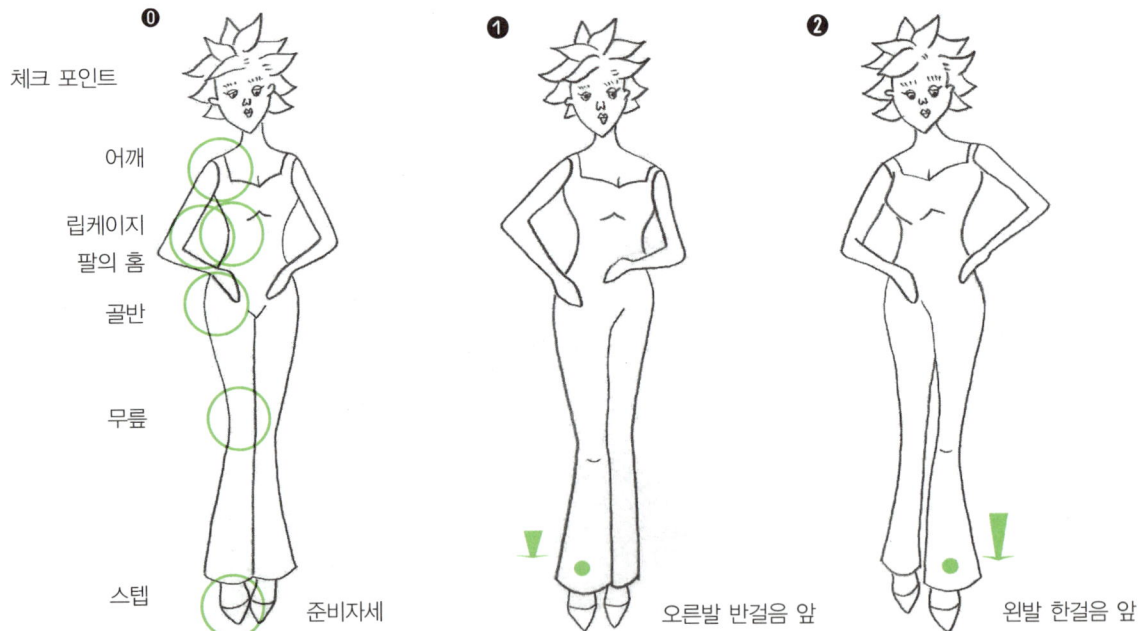

온투 베이직(정면)

* 후면 : 59쪽, 포워드 앤 백워드 베이직 편의 그림 참조

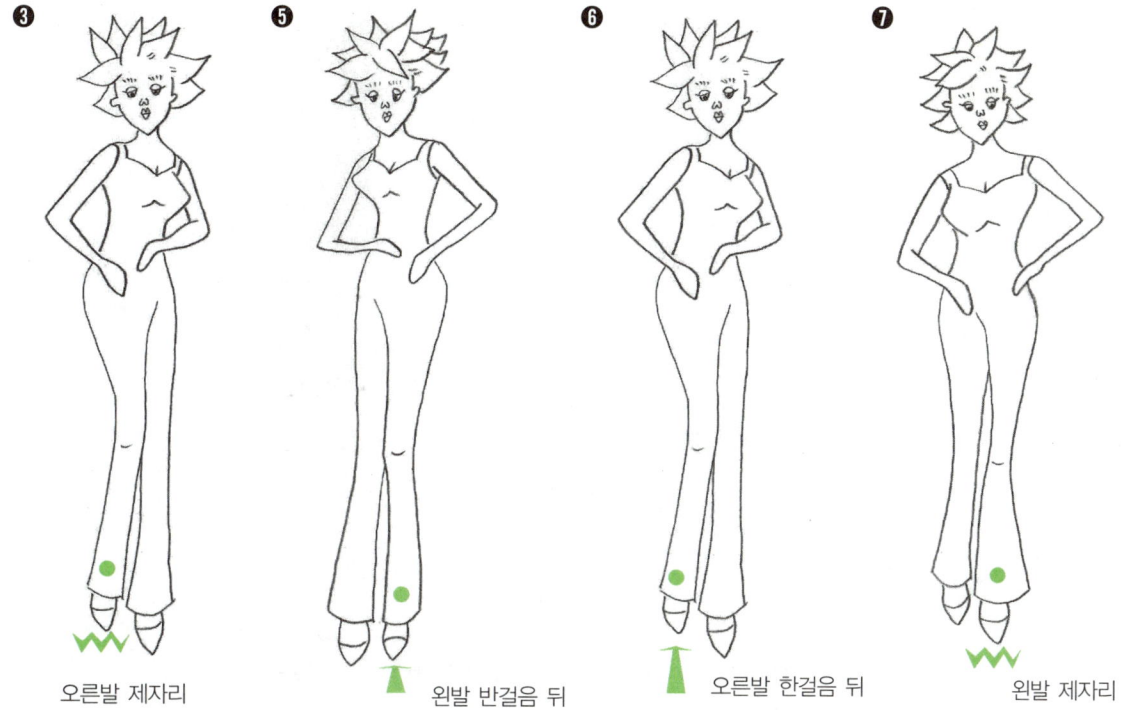

| ❸ 오른발 제자리 | ❺ 왼발 반걸음 뒤 | ❻ 오른발 한걸음 뒤 | ❼ 왼발 제자리 |

❶ 스텝 Step

베이직에 있어서 가장 중요한 것은 '박자에 맞춰 스텝을 밟는 것'이다. 한 박자에 한 스텝을 밟는 것을 기본 원칙으로 한다. 스텝만 생각하면 쉬워 보이지만 파트너와 홀딩을 하거나 음악에 맞추어 춤을 추다보면 베이직 스텝을 곧잘 잊어버리게 된다. 그러므로 박자에 맞는 스텝을 밟는 것이 베이직의 가장 기본 요소이다.

> **TIP**
> 처음에 베이직 스텝을 연습할 때는 발바닥 전체(플랫)를 이용하지만 점차 스텝이 익숙해지면 무게 중심을 발의 앞쪽으로 옮겨서 제자리 스텝을 밟는 연습을 한다. 즉, 볼(Ball)로 스텝을 한 뒤(뒤꿈치를 띄운 상태), 이어서 발바닥 전체(플랫)가 바닥에 닿게 된다(38쪽, '족형도의 기본' 참조). 그러면 박자를 좀 더 여유롭게 쓸 수 있다.

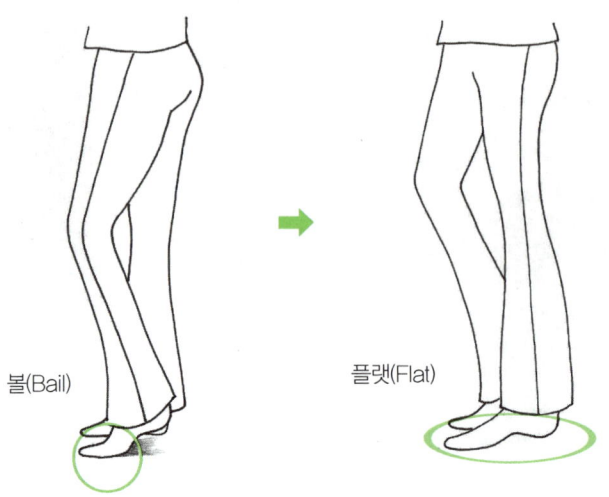

볼(Bail)   플랫(Flat)

❷ 무릎

무릎은 기본적으로 움직이는 스텝의 무릎을 구부린다.

무릎을 구부리면서 박자에 맞춰 스텝을 밟지 않으면 박자가 점차 빠르게 되어 나중에는 박자를 잃어버리기 쉽다. 무릎을 구부릴 때 가장 주의할 점은 무릎을 위로 구부려선 안된다는 점이다.

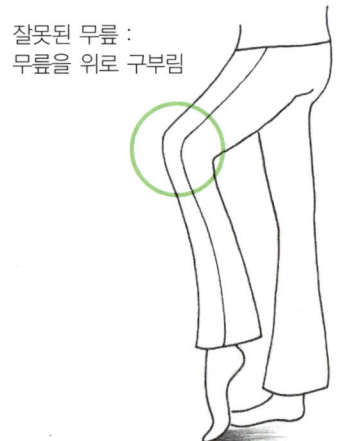

잘못된 무릎 :
무릎을 위로 구부림

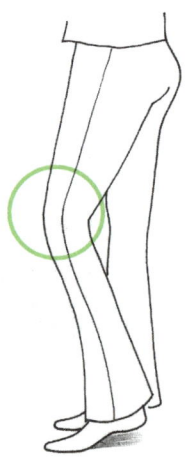

올바른 무릎 :
스텝을 밟는 발에
무게중심을 실으면서
무릎을 구부림

스텝을 밟는 발에 무게중심을 실으면서 무릎을 구부려야 한다. 이때도 무게중심을 볼에 실어야 한다.

> **TIP**
> 1) 가장 쉬운 베이직 연습으로 두 다리를 모은 상태에서 뒤꿈치를 바닥에 붙인채, 제자리에서 오른 발부터 박자에 맞추어 무릎을 구부리는 연습을 한다.
>
> 뒤꿈치를 바닥에 붙이고 무릎만 구부리는 연습부터 한다.
>
>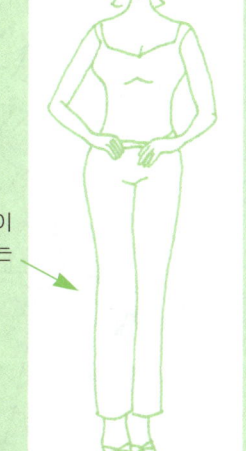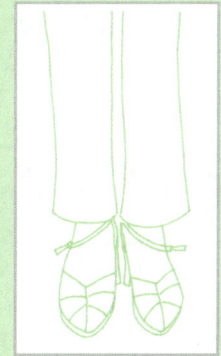
>
> 2) 잘 된다면 뒤꿈치를 바닥에서 떼고 제자리걸음으로 볼에 무게중심을 실으면서 박자에 맞추어 무릎을 구부리며 스텝을 밟는 연습을 한다.
> 3) 스텝과 무릎이 박자와 잘 맞고 불편함이 없다면 베이직 스텝으로 연습을 한다.

> **TIP**
> 걸으면서도 연습해보자. 온투는 오른발부터, 온원은 왼발부터 시작한다.
> 처음에는 2박자에 한번씩 걷고, 이어서 한박자에 한번씩 걷고, 잘 되면 이제는 살사박자(1, 2, 3, 5, 6, 7)에 맞추어 걷는다. 다 잘되면 드디어 베이직을 해본다.(기본 베이직, 백워드 베이직, 포워드 베이직, 사이드 베이직 등)
>
> 1) 제자리 걷기 : 자세에 신경쓰며 제자리에서 걷는다.
> 2) 앞으로 걷기(forward) : 자세에 신경쓰며 앞으로 계속 걸어간다.
> 3) 뒤로 걷기(Backward) : 자세에 신경쓰며 뒤로 계속 걸어간다.
> 4) 옆으로 걷기(side walk) : 자세에 신경쓰며 옆으로 계속 걸어간다.

❸ 골반-화살표 보완

골반의 움직임은 앞의 중심선의 트위스트 부분에서 다루었듯이 골반을 '옆'으로 움직이면 안된다. 가장 중요한 포인트는 '앞' '뒤'로 움직인다는 것이다. 시계방향으로 설명을 하자면 12시(앞)와 6시(뒤) 방향으로 골반을 움직여야한다.

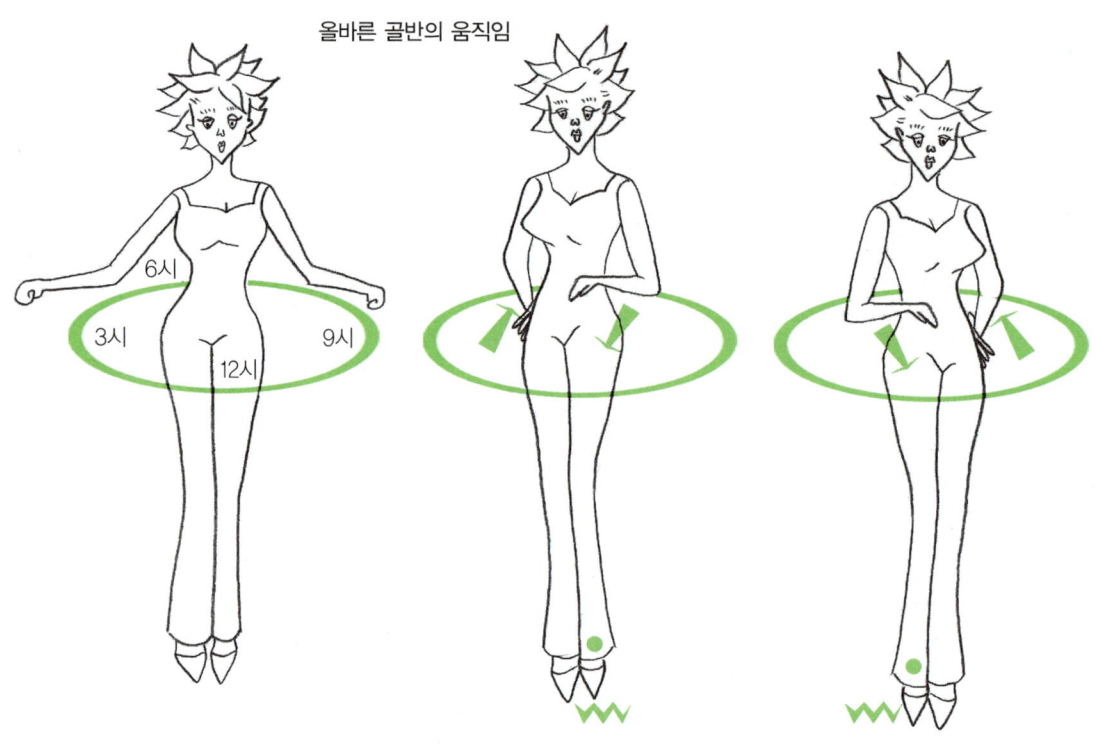

올바른 골반의 움직임

그러나 흔히들 9시와 3시(옆) 방향으로 움직이게 된다.

잘못된 골반의 움직임

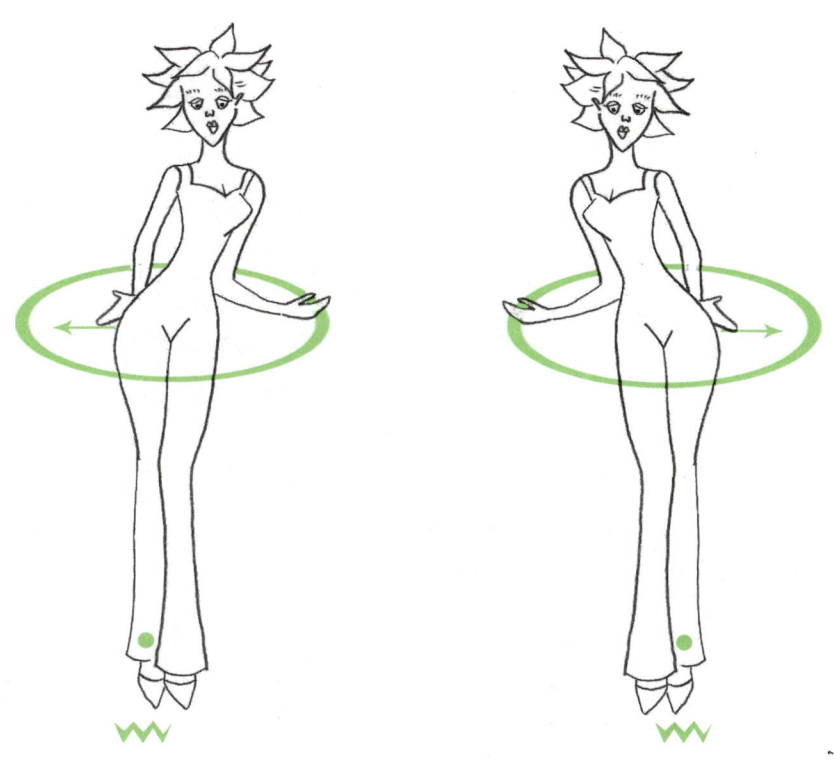

그래서 몸통을 더 많이 트위스트 시켜서 몸을 더 많이 사용하려고 노력해야 한다. 그러면 허리살도 빠지게 되어 다이어트 효과도 있게 된다~

왼쪽 무릎이 구부려질때 골반의 왼쪽은 앞(12시 방향)으로 움직이며, 무릎과 같은 방향으로 골반도 내려가게 되며, 오른쪽 골반은 뒤(6시 방향)로 보내게 된다. 골반을 12시, 6시 방향으로 보내기 위해선 몸통을 더 많이 트위스트 시켜야 한다.

이렇게 몸통을 트위스트 시킴으로써 립 케이지를 사용하게 된다.

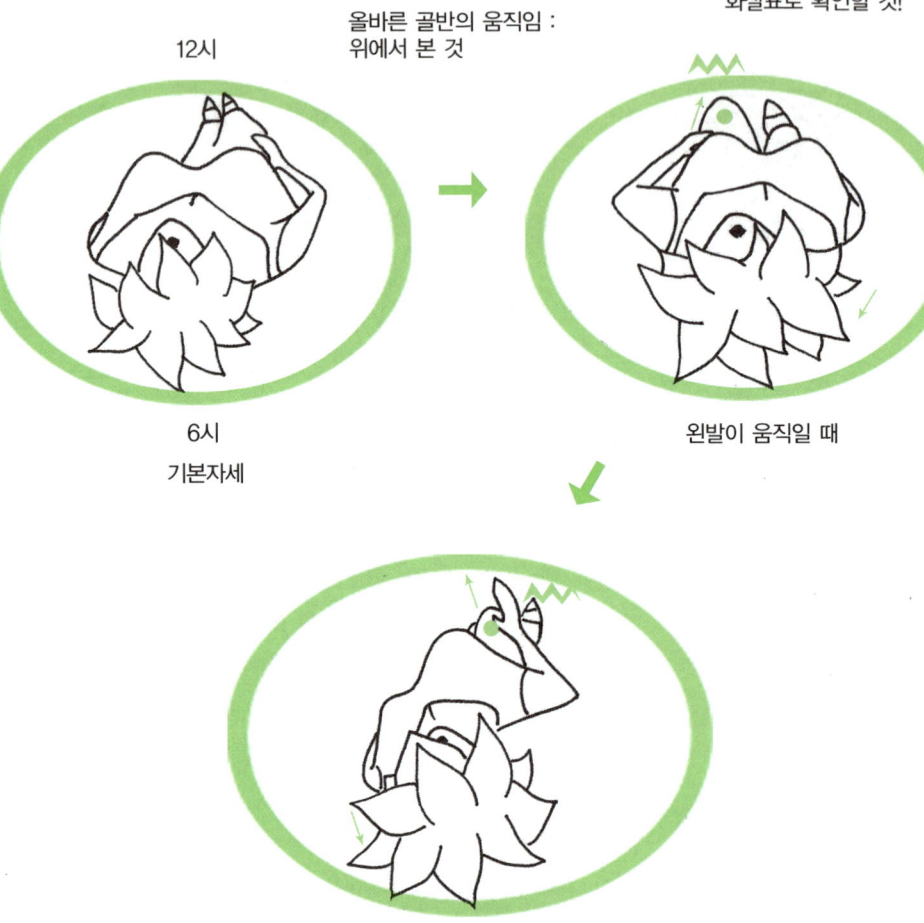

❹ 립 케이지 Rib Cage

골반연습을 하면서 골반을 12시와 6시 방향으로 움직이기 위해선 몸통을 얼마나 트위스트 시켜야 하는지 알 수 있었을 것이다. 립 케이지 부분에선 우리 몸통을 2등분으로 나눈다고 생각해야 한다. 스텝하는 발의 같은 쪽 립 케이지를 앞으로 푸시하는 느낌으로 내밀고 몸통을 반으로 나누어 박자에 맞추어 몸통을 트위스트 시켜야 한다.

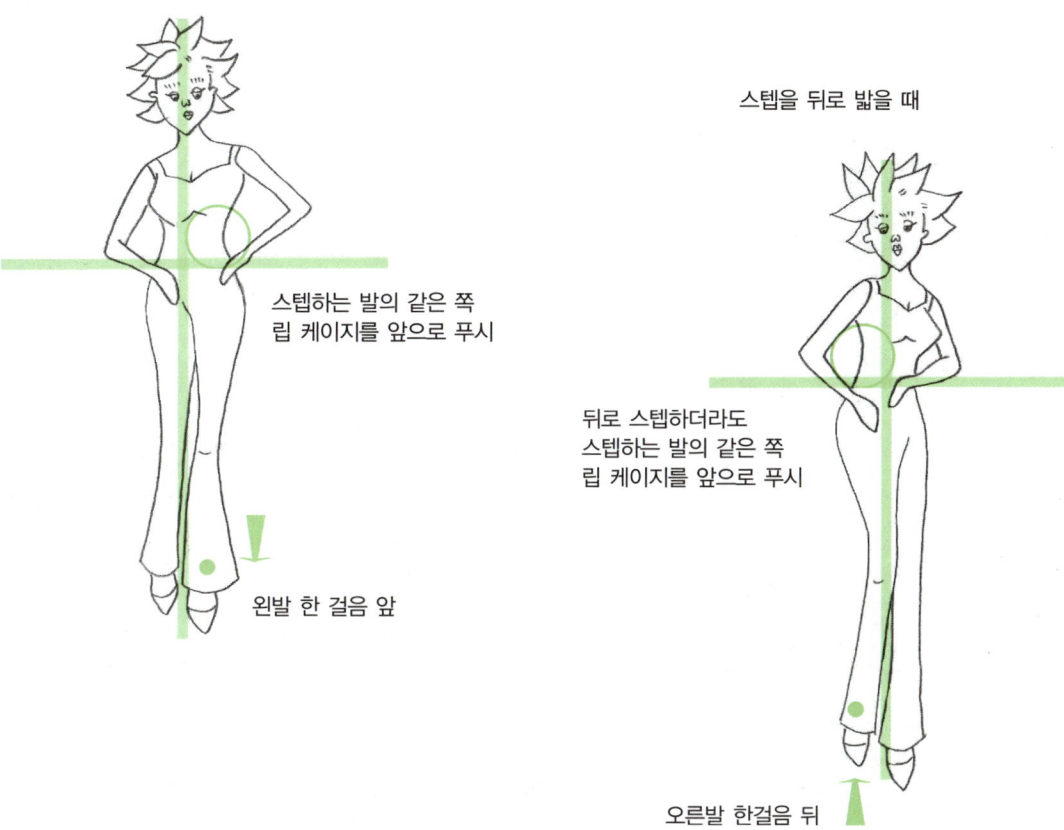

명치를 중심으로 립 케이지를 반(오른쪽, 왼쪽)으로 나누어 왼쪽과 오른쪽을 따로 따로 움직이는 아이솔레이션isolation 트레이닝을 해야 한다. 그러면 어느 순간 내 몸은 반으로 나누어져 왼쪽 무릎이 구부려질때 왼쪽 립 케이지는 앞으로 푸시를 하게되고 오른쪽은 트위스트 될것이다.

립 케이지 부분에서 가장 어려운 부분은 스텝을 뒤로 밟을 때이다. 스텝을 앞으로 밟으며 립 케이지를 앞으로 푸시하는 것은 쉽게 되나, 스텝을 뒤로 밟을 때는 자칫 립 케이지도 뒤로 푸시되기 쉽다. 스텝이 뒤로 갈때도 립케이지를 앞으로 푸시해야 한다. 그러기 위해선 무게중심을 정확히 옮길 수 있어야 한다.

> **TIP**
> 제자리에서 연습을 한 뒤, 잘 되면 똑같은 느낌으로 베이직을 한다. 즉, 제자리에서 1박에 오른쪽 립 케이지 푸시하면서 오른 무릎 구부리기, 2박에 왼쪽 립 케이지 푸시하면서 왼무릎 구부리기를 연습한 후 베이직을 하면 훨씬 더 쉽게 된다.

❺ 팔

몸통과 팔꿈치 사이의 간격을 '홀'이라고 표현하자.

온투 베이직과 팔의 움직임

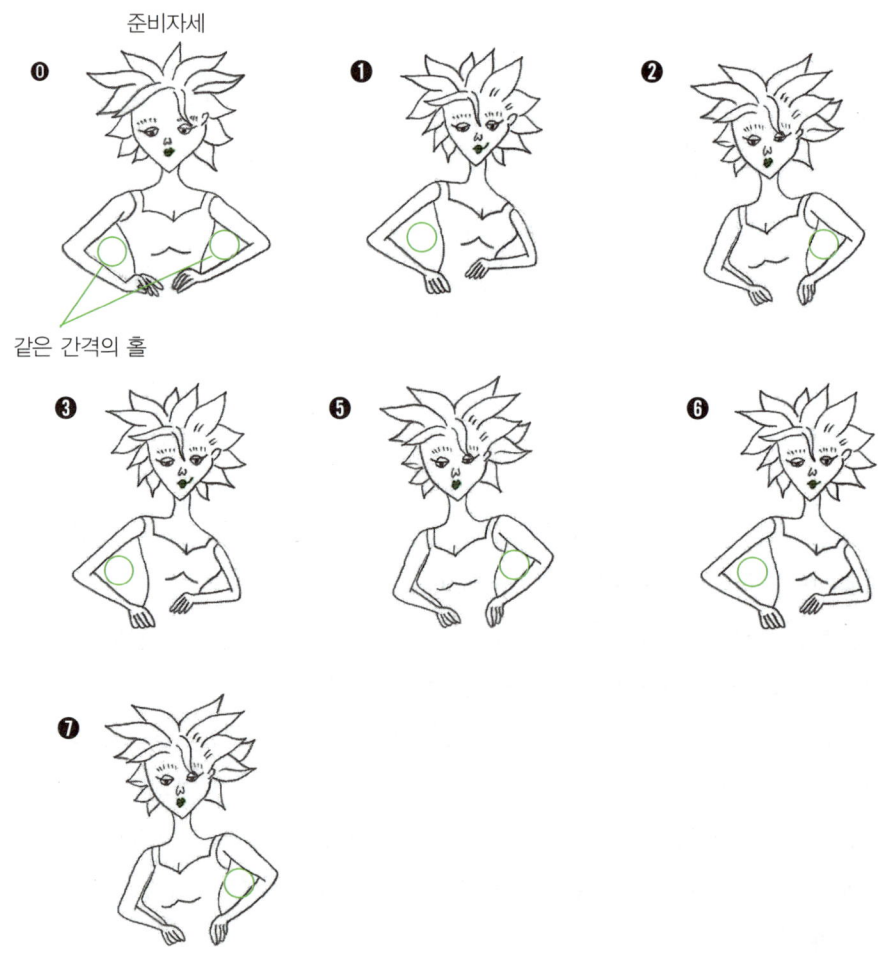

팔꿈치 또한 무릎과 립 케이지와 마찬가지로 구부려지고 푸시되는 방향쪽으로 홀이 생긴다. 준비자세 때(0박) 정면에서 보면 양쪽이 같은 간격의 홀을 만들고 있다.

1박에 오른무릎이 구부려지면서 오른쪽 립 케이지가 푸시된다. 그때 오른쪽 팔이 앞으로 나가게 되고 오른쪽에 홀이 생기게 된다. 몸통이 트위스트가 되기 때문에 자연스럽게 왼쪽 팔은 좌측허리쪽으로 살짝 붙어있게 된다.

가장 어려운 부분이 6박인데(온원 남성의 5박에 해당) 자칫 골반을 뒤로 빼고 트위스트하기 쉽다. 이때에 구부리는 오른무릎쪽의 골반을 내리고 립 케이지를 앞으로 푸시한다.

다시 강조하지만 구부려지는 쪽(오른발)의 립 케이지(오른쪽)가 '앞으로 푸시'된다는 것이다. 그러므로 6 카운트에 오른쪽 립 케이지가 앞으로 푸시됨으로써 오른쪽 팔꿈치의 홀이 생기게 된다. 이때 어깨가 따라가지 않도록 주의해야 한다. 클리닉 연습을 할때엔 어깨는 정면을 향하게 한다.

❻ 어깨

스텝하는 같은 쪽의 어깨를 앞으로 푸시Push한다. 반면, 푸시하는 반대쪽의 어깨는 뒤로 롤Roll을 한다(엄밀하게는 어떤 카운트에서 다음 카운트로 무게중심이 옮겨질 때에 어깨를 뒤로 롤Roll을 하는 것이다). 여기서는 2박때 왼쪽어깨가 앞으로 푸시를 하므로, 오른쪽 어깨가 뒤로 롤을 하고 있다.

어깨가 정면을 향한다고 하여 너무 경직되지 않도록 주의한다.

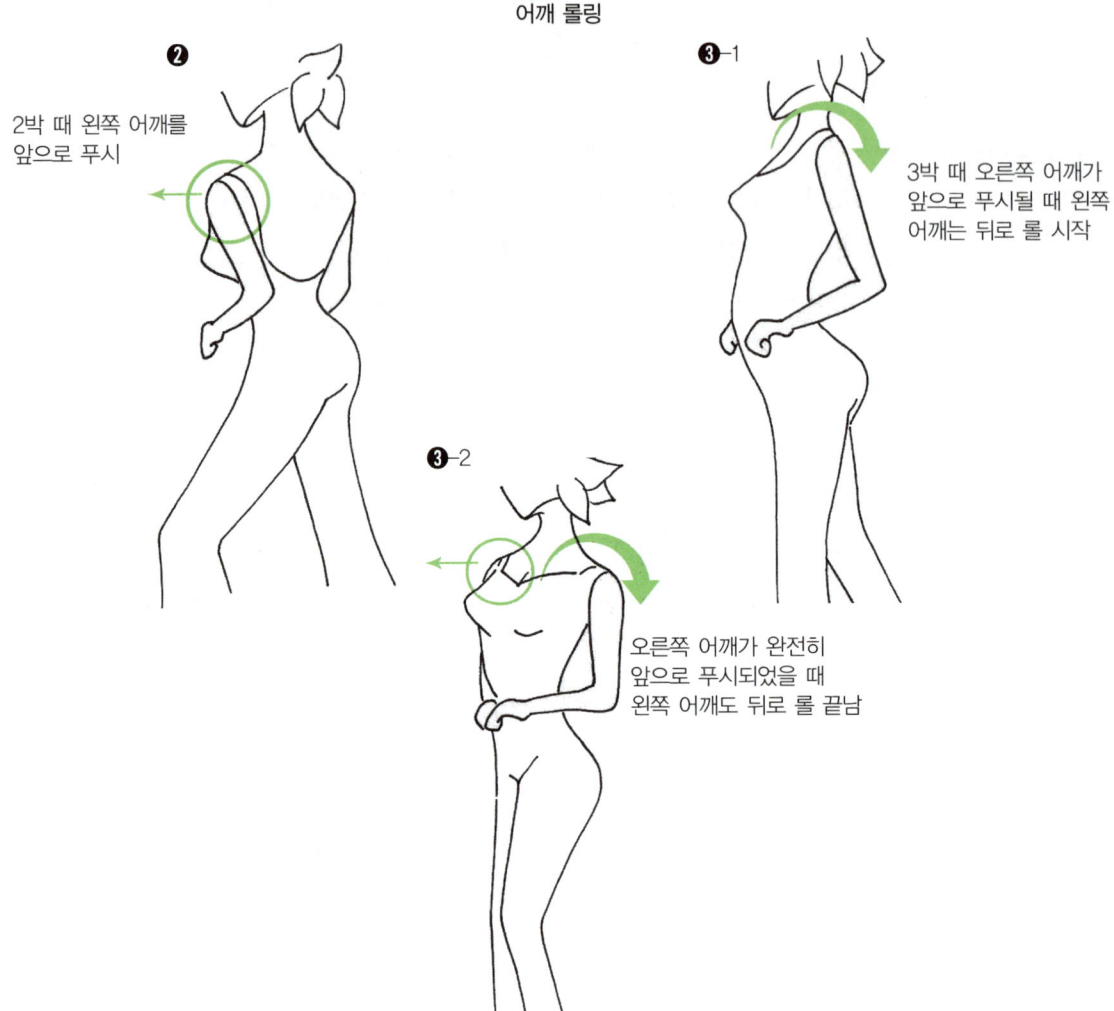

04 완성된 베이직을 이용한 움직임-턴

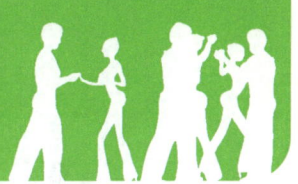

턴에 있어서 가장 중요한 것은 위-아래의 중심선이다. 하체의 중심을 유지하고 중심선으로부터 상체를 트위스트시킨 것이다. 이 이론을 이해하기 위한 가장 쉬운 연습은 거울을 바라보고 제자리 스텝을 밟으며 스팟Spot 지점을 찾는 연습이다. 시선을 한 곳을 바라보고 스텝은 돌아가고 시선을 고정시키기 위해서 몸통을 트위스트시켜야 한다. 트위스트가 많이 될수록 더 오랫동안 시선을 고정시킬 수 있기 때문이다. 이 연습은 '헤드 턴'의 연습이기도 하다.

> **TIP**
> **연습의 팁**
> 1. 8카운트(360도 회전하는 동안 발을 8번 구름)에 한번 회전하는 것부터 연습한다.
> 2. 잘 되면 4카운트(360도 회전하는 동안 발을 4번 구름)에 한번 회전하는 것으로 연습한다.
> 3. 잘 되면 2카운트(360도 회전하는 동안 발을 2번 구름)에 한번 회전하는 것으로 연습한다.

트위스트 연습

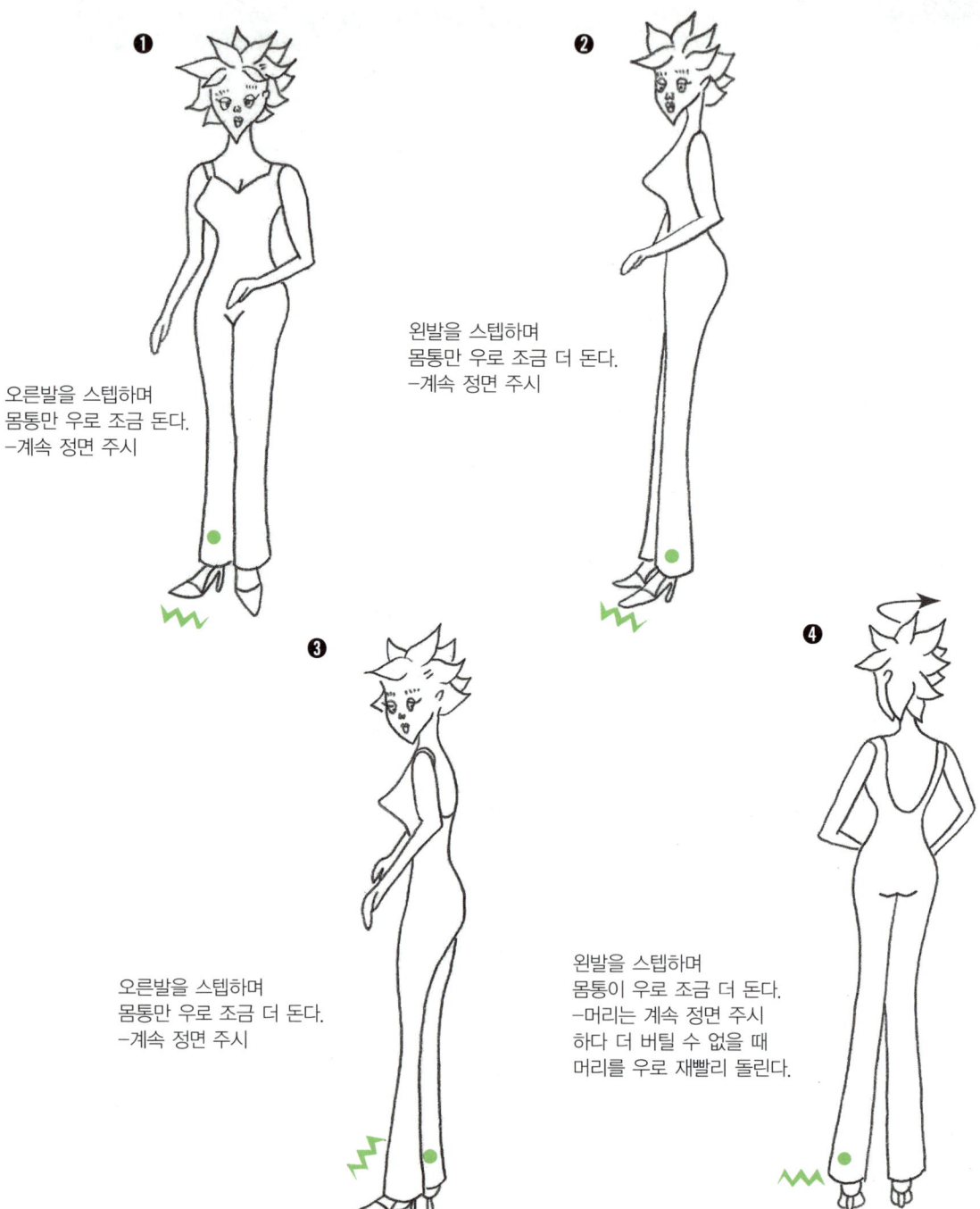

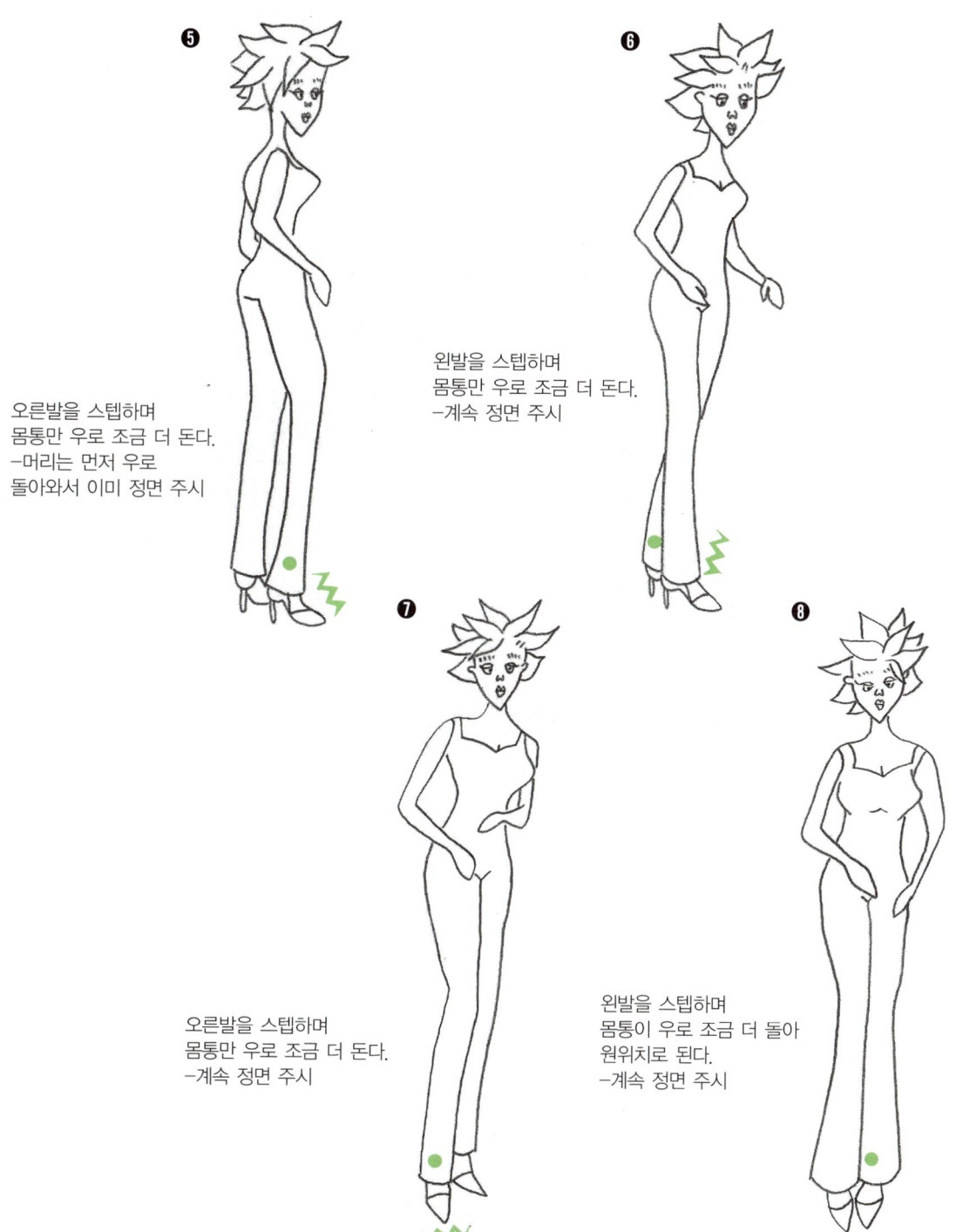

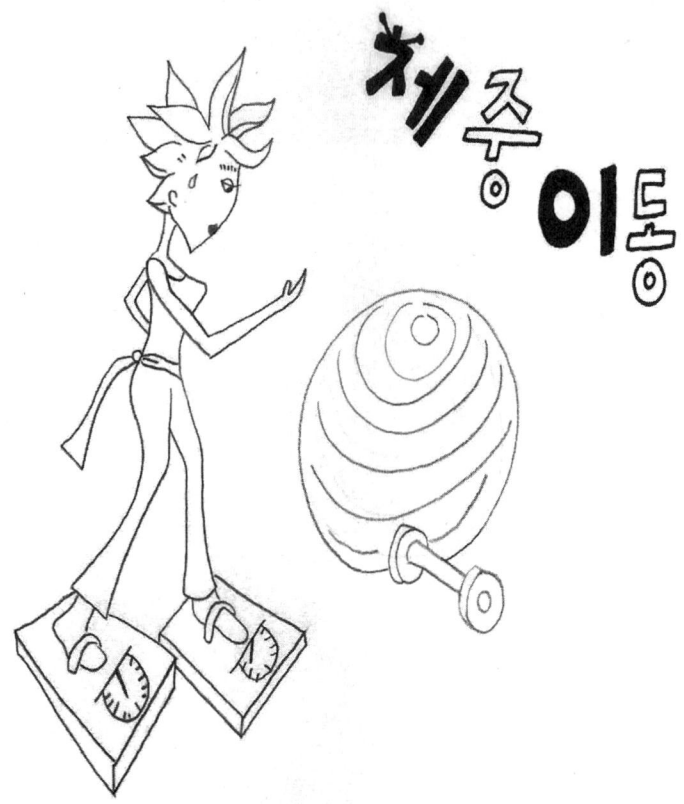

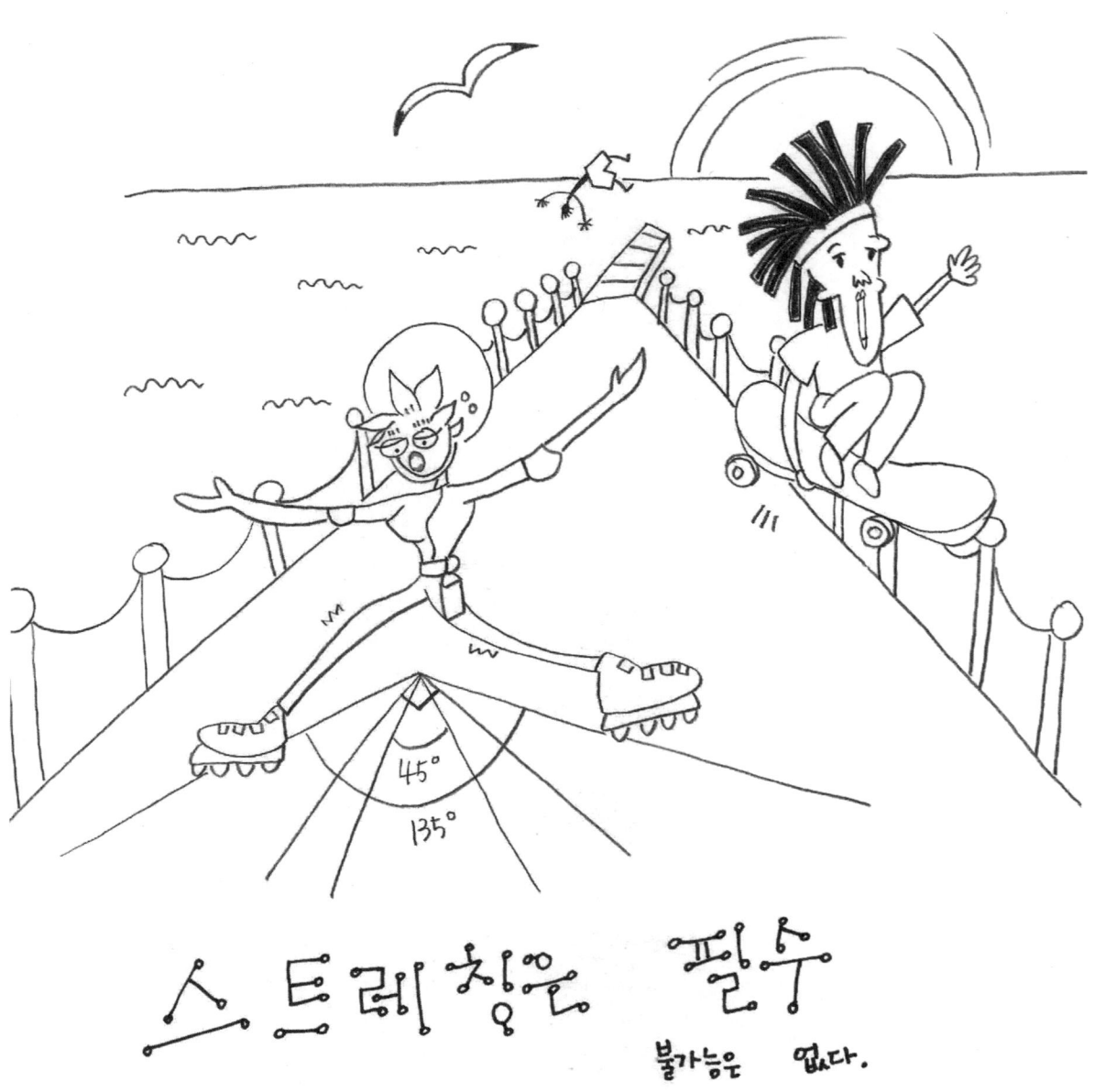